간호조무사

JH간호시험연구소 편저

합격 최종모의고사

최신 **출제경향** 및 **난이도** 반영
적중 가능성 높은 **최종모의고사 11회**
한눈에 보이는 **상세한 해설**
현행 **개정법령** 반영

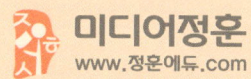

미디어정훈
www.정훈에듀.com

간호조무사
합격
최종모의고사

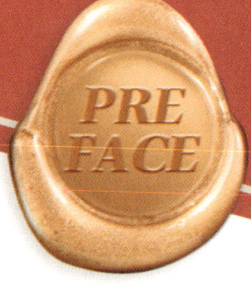

간호조무사는 60년대 가족계획사업, 모자보건사업, 결핵퇴치사업 등 국가보건의료정책 사업을 성공적으로 이끈 인력으로 현재 의료현장 최일선에서 국민의 건강증진을 도모하는 직무를 맡고 있습니다.

의료기술의 발달, 양질의 의료서비스 요구, 고령화로 인한 노인요양시설 증대 등으로 인하여 앞으로 간호조무사 인력의 수요는 점차 높아질 것으로 예상됩니다.

간호조무사 국가고시는 매년 2회 시행되고 있으며, 기초간호학 개요·보건간호학 개요·공중보건학 개론·실기 총 4과목에 걸쳐 105문제 중 각 과목별 40% 이상, 전체총합이 60%를 넘어야 합격할 수 있습니다.

최근 간호조무사 시험은 2023년상반기 84.1%, 2023년 하반기 79.1%, 2024년 상반기 90.6%, 2024년 하반기 88.4%의 합격률을 보였습니다.

매해 새로운 유형의 문제가 출제되고 있고, 2025년부터는 제4과목 실기 과목의 문항 수가 30문항에서 35문항으로 늘어나고, 현행 시험 방식(지필)을 컴퓨터시험(CBT)으로 변경할 예정이므로 수험생 여러분은 시험 대비를 더욱 충실히 해야 할 것입니다.

이 책은 다음과 같은 내용을 담고 있습니다.

첫째, 최신 출제경향과 난이도를 분석하여 적중률 높은 모의고사 11회분을 수록하였습니다.

둘째, 1~10회는 답과 해설을 한눈에 확인할 수 있어 부족한 부분을 바로 보완할 수 있습니다. 마지막 최종 모의고사는 실제 시험처럼 풀어봄으로써 실전 감각을 익히고 시험 준비를 완벽하게 마무리 지을 수 있도록 구성하였습니다.

셋째, 모든 문제에 빠짐없이 해설을 달아 기출 포인트와 관련 내용을 확인할 수 있도록 하였습니다.

넷째, 최신 개정법령을 반영하였고, 더 알아볼 수 있도록 관련 조항을 해설에 적어두었습니다.

부디 수험생 여러분들이 이 책을 통해 합격의 영광을 실현할 수 있기를 진심으로 기원합니다.

— JH간호시험연구소

시험안내

2025년 시험일정

구분	응시원서 접수기간(예정)	시험일	합격자 발표 예정	시험장 공고일
상반기	• 인터넷 접수 : • 1. 2(목) ~1. 9(목)	3월 중순(토)	4월 중순(화)	2월 중순(수)
하반기	• 인터넷 접수 : • 7. 1(화) ~7. 8(화)	9월 중순(토)	10월 중순(화)	8월 중순(수)

※ 시험일정은 변경될 수 있으므로, 반드시 한국보건의료인국가시험원의 최종 공고를 확인하시기 바랍니다.

접수방법 및 제출서류

구분	인터넷접수	방문접수(외국대졸업자)
접수시간	응시원서 접수 시작일 09:00~접수 마감일 18:00 ※ 접수 마감일 18:00까지 응시수수료를 결제해야 접수 완료	응시원서 접수기간 중 09:30~18:00
접수장소	한국보건의료인국가시험원 홈페이지 (www.kuksiwon.or.kr)	서울 광진구 자양로 126 한국보건의료인국가시험원
결제방법	• 온라인 계좌이체 • 신용카드 결제(직불카드 및 해외에서 발행한 신용카드 제외) • 가상계좌 입금	• 현금 • 신용카드(직불카드 및 해외에서 발행한 신용카드 제외)
제출서류	• 사진파일 : 276×354픽셀 이상 크기 ※ 3.5cm×4.5cm, 200dpi 이상 크기	• 응시원서 1매 (사진 3.5×4.5cm 2매 부착) • 개인정보 수집·이용·제3자 제공동의서 1매

시험과목 및 시험시간표 (2025부터 실기 35문항 시행)

시험과목	문항 및 배점	과목 과락기준	시험기간	시험방법
기초간호학 개요	35	14	10:00~11:45 (105분)	객관식 (5지 선다형)
보건간호학 개요	15	6		
공중보건학개론	20	8		
실기	35	14		

※ 합격자 결정 : 매 과목 만점의 40% 이상, 전 과목 총점의 60% 이상 득점한 자

응시자격 및 결격사유

(1) 응시자격

① 초·중등교육법령에 따른 특성화고등학교의 간호 관련 학과를 졸업한 사람(간호조무사 국가시험 응시일로부터 6개월 이내에 졸업이 예정된 사람 포함)

② 「초·중등교육법」 제2조에 따른 고등학교 졸업자(간호조무사 국가시험 응시일로부터 6개월 이내에 졸업이 예정된 사람 포함) 또는 초·중등교육법령에 따라 같은 수준의 학력이 있다고 인정되는 사람(고등학교 졸업학력 인정자)으로서 보건복지부령으로 정하는 국·공립 간호조무사양성소의 교육을 이수한 사람

③ 고등학교 졸업학력 인정자로서 평생교육법령에 따른 평생교육시설에서 고등학교 교과 과정에 상응하는 교육과정 중 간호 관련 학과를 졸업한 사람(간호조무사 국가시험 응시일로부터 6개월 이내에 졸업이 예정된 사람 포함)

④ 고등학교 졸업학력 인정자로서 「학원의 설립·운영 및 과외교습에 관한 법률」 제2조의2제2항에 따른 학원의 간호조무사 교습과정을 이수한 사람

⑤ 고등학교 졸업학력 인정자로서 보건복지부장관이 인정하는 외국의 간호조무사 교육과정을 이수하고 해당 국가의 간호조무사 자격을 취득한 사람

⑥ 「의료법」 제7조제1항제1호 또는 제2호에 해당하는 사람

(2) 결격사유

① 「정신건강증진 및 정신질환자 복지서비스 지원에 관한 법률」 제3조제1호에 따른 정신질환자(다만, 전문의가 의료인으로서 적합하다고 인정하는 사람은 제외)

② 마약·대마·향정신성의약품 중독자

③ 피성년후견인·피한정후견인

④ 「의료법」 또는 「형법」 제233조, 제234조, 제269조, 제270조, 제317조제1항 및 제347조(허위로 진료비를 청구해 환자나 진료비를 지급하는 기관, 단체를 속인 경우만을 말함), 「보건범죄단속에 관한 특별조치법」, 「지역보건법」, 「후천성면역결핍증 예방법」, 「응급의료에 관한 법률」, 「농어촌 등 보건의료를 위한 특별 조치법」, 「시체해부 및 보존에 관한 법률」, 「혈액관리법」, 「마약류 관리에 관한 법률」, 「약사법」, 「모자보건법」, 그 밖에 대통령령으로 정하는 의료 관련 법령을 위반하여 금고 이상의 형을 선고받고 그 형의 집행이 종료되지 아니하였거나 집행을 받지 아니하기로 확정되지 아니한 자

시험에 관한 자세한 사항은 한국보건의료인국가시험원 홈페이지(www.kuksiwon.or.kr)에서 확인하시기 바랍니다.

합격자 발표 및 자격증 교부

(1) 합격자 발표

국시원 홈페이지
www.kuksiwon.or.kr

국시원 모바일
홈페이지
m.kuksiwon.or.kr

휴대폰 문자(SMS) 통보
※ 응시원서 접수 시
휴대폰 연락처 기재자에 한함

ARS
060-700-2353

(2) 자격증 발급

① 신청기관 : 한국보건의료인국가시험원
② 신청절차 : 국시원 홈페이지(www.kuksiwon.or.kr) 접속 → 회원가입 및 로그인 → 자격발급 신청서 작성 → 신청서 출력 → 관련 서류 지참 방문 또는 우편 접수 → 자격 발급 서류 검토 → 자격증 발급

※ 시험에 합격한 자는 자격증 교부 신청을 하여야 자격증을 발급받을 수 있음

 ## 연도별 합격률

구분	접수인원(명)	응시인원(명)	합격인원(명)	합격률(%)
2024년 하반기		15,428	13,639	88.4
2024년 상반기		16,370	14,830	90.6
2023년 하반기	18,015	15,305	12,112	79.1
2023년 상반기	18,402	16,156	13,583	84.1
2022년 하반기	20,774	17,840	14,812	83
2022년 상반기	23,197	22,075	18,198	82.4
2021년 하반기	22,008	21,206	18,449	87
2021년 상반기	21,595	20,863	17,871	85.7
2020년 하반기	22,006	21,052	19,341	91.9
2020년 상반기	22,141	21,101	17,897	84.8
2019년 하반기	20,507	19,571	16,782	85.7
2019년 상반기	22,006	21,027	17,092	81.3
2018년 하반기	20,607	19,648	15,242	77.6
2018년 상반기	24,538	23,241	19,987	86

이 책의 구성

 답과 해설을 한눈에 파악할 수 있어 중요 문제를 확인하고 부족한 부분을 정리할 수 있습니다.

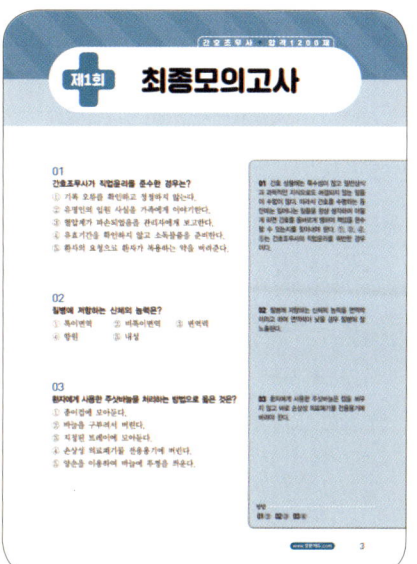
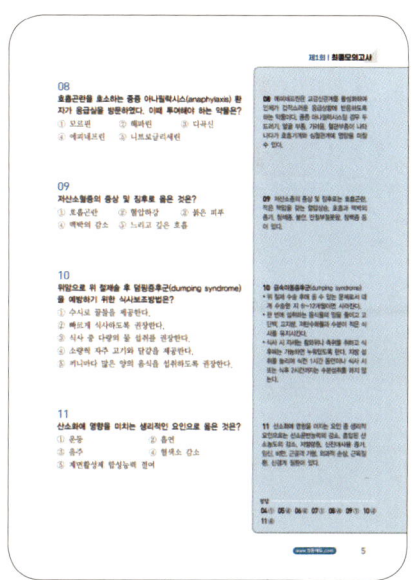

 실제 시험처럼 풀어볼 수 있도록 배려하여 실전에 완벽하게 대비할 수 있도록 하였습니다.

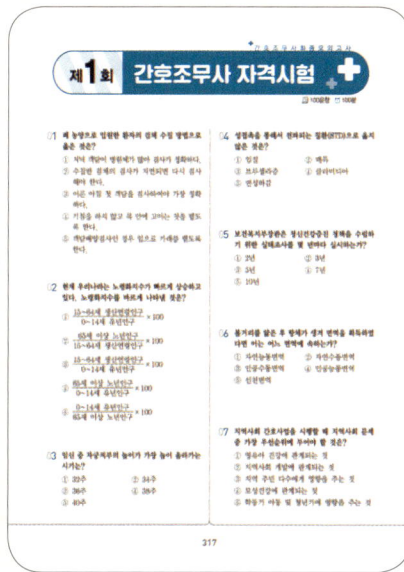
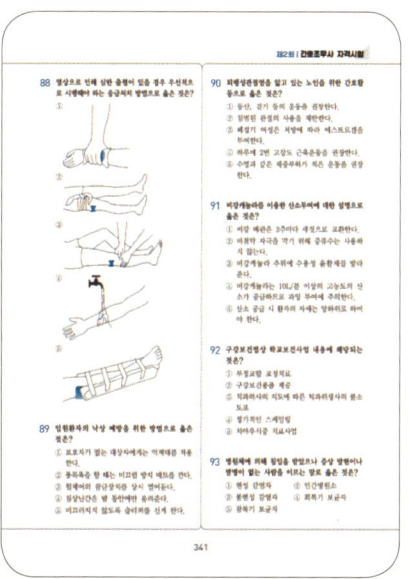

목 차

최종 모의고사

제1회 최종모의고사	3
제2회 최종모의고사	35
제3회 최종모의고사	67
제4회 최종모의고사	101
제5회 최종모의고사	133
제6회 최종모의고사	165
제7회 최종모의고사	199
제8회 최종모의고사	231
제9회 최종모의고사	265
제10회 최종모의고사	297

간호조무사 자격시험

합 격

최종 간호조무사 자격시험	335
+ 정답 및 해설	350

최종모의고사

제1회 최종모의고사

제2회 최종모의고사

제3회 최종모의고사

제4회 최종모의고사

제5회 최종모의고사

제6회 최종모의고사

제7회 최종모의고사

제8회 최종모의고사

제9회 최종모의고사

제10회 최종모의고사

간호조무사 **+** 합격 최종모의고사

제1회 최종모의고사

문항수 : 105문항   시간 : 105분

제1과목 기초간호학 개요

01
간호조무사가 직업윤리를 준수한 경우는?
① 기록 오류를 확인하고 정정하지 않는다.
② 유명인의 입원 사실을 가족에게 이야기한다.
③ 혈압계가 파손되었음을 관리자에게 보고한다.
④ 유효기간을 확인하지 않고 소독물품을 준비한다.
⑤ 환자의 요청으로 환자가 복용하는 약을 버려준다.

02
질병에 저항하는 신체의 능력은?
① 특이면역 ② 비특이면역 ③ 면역력
④ 항원   ⑤ 내성

03
환자에게 사용한 주삿바늘을 처리하는 방법으로 옳은 것은?
① 종이컵에 모아둔다.
② 바늘을 구부려서 버린다.
③ 지정된 트레이에 모아둔다.
④ 손상성 의료폐기물 전용용기에 버린다.
⑤ 양손을 이용하여 바늘에 뚜껑을 씌운다.

---

01 간호 상황에는 특수성이 많고 일반상식과 과학적인 지식으로도 해결되지 않는 일들이 수없이 많다.
따라서 간호를 수행하는 동안에는 일어나는 일들을 항상 생각하여 어떻게 하면 간호를 올바르게 행하며 책임을 완수할 수 있는지를 찾아내야 한다.
①, ②, ④, ⑤는 간호조무사의 직업윤리를 위반한 경우이다.

02 질병에 저항하는 신체의 능력을 면역력이라고 하며 면역력이 낮을 경우 질병에 잘 노출된다.

03 환자에게 사용한 주삿바늘은 캡을 씌우지 않고 바로 손상성 의료폐기물 전용용기에 버려야 한다.

정답
01 ③ 02 ③ 03 ④

04 항원이란 외부물질로, 신체에 들어왔을 때 면역계는 '비자기'로 인식한다.

04
신체에 유입될 때 이물질이 아닌 것으로 인식되어 면역체계를 활성화시키는 이물질은 무엇인가?
① 항원　　　　　② 항체
③ 항생제　　　　④ 열
⑤ 억제

05 여성의 질 검사 시 절석위는 회음부가 최대한 노출되고 질경 삽입이 용이하다.

05
여성의 질 검사 시 적절한 체위는?
① 복위　　　　　② 측위
③ 앙와위　　　　④ 절석위
⑤ 배횡와위

06 리파아제는 지방을 소화하는 효소이며, 동물의 췌장에서 나오는 췌장액에 많이 있다.

06
다음 중 지방을 소화하는 효소로 옳은 것은?
① 펩신　　　　　② 트립신
③ 락타아제　　　④ 리파아제
⑤ 아밀라아제

07 항생제의 민감성을 테스트하기 위해서 진피 속에 주사하는 것이 피내주사이다.

07
항생제를 정맥으로 투여하기 전 과민반응 여부를 확인하려고 할 때, 주사 방법으로 옳은 것은?
① 피내주사　　　② 피하주사
③ 근육주사　　　④ 정맥주사
⑤ 골내주사

08
호흡곤란을 호소하는 중증 아나필락시스(anaphylaxis) 환자가 응급실을 방문하였다. 이때 투여해야 하는 약물은?
① 모르핀
② 헤파린
③ 디곡신
④ 에피네프린
⑤ 니트로글리세린

08 에피네프린은 교감신경계를 활성화하여 인체가 갑작스러운 응급상황에 반응하도록 하는 약물이다. 중증 아나필락시스일 경우 두드러기, 얼굴 부종, 가려움, 혈관부종이 나타나다가 호흡기계와 심혈관계에 영향을 미칠 수 있다.

09
저산소혈증의 증상 및 징후로 옳은 것은?
① 호흡곤란
② 혈압하강
③ 붉은 피부
④ 맥박의 감소
⑤ 느리고 깊은 호흡

09 저산소증의 증상 및 징후로는 호흡곤란, 적은 맥압을 갖는 혈압상승, 호흡과 맥박의 증가, 청색증, 불안, 안절부절못함, 창백증 등이 있다.

10
위암으로 위 절제술 후 덤핑증후군(dumping syndrome)을 예방하기 위한 식사보조방법은?
① 수시로 꿀물을 제공한다.
② 빠르게 식사하도록 권장한다.
③ 식사 중 다량의 물 섭취를 권장한다.
④ 소량씩 자주 고기와 달걀을 제공한다.
⑤ 끼니마다 많은 양의 음식을 섭취하도록 권장한다.

10 급속이동증후군(dumping syndrome)
- 위 절제 수술 후에 올 수 있는 문제로서 대개 수술한 지 6~12개월이면 사라진다.
- 한 번에 섭취하는 음식물의 양을 줄이고 고단백, 고지방, 저탄수화물과 수분이 적은 식사를 유지시킨다.
- 식사 시 자세는 횡와나 측위를 취하고 식후에는 가능하면 누워있도록 한다. 지방 섭취를 늘리며 식전 1시간 동안이나 식사 시 또는 식후 2시간까지는 수분섭취를 하지 않는다.

11
산소화에 영향을 미치는 생리적인 요인으로 옳은 것은?
① 운동
② 흡연
③ 음주
④ 혈색소 감소
⑤ 계면활성제 합성능력 결여

11 산소화에 영향을 미치는 요인 중 생리적 요인으로는 산소운반능력의 감소, 흡입된 산소농도의 감소, 저혈량증, 신진대사율 증가, 임신, 비만, 근골격 기형, 외과적 손상, 근육질환, 신경계 질환이 있다.

정답
04 ① 05 ④ 06 ④ 07 ① 08 ④ 09 ① 10 ④
11 ④

12 핸드피스(handpiece)
- 하이 스피드 핸드피스 : 고속 회전 절삭 기구로, 치아의 썩은 부위를 깎아낸다. 물이 함께 분사되어 마찰열을 줄이도록 설계되어 있다.
- 로우 스피드 핸드피스 : 저속 회전 절삭 기구로, 치질을 제거한다.

13 성인 심폐소생술 시 1인 구조자일 때 가슴압박 대 인공호흡 비율은 30 : 2이며 2인 구조자일 때는 15 : 2이다.

14 뜸의 작용 : 충혈 작용, 면역 작용, 반사 작용, 유도작용, 신진대사 작용, 혈액순환 작용, 진통-진정 등의 억제 작용, 지각신경·운동신경·자율신경 등의 기능을 회복시키는 항분 작용 등이 있다.

15 배설량을 측정할 때에는 소변, 토물, 설사, 누공부위 또는 상처, 궤양으로부터의 배액, 흡인 기구로부터의 배액, 심한 발한으로 인해 대상자의 옷 또는 침대보가 젖었을 때, 과도 호흡 시 배설량 등을 기록한다.

12
치과의 주요 장비로 치질(齒質)을 삭제할 때 사용하는 기구는?
① 타구(spittoon)　② 브래킷(bracket)
③ 흡입기(suction)　④ 핸드피스(handpiece)
⑤ 센트럴 버큠(central vacuum)

13
성인 심폐소생술 1인 구조자일 때 가슴압박 대 인공호흡 비율은?
① 15 : 2　② 30 : 2
③ 45 : 2　④ 4 : 2
⑤ 20 : 2

14
병원균이나 독소가 몸 안에 들어왔을 때 항체를 만들어 저항력을 갖게 하는 뜸의 작용은?
① 면역 증진 작용
② 진통 억제 작용
③ 혈색소 증가 작용
④ 혈액순환 증가 작용
⑤ 운동신경 항분 작용

15
섭취량/배설량 측정 시 섭취량에 해당하는 항목으로 적절한 것은?
① 출혈량　② 구토물
③ 심한 발한　④ 비위관 배액
⑤ 총비경구 영양주입

16
자궁후굴을 예방하기 위한 체위는?
① 측위
② 심스 체위
③ 슬흉위
④ 배횡와위
⑤ 절석위

16 슬흉위의 자세 : 자궁후굴을 예방하기 위하여 무릎을 꿇은 자세에서 머리와 가슴을 침상에 닿도록 한 후 머리는 옆으로 돌리고 둔부를 올린 다음 대퇴와 다리는 직각이 되게 한다.

17
오른쪽 편마비 환자의 보행 보조법으로 옳지 않은 것은?
① 환자의 왼쪽에 선다.
② 벨트를 이용하면 간호 시 힘이 덜 든다.
③ 환자의 겨드랑이 부위에서 팔을 지지한다.
④ 두 명의 간호조무사가 돕는 것이 더욱 안전하다.
⑤ 환자의 허리 주위로 한 손을 대어 안정시킨다.

17 간호조무사는 손상 받은 쪽을 지지해야 하므로 환자의 오른쪽에 서야 한다.

18
40세 김씨는 유치도뇨관 제거 후 6시간 동안 소변을 보지 못하고 있다. 이때 자연배뇨를 촉진하도록 돕는 방법은?
① 단순 도뇨를 시행한다.
② 따뜻하게 좌욕을 실시한다.
③ 좌위를 취하여 배뇨를 돕는다.
④ 자극되도록 차가운 변기에 앉는다.
⑤ 스스로 소변을 볼 때까지 수분을 제한한다.

18 유치도뇨관 제거 후 8~10시간 내에 스스로 소변을 보도록 독려한다. 또한 따뜻한 좌욕이나 물 흐르는 소리를 듣게 하여 배뇨를 자극하거나, 아랫배를 따뜻하게 하는 등의 중재를 시행하고 관찰한다.

정답
12 ④　13 ②　14 ①　15 ⑤　16 ③　17 ①　18 ②

19 1일 소변량 400mL 이하는 핍뇨로, 요배설 장애를 의미한다.

20 본태성 고혈압 환자에게는 저염분 식이, 규칙적인 운동, 불포화지방 음식, 체중 감소 등을 권장한다. 또한 정상 혈압이라고 하여 임의로 약물을 중단하는 것을 권장하지는 않는다.

21 당뇨 환자의 발 간호로는 발톱 손질, 가위 사용을 금지하고, 티눈이나 가골을 병원에서 치료받으며 자르지 않는다. 화상 예방을 위해 가열패드나 뜨거운 물병을 발에 대주는 것을 피하고 맨발로 다니는 것의 위험에 대해 설명한다. 또한 여유가 충분한 신발과 스타킹을 신으며 발을 건조시키고 따뜻하게 유지한다.

22 팔렌검사 : 수근관증후군 혹은 손목터널 증후군을 자가진단하는 방법으로 양손을 90°로 꺾어 손등을 서로 마주 댄 후 약 40초~1분 동안 유지하는 동작이다. 통증 여부 및 강도에 따라 적절한 예방법이 필요하다.

19
대상자의 1일 소변량이 400mL였다. 이러한 결과가 의미하는 바는?
① 요배설 장애
② 저산소증 발생
③ 신장비대 신호
④ 조혈기관장애의 신호
⑤ 중추신경계 과다 흥분 유발 신호

20
본태성 고혈압 환자에 대한 간호보조활동으로 옳은 것은?
① 염분 섭취 권장
② 규칙적인 운동 권장
③ 포화지방이 많은 음식 권장
④ 비만인 경우 체중 증가 권장
⑤ 정상혈압인 경우 임의로 약물 중단 권장

21
당뇨병 대상자의 발 간호중재로 옳은 것은?
① 슬리퍼를 신게 한다.
② 꼭 맞는 신발을 신는다.
③ 부종 시 발을 상승시킨다.
④ 통증이 있을 때 가열패드를 사용한다.
⑤ 티눈이나 가골을 손톱깎이로 제거한다.

22
수근관증후군의 자가진단법으로 옳은 것은?
① 린네검사　　② 알렌검사
③ 이경검사　　④ 안저검사
⑤ 팔렌검사

23
혈전성 정맥염이 있는 경우 마사지가 금기인 이유는?
① 색전의 위험 증가
② 환자의 통증 호소
③ 민감한 피부자극 발생
④ 자세를 취하기 어려움
⑤ 정맥염의 다른 부위로의 확산

24
오장육부의 기혈(氣血)과 음양(陰陽)의 부조화나 한열(寒熱)의 조절이 되지 않을 경우를 치료하는 데 이용되는 방법으로 옳은 것은?
① 한법(汗法)
② 토법(吐法)
③ 화법(和法)
④ 온법(溫法)
⑤ 청법(淸法)

25
뼈에 영향을 미치는 요소 중 뼈의 성장 및 대사와 관련 있는 것은?
① 철, 글루카곤, 칼슘
② 칼륨, 칼시토닌, 비타민
③ 부갑상선호르몬, 칼슘, 불소
④ 글루카곤, 인슐린, 비타민
⑤ 칼슘, 비타민, 칼시토닌

26
골반 안에 있는 장기로 옳지 않은 것은?
① 직장
② 비장
③ 전립선
④ 자궁
⑤ 방광

---

23 혈전성 정맥염, 진행성 동맥경화증, 급성 순환장애가 있는 대상자는 색전증 위험 때문에 마사지를 시행하지 않는다.

24 화법(和法) : 기능을 부드럽게 조화시킨다. 병의 사기가 몸의 속도 아니고 겉도 아닌 중간에 있을 경우 치료법으로, 오장육부의 기혈(氣血)과 음양(陰陽)의 부조화나, 한열(寒熱)의 조절이 되지 않을 경우를 치료하는 데 이용되는 방법이다.

25 뼈의 성장과 유지에 영향을 미치는 요인 : 뼈가 성장하는 데는 많은 유전자들이 관련되어 있고, 호르몬, 비타민, 칼슘, 칼시토닌, 인 등이 적절히 공급되어야 한다. 만약 이들 요소들이 부족하면 뼈의 성장이 느려지고 심한 경우 척추와 다리뼈 등이 구부러지는 구루병 등을 초래한다.

26 관골(hip bone)
- 관골은 골반을 형성하는 뼈로 장골(엉덩뼈, Ilium), 좌골(궁둥뼈, ischium), 치골(두덩뼈, pubis)로 구성되어 있으며, 골반 안에는 방광, 자궁, 전립선, 직장 등의 장기가 있다.
- 관골의 형태는 남녀가 뚜렷하며 한쪽은 척주, 다른 한쪽은 대퇴골에 의하여 하지골과 연결된다.

정답
19 ① 20 ② 21 ③ 22 ⑤ 23 ① 24 ③ 25 ⑤
26 ②

27 분리불안은 엄마와 떨어지는 것에 대해 불안을 느껴 잠시도 떨어지지 않으려고 하는 것을 말하며 생후 7~8개월 경에 나타나 14~15개월에 가장 강해지고 3세까지 지속된다.

28 아동을 시설에 버리는 행위는 유기, 성적으로 추행하는 행위는 성적 학대, 언어폭력을 가하는 행위는 언어적 학대, 아동을 불결한 환경에 방치하는 행위는 방임이다. 아동의 복부를 발로 걷어차는 행위는 신체적 학대에 해당한다.

29 에릭슨의 정서적 발달 중 유아기(1~3세)에 자율성과 수치감이 형성된다.

30 자살 징후를 보일 경우 가족에게 알리고, 방에 혼자 놔두면 안 된다. 또한 잘못된 생각이라고 설득하거나 의미 있는 물건의 정리를 돕는 행동은 자살 행동에 긍정적인 영향을 미치지 못한다. 자살 의도에 대해 구체적으로 질문하거나 진정한 돌봄과 관심을 주어야 한다.

27
주 양육자와 잠시도 떨어지지 않으려는 유아의 정서 상태는?
① 퇴행
② 거부증
③ 주의산만
④ 분리불안
⑤ 분노발작

28
신체적 학대에 해당하는 것은?
① 아동을 시설에 버리는 행위
② 아동을 성적으로 추행하는 행위
③ 아동에게 언어폭력을 가하는 행위
④ 아동의 복부를 발로 걷어차는 행위
⑤ 아동을 불결한 환경에 방치하는 행위

29
에릭슨의 심리사회적 발달 단계 중 자율성이 형성되는 시기는?
① 영아기
② 유아기
③ 학령전기
④ 학령기
⑤ 청소년기

30
자살 징후를 보이는 노인 대상자에 대한 간호보조활동으로 옳은 것은?
① 가족에게 비밀로 한다.
② 조용한 방에 혼자 둔다.
③ 잘못된 생각이라고 설득한다.
④ 의미 있는 물건의 정리를 도와준다.
⑤ 자살 의도에 대해 구체적으로 질문한다.

31
골관절염 환자에게 추천할 수 있는 운동은?
① 등산　　　　　② 수영
③ 달리기　　　　④ 테니스
⑤ 계단 오르내리기

31 관절에 부담을 주지 않는 규칙적인 운동에는 수영, 걷기, 체조 등이 있다.

32
노인 환자의 철분 흡수율을 높이기 위해 철분제제와 함께 복용하게 하면 좋은 것은?
① 비타민A　　　② 비타민B
③ 비타민C　　　④ 비타민D
⑤ 비타민E

32 비타민C는 노인의 철분 흡수율을 높이기 때문에 오렌지주스와 함께 섭취하는 것이 도움이 된다.

33
응급간호 중 우선순위가 가장 낮은 것은?
① 기도 확보　　　② 수액 투여
③ 병력 사정　　　④ 의식수준 사정
⑤ 출혈부위 지혈

33 기도확보, 수액투여, 의식수준 사정, 출혈부위 지혈은 응급상황에서의 1차 간호사정 및 그에 따른 처치에 대한 내용이며 병력 사정은 2차 조사과정에 해당한다.

34
원인모를 급성 복통 시 우선되는 간호중재는?
① 관장을 실시한다.
② 진통제를 투여한다.
③ 계속 복부사정을 한다.
④ 더운 물 주머니를 적용한다.
⑤ 물을 조금씩 먹여 보며 증상이 악화되는지 관찰한다.

34 급성 복통은 응급건강관리 제공자들이 직면하는 보편적이고도 가장 어려운 문제 중 하나로 생명을 위협할 수 있는 상황인가에 대한 감별진단이 가장 먼저 고려되어야 한다. 계속 복부사정을 하면서 정확한 원인파악이 중요하다.

정답
27 ④　28 ④　29 ②　30 ⑤　31 ②　32 ③　33 ③
34 ③

35 벌에 쏘인 후 알레르기 반응으로 전신에 두드러기가 나고 혈압이 떨어지며 호흡곤란이 생긴다. 이러한 아나필락시스 반응이 나타날 때는 에피네프린을 투여한다.

35
벌에 쏘인 환자가 호흡곤란을 호소하며 내원하였다. 우선적으로 시행할 간호중재는?
① 수혈
② 침상 안정
③ 붕산수 소독
④ 상처 부위 압박
⑤ 에피네프린 주입

제2과목 보건간호학 개요

36 유치원생은 학령전기로 이 시기는 스스로 할 수 있다는 태도가 발달하고 목표지향적, 경쟁적, 추상적 사고가 나타난다. 그러므로 교육대상자들이 능동적으로 참여할 수 있는 방법을 적용하는 것이 적절하다.

36
간호조무사가 유치원생에게 '건강한 치아관리'에 대한 보건교육을 할 때 옳은 것은?
① 교육자의 흥미를 고려한다.
② 한 번에 여러 가지 질문을 한다.
③ 교육은 낯선 내용부터 친숙한 내용으로 진행한다.
④ 교육은 복잡한 내용부터 간단한 내용으로 진행한다.
⑤ 교육대상자들이 능동적으로 참여할 수 있는 방법을 적용한다.

37 심포지엄은 참여자 모두 주제에 대한 전문지식이나 직업이 있는 전문가로 집단 구성원이 많고 폭넓은 문제를 토의할 때 유용하다.

37
폭넓은 주제로 정해진 문제의 여러 면을 다루기 위해 2~5명의 전문가가 각자 의견을 10~15분 정도 발표하고, 사회자가 청중을 공개토론의 형식으로 참여시키는 방법은?
① 분단토의
② 심포지엄
③ 배심토의
④ 명목집단기법
⑤ 브레인스토밍

38

어떤 주제에 대해 상반된 견해를 가진 전문가 4~7명이 사회자의 안내에 따라 토의를 진행하는 방법으로 문제해결을 위한 방법을 찾을 때나 학습자의 사고체계를 자극하여 어떤 문제에 대한 태도변화를 유도할 때, 문제를 정리 정돈하고자 할 때 적합한 방법은?

① 세미나
② 분단토의
③ 심포지엄
④ 배심토의
⑤ 공개토론회

38 배심토의에 대한 설명으로 어떤 문제에 대한 지식, 경험, 정신능력, 발표능력 등이 비교적 높은 집단에 적용할 때 효과적이다.

39

보건교육 실시 전, 대상자의 특성을 확인하여 이에 맞는 수업전략을 마련하기 위해 하는 평가유형은?

① 상대평가
② 절대평가
③ 진단평가
④ 총괄평가
⑤ 형성평가

39 평가의 시기에 따른 분류로 보건교육 실시 전, 대상자의 특성을 확인하여 이에 맞는 수업전략을 마련하는 평가법은 진단 평가이다.

40

보건소에 대한 설명으로 옳은 것은?

① 읍·면마다 1개소씩 설치한다.
② 지방보건행정조직에 해당한다.
③ 근로자의 업무상 재해보상업무를 수행한다.
④ 중앙정부조직의 일원화된 지도·감독을 받는다.
⑤ 「농어촌 등 보건의료를 위한 특별조치법」에 따라 설치한다.

40 보건소
- 시·군·구마다 1개소씩 설치한다.
- 지방보건행정조직에 해당한다.
- 지역사회 주민의 건강증진 및 질병예방, 치료를 수행한다.
- 중앙정부조직의 이원화된 지도·감독을 받는다. 즉, 보건복지부에서 보건행정과 보건의료사업 기능을 지도·감독받고, 행정안전부에서 인력·예산을 지원받는다.
- 지역보건법에 따라 설치한다.

정답
35 ⑤ 36 ⑤ 37 ② 38 ④ 39 ③ 40 ②

41 보건소와 보건소의 설치근거는 「지역보건법」에 있으며, 보건진료소는 일차보건의료 시행을 위하여 1980년도 제정된 「농어촌 등 보건의료를 위한 특별조치법」에 의해 설치된다.

41
보건진료소의 설치 근거가 되는 법률은?
① 의료법
② 지역보건법
③ 보건의료기본법
④ 공공보건의료에 관한 법률
⑤ 농어촌 등 보건의료를 위한 특별조치법

42 보건의료 정책 및 관리에 지도력, 의사결정, 규제가 포함된다.

42
보건의료전달체계의 구성요소 중 지도력, 의사결정, 규제를 포함하는 것은?
① 경제적 지원
② 자원의 조직화
③ 보건의료자원의 개발
④ 보건의료정책 및 관리
⑤ 보건의료서비스의 제공

43 위험요인에 노출되더라도 발병까지 시일이 오래 걸린다. 즉, 유도기간이 길다.

43
만성질환의 역학적 특성으로 가장 옳지 않은 것은?
① 악화와 호전을 반복하며 결과적으로 나쁜 방향으로 진행한다.
② 원인이 대체로 명확하지 않고, 다요인 질병이다.
③ 완치가 어려우며 단계적으로 기능이 저하된다.
④ 위험요인에 노출되면, 빠른 시일 내에 발병한다.
⑤ 비가역적이며 정상으로 돌아올 수 없다.

44
노인장기요양보험 신청 절차로 옳은 것은?
① 등급판정 - 장기요양인정 신청 - 방문조사 - 표준장기요양이용계획서 발부 - 장기요양급여 시작
② 장기요양인정 신청 - 방문조사 - 등급판정 - 표준장기요양이용계획서 발부 - 장기요양급여 시작
③ 장기요양인정 신청 - 방문조사 - 표준장기요양 이용계획서 발부 - 등급판정 - 장기요양급여 시작
④ 장기요양인정 신청 - 표준장기요양이용계획서 발부 - 방문조사 - 등급판정 - 장기요양급여 시작
⑤ 방문조사 - 장기요양인정신청 - 표준장기요양이용계획서 발부 - 장기요양급여 시작

45
산업재해 보상보험의 원리가 아닌 것은?
① 사회보험방식
② 무과실책임주의
③ 현실우선주의
④ 정액보상방식
⑤ 정률보상방식

46
기온역전에 관한 설명으로 옳은 것은?
① 하층기온이 상층보다 높다.
② 하층의 습도가 상층보다 높다.
③ 상층기온이 하층기온보다 높다.
④ 지표면 냉각으로 발생하는 역전을 침강성 역전이라고 한다.
⑤ 오염물질과는 관련이 없다.

---

44 장기요양인정 절차
1. 국민건강보험공단에 장기요양인정 신청
2. 공단직원의 방문에 의한 인정조사
3. 등급판정위원회의 등급판정
4. 장기요양인정서와 표준장기요양이용계획서의 작성 및 송부
5. 장기요양급여 시작

45 산업재해 보상보험의 원리
- 무과실책임주의,
- 정률보상방식,
- 사회보험방식,
- 현실우선주의 등

46 기온역전
- 대기권의 상층부가 하층부보다 기온이 높은 상태를 말한다.
- 대류권에서는 고도가 상승함에 따라 기온이 하강한다. 하지만 어느 경우에는 고도가 상승함에 따라 기온도 상승하여 상부의 기온이 하부의 기온보다 높아진다. 이때 대기가 안정화되고 공기의 수직확산이 일어나지 않게 되는 것을 기온역전이라고 한다.
- 기온역전이 일어나면 공기의 대류가 일어나지 않고 오염물질이 침체되어 대기오염이 심화된다. 복사성 역전과 침강성 역전이 있다.

정답
41 ⑤ 42 ④ 43 ④ 44 ② 45 ④ 46 ③

47 수질 오염
- pH는 5.8 이상 8.5 이하로 약산성, 중성, 약알칼리성이 음용수로 적합하다.
- 질산성질소는 유기물질의 최종산화물로서 질산성질소가 발견되었다는 것은 오염된 지 오래되었음을 의미한다.
- 깨끗한 물일수록 산소함유량이 많다(용존산소가 높다는 것은 깨끗한 물임을 의미한다).
- 생물학적 산소요구량이 높다는 것은 분해 가능한 유기물질이 많이 함유되어 있다는 것을 의미하며, 이는 하수의 오염도가 높다는 것을 뜻한다.

48 불쾌지수와 불쾌감의 관계
- DI ≥ 70 : 10% 사람이 불쾌감 호소
- DI ≥ 75 : 50% 이상의 사람이 불쾌감 호소
- DI ≥ 80 : 거의 모든 사람이 불쾌감 호소
- DI ≥ 85 : 모든 사람이 견딜 수 없는 상태

49 대기환경기준 오염물질(8종) : 아황산가스, 이산화질소, 미세먼지(PM-10), 초미세먼지(PM-2.5), 일산화탄소, 오존, 납, 벤젠

50 대치는 일반적으로 물질대치, 공정대치, 설비대치(가연성 물질을 유리병 대신 철제통에 저장)로 구분한다.

47
수질 오염에 대한 설명으로 가장 옳은 것은?
① 물의 pH는 보통 7.0 전후이다.
② 암모니아성 질소의 검출은 유기성 물질에 오염된 후 시간이 많이 지난 것을 의미한다.
③ 물속에 녹아있는 산소량인 용존산소는 오염된 물에서 거의 포화에 가깝다.
④ 생물화학적 산소요구량이 높다는 것은 수중에 분해되기 쉬운 유기물이 적다는 것을 의미한다.
⑤ 깨끗한 물일수록 산소함유량이 적다.

48
50% 이상의 사람이 불쾌감을 호소하는 불쾌지수는?
① DI ≥ 70   ② DI ≥ 75   ③ DI ≥ 80
④ DI ≥ 85   ⑤ DI ≥ 90

49
우리나라 대기환경기준에 포함되지 않는 물질은?
① 아황산가스(SO_2)   ② 이산화질소(NO_2)
③ 이산화탄소(CO_2)   ④ 오존(O_3)
⑤ 미세먼지(PM-10)

50
근로자 작업환경의 유해인자 관리 방법 중 대치에 해당하는 것은?
① 발끝을 보호하기 위해 안전화를 신는다.
② 소음이 심한 작업장에서 귀마개를 착용한다.
③ 가연성 물질이 담긴 유리병을 철제통으로 바꾼다.
④ 작업장에 후드를 설치하여 오염된 공기를 배출한다.
⑤ 방사선 동위원소 취급 시 원격조정 장치를 사용한다.

제3과목 공중보건학 개론

51

「정신건강증진 및 정신질환자 복지서비스 지원에 관한 법률」상 정신건강증진의 기본이념으로 가장 옳지 않은 것은?

① 모든 정신질환자는 인간으로서의 존엄과 가치를 보장받고, 최적의 치료를 받을 권리를 가진다.
② 정신질환자의 입원 또는 입소가 최소화되도록 지역사회 중심의 치료가 우선적으로 고려되어야 한다.
③ 정신질환자는 원칙적으로 자신의 신체와 재산에 관한 사항에 대하여 보호자의 동의가 필요하다.
④ 정신질환자는 자신과 관련된 정책의 결정과정에 참여할 권리를 가진다.
⑤ 모든 정신질환자는 자율성과 관련된 권리를 갖는다.

51 정신질환자는 원칙적으로 자신의 신체와 재산에 관한 사항에 대하여 스스로 판단하고 결정할 권리를 가진다.

52

다음 중 10년 이하, 수년 단위로 유행이 반복되어 나타나는 질환으로 바르게 짝지어진 것은?

① 홍역, 성홍열
② 백일해, 일본뇌염
③ 홍역, 장티푸스
④ 디프테리아, 인플루엔자
⑤ 에이즈, 코비드 19

52 순환변화(주기적 변화, Cyclic fluctuation) : 주기적 변화란 10년 미만을 주기로 하는 감염병으로 순환적으로 유행을 반복한다. 예를 들어 홍역(2~3년), 백일해(2~4년), 인플루엔자 A형(2~3년), B형(4~6년), 일본뇌염(3~4년)이 이에 속한다.

53

식중독 중에서 포도구균식중독을 일으키는 원인은?

① 신경독(neurotoxin)
② 장독소(enterotoxin)
③ 아플라톡신(aflatoxin)
④ 에르고톡신(ergotoxin)
⑤ 테트로도톡신(tetrodotoxin)

53 포도상구균은 비교적 열에 강한 세균으로 여기에서 생산한 장독소는 100℃에서 30분간 가열해도 파괴되지 않는다.

정답
47 ① 48 ② 49 ③ 50 ③ 51 ③ 52 ② 53 ②

54 보툴리누스 식중독
- 원인균 : Clostridium botulinus
- 독소 : 신경독소로 열에 약하여 80℃에서 30분 동안 가열하면 파괴된다.
- 감염원 : 토양, 하천, 호수, 바다흙, 동물의 분변, 감염원 원료의 불완전 처리, 밀봉상태 가공식품의 불완전 취급(즉, 소시지, 햄, 과일 등의 밀봉된 통조림에서 번식하는 세균의 독소에 의해 주로 감염)에 의해 이루어진다.
- 원인식품 : 야채, 육류, 유제품, 오리, 칠면조, 어류, 훈제
- 증상 : 주 증상으로는 메스꺼움, 구토, 복통, 설사에 이어 신경증상을 보인다. 눈의 증상으로는 시력저하, 복시, 동공확대를 비롯하여 광선자극에 대한 무반응이며 인두와 후두의 마비 증상으로 타액분비 저하, 구갈, 실성, 언어장애, 연하곤란 등이 온다.
  중증인 경우 호흡마비나 폐농 후 사망에까지 이르며 치명률이 높다.
- 보통 12~36시간이고 빠르면 5~6시간이다.

55 포괄보건의료 개념은 질병의 치료뿐만 아니라 예방, 재활, 건강증진 및 건강보호활동 등 인간의 전 생애적 생활 개념의 건강관리를 목적으로 한다. 반건강지향과는 거리가 멀다.

56 반영은 대상자의 말에서 표현된 태도, 주요 느낌, 내용을 간호조무사가 다른 말로 부연설명해주며 공감하는 시도이다.

54
독소형 식중독으로서 치명률이 높으며 햄, 소시지, 통조림 등을 통해 감염되고 시력저하, 복시, 동공확대와 같은 신경계 증상을 나타내는 식중독은?

① 보툴리누스 식중독
② 장염비브리오 식중독
③ 살모넬라 식중독
④ 포도상구균 식중독
⑤ 연쇄상구균 식중독

55
다음 중 포괄보건의료 개념에 포함되지 않는 것은?

① 건강보호　　　　② 재활활동
③ 질병치료　　　　④ 조기발견
⑤ 반건강지향

56
다음은 환자와의 치료적 의사소통 기술을 제시한 것이다. 이에 해당되는 것은?

- 대상자와의 대화 내용이나 느낌을 다른 말로 바꾸어 말함
- 대상자가 말한 사건에 동반하는 감정을 강조함

예시
면담자 : 어머니가 당신에게 관심이 없어 서운하시군요.

① 반영1　　　　② 거절
③ 조언　　　　　④ 자기 노출
⑤ 개방적 질문

57
「모자보건법」상 임산부의 정의로 옳은 것은?
① 15~34세 여성
② 35~49세 여성
③ 임신 전부터 수유기까지의 여성
④ 임신 전부터 분만 전까지의 여성
⑤ 임신 중이거나 분만 후 6개월 미만인 여성

58
Mumps virus가 원인인 감염병은?
① 장티푸스 ② 풍진
③ 홍역 ④ 백일해
⑤ 유행성이하선염

59
분만 후 유방이 울혈되는 이유는?
① 에스트로겐 분비 증가로 인해서
② 모유를 완전히 비우지 않아서
③ 프로게스테론 상승으로 인해서
④ 대사가 증가해서
⑤ 수액이 과다 투여되어서

60
알코올 중독 환자가 "나는 술을 마시지만 술로 인한 문제는 없어요."라고 하였다. 이 환자가 사용한 방어기전은?
① 억압 ② 억제
③ 부정 ④ 투사
⑤ 반동형성

---

57 「모자보건법」상 임산부란 임신 중이거나 분만 후 6개월 미만인 여성을 말한다.

58 유행성이하선염
- 증상 : 연하곤란, 오한, 미열, 식욕부진
- 예방 : 예방접종, 손씻기, 기침예절 지키기
- 원인 : Mumps virus

59 유방의 울혈은 만들어진 젖을 다 먹지 않아서 과도하게 젖이 찬 경우이다. 오래 지속되면 유선염이 될 수 있다.

60 술로 인한 문제를 왜곡하는 부정의 형태로 방어기전이 나타나는 사례이다.

정답
54 ① 55 ⑤ 56 ① 57 ⑤ 58 ⑤ 59 ② 60 ③

61 이차적 예방 프로그램은 조기진단 및 조기치료이므로 치매선별검사가 해당된다.

62 골반근육의 이완, 근육의 탄력성 감소로 인해 많은 노인이 의지와 상관없이 요실금을 갖는다.

63 노인 낙상
- 노년기 낙상 예방을 위해 동선에 따라 안전장치를 하고 어둡게 하지 않는다.
- 충분한 영양 섭취로 적절한 체중을 유지하고 규칙적인 운동으로 관절과 근육을 강화시켜 낙상의 위험을 피하고 대처할 수 있다.

61
다음 중 치매를 관리하기 위한 이차 예방 프로그램은?
① 노인을 대상으로 치매예방수칙을 교육한다.
② 치매노인을 대상으로 인지재활을 실시한다.
③ 노인을 대상으로 치매선별검사를 실시한다.
④ 지역주민을 대상으로 치매예방 운동을 확산한다.
⑤ 지역주민을 대상으로 치매에 대한 부정적 인식을 개선한다.

62
골반근육 이완, 근육의 탄력성 감소로 인해 의지와 상관없이 배설되는 노년기 대표적 비뇨기계 증상은?
① 전립선 비대 ② 신우신염
③ 요실금   ④ 방광염
⑤ 비뇨기계 감염

63
노인 낙상에 대한 설명으로 가장 옳은 것은?
① 이동이 쉽도록 바퀴 달린 의자를 제공한다.
② 수면 시 침대 난간은 올려 놓는다.
③ 자주 사용하는 물건은 손이 닿기 어려운 곳에 둔다.
④ 운동은 낙상의 원인이 될 수 있다.
⑤ 휠체어 작동법은 보호자만 알도록 한다.

64
종합병원 개설 요건으로 옳은 것은?
① 150개 이상의 병상을 갖춰야 한다.
② 의사, 한의사, 치과의사만이 개설할 수 있다.
③ 종합병원은 필수진료과목마다 전속하는 전문의를 둔다.
④ 200 병상인 종합병원에서는 산부인과, 소아청소년과를 반드시 둔다.
⑤ 감염성 질환에 대하여 의료행위를 전문적으로 하는 종합병원을 상급종합병원으로 지정한다.

65
의무 기록 또는 간호 기록 중 법적 보존 기간이 10년인 것은?
① 처방전
② 소견서
③ 수술기록
④ 간호기록부
⑤ 조산기록부

---

64 종합병원(의료법 제3조의 3)
① 종합병원은 다음 각 호의 요건을 갖추어야 한다.
  1. 100개 이상의 병상을 갖출 것
  2. 100병상 이상 300병상 이하인 경우에는 내과·외과·소아청소년과·산부인과 중 3개 진료과목, 영상의학과, 마취통증의학과와 진단검사의학과 또는 병리과를 포함한 7개 이상의 진료과목을 갖추고 각 진료과목마다 전속하는 전문의를 둘 것
  3. 300병상을 초과하는 경우에는 내과, 외과, 소아청소년과, 산부인과, 영상의학과, 마취통증의학과, 진단검사의학과 또는 병리과, 정신건강의학과 및 치과를 포함한 9개 이상의 진료과목을 갖추고 각 진료과목마다 전속하는 전문의를 둘 것
② 종합병원은 제1항제2호 또는 제3호에 따른 진료과목(이하 이 항에서 "필수진료과목"이라 한다.) 외에 필요하면 추가로 진료과목을 설치·운영할 수 있다. 이 경우 필수진료과목 외의 진료과목에 대하여는 해당 의료기관에 전속하지 아니한 전문의를 둘 수 있다.

65 진료기록부 등의 보존(의료법 시행규칙 제15조)
- 환자 명부 : 5년
- 진료기록부 : 10년
- 처방전 : 2년
- 수술기록 : 10년
- 검사내용 및 검사소견기록 : 5년
- 방사선 사진(영상물 포함) 및 그 소견서 : 5년
- 간호기록부 : 5년
- 조산기록부 : 5년
- 진단서 등의 부본(진단서·사망진단서 및 시체검안서 등을 따로 구분하여 보존할 것) : 3년

정답
61 ③ 62 ③ 63 ② 64 ③ 65 ③

66 감염병의 정의(감염병의 예방 및 관리에 관한 법률 제2조)
- 제1급감염병이란 생물테러감염병 또는 치명률이 높거나 집단 발생의 우려가 커서 발생 또는 유행 즉시 신고하여야 하고, 음압격리와 같은 높은 수준의 격리가 필요한 감염병으로서 다음 각 목의 감염병을 말한다. 다만, 갑작스러운 국내 유입 또는 유행이 예견되어 긴급한 예방·관리가 필요하여 질병관리청장이 보건복지부장관과 협의하여 지정하는 감염병을 포함한다.
- 종류 : 에볼라바이러스병, 마버그열, 라싸열, 크리미안콩고출혈열, 남아메리카출혈열, 리프트밸리열, 두창, 페스트, 탄저, 보툴리눔독소증, 야토병, 신종감염병증후군, 중증급성호흡기증후군(SARS), 중동호흡기증후군(MERS), 동물인플루엔자 인체감염증, 신종인플루엔자, 디프테리아

67 건강보험의 보험자는 국민건강보험공단으로 한다(국민건강보험법 제13조).

68 정신건강증진시설의 장과 종사자는 인권교육을 매년 4시간 이상 반드시 받아야 한다.

66
다음 중 생물테러감염병 또는 치명률이 높거나 집단 발생의 우려가 커서 발생 또는 유행 즉시 신고하여야 하고, 음압격리와 같은 높은 수준의 격리가 필요한 감염병은?
① 제1급감염병 ② 제2급감염병
③ 제3급감염병 ④ 제4급감염병
⑤ 제5급감염병

67
다음 중 국민건강보험의 보험자는?
① 사업장의 사업주
② 국민건강보험공단
③ 건강보험심사평가원
④ 건강보험정책심의위원회
⑤ 공무원이 소속되어 있는 기관의 장

68
정신건강증진시설 장과 종사자에 대한 인권교육시간은 어떻게 이루어져야 하는가?
① 매월 4시간 이상 ② 매월 4시간 이상
③ 매년 4시간 이상 ④ 매년 8시간 이상
⑤ 매년 10시간 이상

69

감염병 차단과 확산 방지를 위해 역학조사를 실시하려고 한다. 역학조사 시 수행되는 구체적인 조사의 내용은?

① 감염 경로에 대한 추적은 필요없다.
② 감염병환자 등의 발병일 및 발병 장소를 파악한다.
③ 예방접종 후 이상반응 시 치료에 목적을 둔다.
④ 감염병병원체의 검사·보존·관리 및 약제내성 감시를 위해 활동한다.
⑤ 감염병병원체가 인체에 침입한 것으로 의심이 되는 단계에서만 시행한다.

70

혈액원이 채혈 전에 헌혈자에게 실시하는 건강진단에 포함되는 것은?

① 임질검사
② 간염검사
③ 체중측정
④ 매독검사
⑤ 소변검사

제4과목 실기

71

환자가 과호흡을 할 시 해주어야 하는 중재는?

① 산소를 투여한다.
② 반좌위를 취해준다.
③ 내뱉은 CO_2를 다시 마시도록 봉지를 대준다.
④ 정맥 수액을 준다.
⑤ 이뇨제를 투여한다.

---

69 감염병 차단과 확산 방지를 위한 역학조사의 내용(감염병의 예방 및 관리에 관한 법률 시행령 제12조)
- 감염병환자등 및 감염병의심자의 인적사항
- 감염병환자등의 발병일 및 발병 장소
- 감염병의 감염원인 및 감염경로
- 감염병환자등 및 감염병의심자에 관한 진료기록
- 그 밖에 감염병의 원인 규명과 관련된 사항
⑤ 감염병이 발생하여 유행할 우려가 있거나, 감염병 여부가 불분명하나 발병원인을 조사할 필요가 있다고 인정할 때 실시한다.

70 헌혈자의 건강진단 등(혈액관리법 시행규칙 제6조)
신원확인 후 혈액원은 헌혈자에 대하여 채혈을 실시하기 전에 다음에 해당하는 건강진단을 실시하여야 한다.
- 과거의 헌혈경력 및 혈액검사결과와 채혈금지대상자 여부의 조회
- 문진·시진 및 촉진
- 체온 및 맥박 측정
- 체중 측정
- 혈압 측정
- 다음 중 어느 하나에 따른 빈혈검사
  - 황산구리법에 따른 혈액비중검사
  - 혈색소검사
  - 적혈구용적률검사
- 혈소판계수검사(혈소판성분채혈의 경우에만 해당)

71 호흡성 알칼리증
호기된 공기를 다시 호흡 : CO_2 정체를 증가시키기 → 종이봉투 사용 → 혈중 $PaCO_2$ 증가

정답
66 ① 67 ② 68 ③ 69 ② 70 ③ 71 ③

72 비위관 삽입 시 중력에 의해 삽입이 용이한 자세는 반좌위이다.

73 비위관 삽입 길이는 코끝에서 귀, 귀에서 검상돌기까지의 길이를 측정한다.

74 흐르는 물소리를 들려주면 요의를 자극하여 소변을 볼 수 있다.

72
비위관 삽입 시 대상자의 자세로 가장 적절한 것은?
① 반좌위
② 쇄석위
③ 트렌델렌버그
④ 복위
⑤ 배횡와위

73
비위관 삽입 길이를 측정하는 방법으로 옳은 것은?
① 입에서 귀, 귀에서 쇄골까지의 길이를 측정한다.
② 코끝에서 입, 입에서 배꼽까지의 길이를 측정한다.
③ 코끝에서 귀, 귀에서 검상돌기까지의 길이를 측정한다.
④ 입에서 쇄골, 쇄골에서 검상돌기까지의 길이를 측정한다.
⑤ 입에서 검상돌기, 검상돌기에서 배꼽까지의 길이를 측정한다.

74
소변을 잘 못보는 대상자의 자연배뇨를 촉진하는 방법으로 옳은 것은?
① 차가운 변기를 제공한다.
② 흐르는 물소리를 들려준다.
③ 손을 차가운 물에 담가준다.
④ 하복부에 얼음 주머니를 대준다.
⑤ 도뇨관을 삽입하여 배뇨하게 한다.

75
침상 세발간호의 올바른 간호방법은?
① 베개로 목을 굴곡시킨다.
② 물의 온도는 50~52℃가 적당하다.
③ 물에 젖지 않도록 가능한 모든 상체를 탈의한다.
④ 손톱으로 두피를 마사지하여 비듬을 제거하고 탈모를 예방한다.
⑤ 손가락 끝 면으로 두피마사지를 하여 혈액순환을 자극하고 증진시킨다.

75 베개를 어깨 밑에 받쳐서 목을 신전시키고 물의 온도는 40.5℃가 적당하다.
손톱으로 두피를 마사지하는 것은 자극을 주기 때문에 적합하지 않다.

76
건열 적용의 장점으로 옳은 것은?
① 심부 조직까지 침투한다.
② 피부 습윤의 위험이 적다.
③ 피부 화상의 위험이 높다.
④ 습열 적용에 비해 적용이 불편하다.
⑤ 발한 작용으로 인한 수분손실이 크다.

76 건열은 습열보다 심부조직에 침투하지 못하며, 피부 습윤의 위험이 적다.
발한작용으로 인한 수분손실이 큰 것은 습열 적용이다.

77
선풍기를 틀어서 실내공기를 낮추고자 할 때 나타나는 열소실 기전으로 옳은 것은?
① 방사   ② 전도
③ 대류   ④ 증발
⑤ 환기

77 대류는 피부와 공기의 온도 그리고 공기의 속도에 의해 좌우된다.
선풍기나 방의 환기가 증가되는 현상은 대류를 강압적으로 일으켜서 열소실을 증가시키는 것이다.

정답
72 ① 73 ③ 74 ② 75 ⑤ 76 ② 77 ③

78 임종환자의 감각 및 지각의 변화에 대한 간호
- 밝은 방을 제공한다.
- 청각이 소실되지 않으므로 분명하게 말하고 귓속말을 하지 않는다.
- 촉각이 감소되지만 대상자는 접촉에 대한 압박감을 느낄 수 있으므로 주의한다.

79 발적은 욕창의 1단계 증상으로 욕창 부위에 직접적 압박을 피하고, 2시간마다 체위변경을 하고 욕창 부위를 매일 세척하는 것이 바람직하다.

80 상처 위에서 아래로, 상처 안에서 바깥으로 닦는다.
배액관이 있는 경우 배액관 안에서 밖을 향해 원을 그리며 닦고, 절개부위와 배액관이 있는 경우에는 절개부위에서 배액관 쪽으로 닦는다.

78
임종을 앞둔 환자의 감각변화에 대한 간호는?
① 밝은 방보다는 어두운 방을 좋아한다.
② 감각 기능 중에 촉각이 가장 먼저 소실된다.
③ 가장 마지막으로 소실되는 감각은 시각이다.
④ 조용한 환경 유지를 위해 환자에게 속삭이듯이 설명한다.
⑤ 외부 자극에 반응은 할 수 없어도 들을 수는 있으므로 간호 시 항상 설명을 제공한다.

79
무의식 상태인 70세 김씨의 천골 부위에 발적이 발견되었다. 옳은 간호중재는?
① 침상머리 쪽을 올려준다.
② 발적부위에 쿠션을 대준다.
③ 2시간마다 체위변경을 해준다.
④ 모든 뼈 돌출 부위에 패드를 대준다.
⑤ 1시간마다 천골부위를 마사지한다.

80
다음 중 상처소독 방법으로 옳은 것은?
① 한 번 사용한 솜은 버린다.
② 상처 아래에서 위로 닦는다.
③ 상처 바깥에서 안으로 닦는다.
④ 배액관 쪽에서 절개부위 쪽으로 닦는다.
⑤ 배액관 밖에서 안을 향해 원을 그리며 닦는다.

81
피하조직에 자극이 심한 약물을 근육주사할 경우 자극을 최소화하는 방법은?
① 주사 후 마사지를 수행한다.
② 약물 주입 후 즉시 바늘을 제거한다.
③ 주사기에 0.2mL 공기를 넣어준다.
④ 약물이 주사기에 묻지 않도록 한다.
⑤ 주사침 길이는 2.5cm 미만이어야 한다.

81 주사기에 0.2mL 공기를 넣어 주는 Z-자형 근육주사법은 피하조직과 피부조직에 심한 손상을 주는 약물을 근육 깊이 주사하기 위해 사용한다.

82
심한 생리통이 있는 여대생의 통증 완화를 위한 체위는?
① 슬흉위
② 배횡와위
③ 파울러 체위
④ 복부잭나이프 체위
⑤ 변형된 트렌델렌버그 체위

82 슬흉위는 산후운동 시, 자궁위치 교정 시, 월경통 완화 시에 적용 가능하다.

83
50세 이씨에게 피부, 피하조직, 근육을 주무르거나 크고 빠르게 꼬집는 방법의 마사지를 시행하려고 한다. 어떤 방법인가?
① 경찰법   ② 유날법
③ 지압법   ④ 경타법
⑤ 마찰법

83 유날법(petrissage)은 피부, 피하조직, 근육을 주무르거나 꼬집는 방법으로 2회 정도를 한다.

정답
78 ⑤ 79 ③ 80 ① 81 ③ 82 ① 83 ②

84 정맥주입이 잘 되지 않는 경우 공기바늘이나 공기주입구가 막혔는지 확인하고, 용액병이 적당한 높이에 있는지 확인한다.
또한 튜브의 꼬임이나 눌림이 있는지도 확인한다.

84
5% 포도당 정맥 투여 중 용액이 잘 주입되지 않을 경우 시행하는 간호가 아닌 것은?
① 공기바늘이 막혔는지 확인한다.
② 공기주입구가 막혔는지 확인한다.
③ 주사바늘의 길이가 알맞은지 확인한다.
④ 튜브의 꼬임이나 눌림이 있는지 확인한다.
⑤ 용액 병이 적당한 높이에 있는지 확인한다.

85 회음부는 프라이버시를 유지하기 위해 최소한 노출하고 소독 시 대음순, 소음순, 요도구 순서로 한다.
음부에서 항문 방향으로 닦고 내과적 무균술을 적용한다.

85
여성 환자의 회음부 간호방법으로 옳은 것은?
① 회음부를 최대한 노출한다.
② 목욕수건으로 항문에서 음부쪽으로 닦는다.
③ 회음부를 깨끗이 닦기 위해 외과적 무균술을 적용한다.
④ 미생물 전파 방지를 위해 소음순을 닦은 후 대음순을 닦는다.
⑤ 둔부에 방수포를 깔고 비누와 온수로 대음순을 닦고 소음순을 닦는다.

86 등척성 운동은 근섬유의 긴장을 증대시키는 운동으로 근육강화와 근경축 예방, 정맥울혈을 예방한다. 사두근과 둔근의 수축, cast 환자 근육강화 운동이 해당된다.

86
근섬유의 긴장을 증대시키고 근육강화와 근경축 예방, 정맥울혈을 예방하는 운동은?
① 유산소 운동
② 무산소 운동
③ 등장성 운동
④ 등척성 운동
⑤ 등역학 운동

87
70세 이씨는 뇌졸중으로 인해 오른쪽 마비가 되었다. 이씨에게 알맞은 보행방법은?
① 2점 보행
② 3점 보행
③ 4점 보행
④ swing - to
⑤ swing through

87 3점 보행은 왼쪽 하지의 체중부하가 가능한 경우 적용할 수 있는 방법이다.

88
호흡 측정 방법으로 옳은 것은?
① 활동 후 즉시 호흡을 측정한다.
② 흡기, 호기를 합하여 1회로 측정한다.
③ 요골 맥박을 재고 손을 뗀 후 측정한다.
④ 호흡이 규칙적이면 15초를 재어 2를 곱한다.
⑤ 호흡 측정에 대하여 설명을 한 후 호흡을 측정한다.

88 대상자가 호흡측정을 모르게끔 맥박을 재는 손을 그대로 유지한 채 호흡을 측정하고, 규칙적이면 30초를 측정하여 곱하기 2를 한다.

89
평소 변비로 힘들어 하는 대상자에게 권장되는 식이는?
① 수분제한
② 고섬유질
③ 비타민C
④ 육류
⑤ 흰쌀밥

89 변비 대상자 간호는 고섬유질식이, 수분섭취 권장, 장마사지, 운동, 약물요법 등이 있다.

90
부종의 일반적인 증상은?
① 폐 정상음
② 혈압 하강
③ 체중 감소
④ 객담 감소
⑤ 의식수준 변화

90 부종의 증상은 기침, 호흡곤란, 폐 잡음, 청색증, 경정맥 울혈, 강한 맥박, 혈압 상승, 하지부종, 체중 증가, 천골 부위 부종, 의식수준의 변화 등이 있다.

정답
84 ③ 85 ⑤ 86 ④ 87 ② 88 ② 89 ② 90 ⑤

91 순한 로션을 바르지만 발가락 사이에는 바르지 않도록 한다.

92 등척성 운동은 근육의 길이는 변화 없이 근육 긴장이 증가하는 운동으로 무산소 운동을 말한다.

93 장기간 침상 안정 시 발이 족저굴곡이 되고 지속될 경우 다리 뒤쪽의 근육과 건이 위축될 수 있으므로 침상에 foot board를 대어주어 굴곡을 예방한다.

91
당뇨병 환자에 대한 올바른 간호가 아닌 것은?
① 맨발로 다니는 것은 매우 위험하다.
② 발 부종 시 하루에 여러 번 둔부 정도 높이로 올려 놓는다.
③ 티눈이나 가골은 병원에 가서 자른다.
④ 여유 있는 신발과 스타킹을 신으며 새 신발은 서서히 신는다.
⑤ 순한 로션을 발가락 사이에도 발라주어 위생을 유지한다.

92
등척성 운동의 특징으로 가장 옳은 것은?
① 유산소 호흡을 통해 지방을 연소시킨다.
② 운동 속도와 관계없이 일정한 무게의 부하로 움직인다.
③ 근육의 길이는 변하지 않는다.
④ 관절 경축을 예방한다.
⑤ 능동적 가동범위 운동을 말한다.

93
장기입원 환자가 침상에서 foot board를 발에 닿게 하여 계속적으로 자극을 주는 이유로 옳은 설명은?
① 발가락에 자극을 주기 위해
② 건과 근육의 위축을 막기 위해
③ 말초신경을 자극하기 위해
④ 관절강직 및 통증을 감소하기 위해
⑤ 혈전성정맥염 예방을 위해

94
전신마취하에 자궁절제술 후 병실로 돌아온 환자의 무기폐를 예방하기 위한 간호보조활동으로 옳은 것은?
① 수면 격려
② 구강 간호
③ 침상 안정
④ 심호흡 격려
⑤ 회음부 간호

94 전신마취제는 무기폐나 폐렴을 일으킬 수 있으므로 심호흡을 격려해야 한다.

95
환자에게 투여할 약물을 수액으로 투입하기 위해 준비하는 과정에서 수액세트 속에 있는 공기방울을 모두 배출시켜야 하는 이유는?
① 공기방울로 인한 색전증 예방
② 공기방울로 인한 감염 예방
③ 공기방울로 인한 부종 예방
④ 약물이 잘 투입될 수 있게 하기 위하여
⑤ 공기방울로 인한 폐울혈 예방

95 공기방울이 혈액 속으로 들어가는 경우 공기색전이 생길 수 있으므로 주의해야 한다.

96
성인의 직장 검사 시 올바른 체위는?
① 복위
② 측위
③ 좌측위
④ 절석위
⑤ 앙와위

96 성인의 경우 직장 검사 시 좌측위를 취하도록 하고 소아의 경우에는 배횡와위를 취하도록 한다.

97
다음 중 자가조절(PCA)에 대한 설명 중 옳은 것은?
① 혈중 약물의 농도를 유지하여 만성 통증에 사용한다.
② 스스로 약의 용량을 줄일 수 있다.
③ 스스로 조절하므로 효과가 부정확하다.
④ 근육주사로 투여된다.
⑤ 환자의 의존감을 높일 수 있다.

97 PCA의 특성
- 장점 : 약물 용량을 환자 스스로 조절하고 독립성 및 통제감을 유지한다.
- 단점 : 최대의 효과를 위해 대상자에게 교육이 필요하며 급성 통증에 유용하다.

정답
91 ⑤ 92 ③ 93 ② 94 ④ 95 ① 96 ③ 97 ②

98 불쾌한 맛을 내는 약물인 경우 약을 차게 해주거나 입에 얼음조각을 물고 있게 하여 감각을 떨어뜨리면 자극을 덜 받게 된다.

99 마취의 종류
- 전신마취 : 흡입 마취, 정맥 마취, 직장 내 마취
- 국소마취 : 국소 침윤 차단, 신경차단, 척추 마취, 경막 외 마취, 미추 마취 등

100 혈압을 재측정할 경우에는 30~60초를 기다린 후 측정해야 울혈을 방지할 수 있다.

98
약이 쓰다는 이유로 경구투약을 거부하는 환아에게 간호조무사가 도와줄 수 있는 방법은?
① 따뜻한 차를 마시게 한다.
② 비스킷을 소량 먹게 한다.
③ 시원한 레몬즙을 마시게 한다.
④ 사탕을 입에 물고 있게 한다.
⑤ 얼음조각을 입에 물고 있도록 한다.

99
다음 중 전신마취에 해당하는 것은?
① 흡입 마취　　② 척추 마취
③ 신경 차단　　④ 경막 외 마취
⑤ 미추 마취

100
혈압 측정 후 반복 측정 시 30초 정도 기다렸다 하는 이유는?
① 결손맥이 생기기 때문에
② 정맥 울혈을 완화시키기 위해
③ 정맥 환류량을 증가시키기 위해
④ 맥압을 감소시키기 위해
⑤ 혈액 점도가 증가하기 때문에

101

병원에서 교차감염을 예방하기 위한 표준지침으로 옳은 것은?

① 손에 혈액이 묻었을 경우 알코올 솜으로 닦는다.
② 주삿바늘은 반드시 캡을 씌워 폐기한다.
③ 장갑을 벗은 후 손을 씻는다.
④ 유치도뇨관은 감염예방을 위해 최대한 오래 사용한다.
⑤ 감염의 위험성이 높은 사람에게만 적용한다.

101 환자간호 후 소독제로 철저히 손씻기를 하고, 주사바늘은 캡을 씌우지 않고 바로 폐기한다.
유치도뇨관은 필요시에만 적용한다.
표준지침은 모든 사람에게 적용한다

102

식당에서 고기를 먹다가 고깃덩어리가 목에 걸려 기도가 폐쇄된 성인 대상자의 응급처치로 옳은 것은?

① 의식이 있는지 확인 후 하임리히법을 시행한다.
② 심폐소생술을 시행한다.
③ 가슴을 여러 차례 두드린다.
④ 고개를 숙여 구토를 유도한다.
⑤ 측위를 취해주어 기도를 유지한다.

102 음식물로 인한 기도 폐쇄 시 의식여부를 확인한 후 하임리히법을 진행하거나 등을 수차례 세게 두드려 주도록 한다.

103

당뇨병환자가 조깅을 하던 도중 어지럼증, 식은땀, 떨림 등이 발생할 경우 취해야 할 행동으로 적절한 것은?

① 잠시 운동을 멈추고 휴식을 취하게 한다.
② 충분한 물을 섭취하도록 한다.
③ 운동을 멈추고 당분이 많이 든 사탕을 먹는다.
④ 누운 상태에서 다리를 들어 올리게 한다.
⑤ 휴식과 함께 소금물을 먹인다.

103 당뇨병환자는 저혈당에 빠지기 쉽고 그 증상으로 식은 땀, 어지럼증, 현기증, 시야 흐림 등이 발생한다. 저혈당을 그대로 두면 저혈당 쇼크가 올 수 있으므로 당분이 많이 든 음료나 음식을 섭취하여 혈당을 상승시켜야 한다.

정답
98 ⑤ 99 ① 100 ② 101 ③ 102 ① 103 ③

104

활력징후 측정이 적절한 상황으로 옳은 것은?
① 계단을 막 올라온 환자
② 커피를 마신 환자
③ 의자에 앉아 TV를 보고 있는 환자
④ 보호자와 다툰 후 흥분한 상태의 환자
⑤ 방금 식사를 마친 환자

104 활력징후는 안정된 상태에서 측정한다. 운동을 한 직후나 흥분상태는 피하여야 한다.

105

복수천자를 시행할 때 환자의 자세로 옳은 것은?
① 복위
② 앙와위
③ 새우등 자세
④ 반좌위
⑤ 책상에 엎드린 자세

105 복수천자 시 반좌위 또는 좌위를 취한다.

정답
104 ③ 105 ④

제2회 최종모의고사

문항수 : 105문항　시간 : 105분

제1과목 기초간호학 개요

01
병원 감염을 예방하기 위한 방법으로 가장 쉽고 효율적인 것은?
① 손씻기
② 환자와의 격리
③ 감염관리 교육
④ 병원감염 감시활동
⑤ 외과적 무균술 시 활동

02
조직의 목표달성을 위해 업무를 수행하는 데 소요되는 물자의 효율적인 활용을 위한 제반관리를 일컫는 용어는?
① 감염관리
② 안전관리
③ 약품관리
④ 물품관리
⑤ 재고관리

03
병동에서 쓰는 환의를 청구하고자 할 때 무엇을 기준으로 청구하는가?
① 진료과
② 재고량
③ 환자 수
④ 침상 수
⑤ 간호사 수

---

01 병원감염 관리 및 예방법으로는 손 씻기가 가장 쉽고 효율적인 방법이다.

02 물품관리는 목표달성을 위해 업무를 수행하는 데 있어 효율적인 활용을 위한 모든 관리를 말한다.

03 반창고, 환자기록지, 환의 등은 소모품에 속하므로 환자 수를 기준으로 청구한다.

정답
01 ① 02 ④ 03 ③

04 아나필락시스 반응 시 히스타민 방출로 기관지 수축, 소동맥 및 소정맥 확장이 일어나며 혈관 이완으로 저혈압이 발생한다.

05 자궁은 월경과 임신 유지 기능을 한다. 배란과 호르몬 생성을 하는 곳은 난소이며, 성교기능과 산도의 역할은 질의 기능이다.

06 공기매개 질환(수두, 홍역, 결핵)인 경우 환자 간호 후 사용한 마스크는 환자 병실에서 나온 후 문을 닫고 벗어서 의료용 폐기물 용기에 버린다.

04
환자에게 페니실린이 포함된 약물을 주사한 지 30분 만에 아나필락시스 반응이 나타났다. 예상되는 증상은?
① 발열
② 고혈압
③ 두드러기
④ 기관지 이완
⑤ 세동맥 수축

05
다음 중 자궁의 기능은?
① 월경기능
② 배란기능
③ 성교기능
④ 산도기능
⑤ 호르몬 생성기능

06
다음 중 병원감염을 예방하기 위한 표준주의에 해당하지 않는 것은?
① 환자 접촉 전후에 손 씻기를 수행하도록 한다.
② 환자와 접촉이 많은 부서에서는 인조손톱을 착용하지 않는다.
③ 공기매개 질환자 간호 후 사용한 마스크는 환자 병실에서 벗고 분리수거한다.
④ 한 환자에서 오염된 부위를 접촉한 후 다른 부위를 만지기 전 장갑을 교환한다.
⑤ 환자의 분비물이 묻은 경우 환자의 병실을 떠나기 전 가운을 제거하고 손을 씻는다.

07
혈청항체의 75%를 차지하고 태반을 통해 태아에게 전달되는 면역글로불린은?
① Ig G
② Ig M
③ Ig A
④ Ig D
⑤ Ig E

07 Ig G는 주요 면역글로불린으로서 전체 항체의 75%를 차지하고 태반을 통과하여 태아에게 전달된다.

08
모유수유를 통한 면역에 해당하는 것은?
① 자가면역
② 자연수동면역
③ 인공능동면역
④ 인공수동면역
⑤ 자연능동면역

08 모유수유, 태반을 통해 면역을 생성하는 방법을 자연수동면역이라고 한다.

09
악성종양의 특징으로 옳은 것은?
① 국소적이다.
② 전이가 잘 된다.
③ 피막에 싸여 있다.
④ 성장 속도가 느린 편이다.
⑤ 외과적으로 제거 시에는 재발이 없다.

09 악성종양(암)은 침습, 전이의 특성이 있고 성장속도가 빠르며, 잔여조직이 남아 있으면 수술 후에도 흔히 재발한다.
피막에 거의 싸여 있지 않고 주위의 원조직과 다른 양상을 나타낸다.

10
방사선 요법에 의한 피부손상을 예방하기 위한 간호로 옳은 것은?
① 조사부위를 마사지한다.
② 소독비누로 깨끗이 닦는다.
③ 로션을 바른 후 건조시킨다.
④ 직사광선에 노출되지 않도록 한다.
⑤ 치료부위를 표시해 둔 곳은 치료 후 깨끗이 닦는다.

10 방사선 조사로 인한 피부손상을 예방하기 위해서는 조사부위를 물로만 닦고, 치료부위에 연고나 파우더, 로션을 바르지 않는다. 또한 햇빛에 민감하므로 직접적으로 햇빛에 노출되지 않게 하고, 치료부위의 표시물은 정확한 조사부위를 위해 지우지 않도록 한다. 또한 피부에 자극을 주거나 마찰을 시키지 않도록 한다.

정답
04 ③ 05 ① 06 ③ 07 ① 08 ② 09 ② 10 ④

11 치면열구·소와전색법은 치아우식증 예방을 위해 치아의 교합면에 존재하는 홈을 메우는 예방적 치과 시술법이다.

12 화학물에 의한 화상은 피부가 강산, 강알칼리 또는 그 외 부식성 물질에 노출되었을 때 일어난다.
원인물질을 제거하는 방법으로는 샤워기나 호스를 이용하여 화상부위를 물로 세척하는 것이 가장 좋다.

13 산제(散劑)는 마른 약제나 고형의 약제를 갈거나 부수어 고르게 혼합한 형태를 말한다.

14 응급환자 발생 시 우선 의식을 확인한다. 의식이 없으면 응급구조를 요청한 후 심폐소생술을 시행한다.

11

치아 교합면에 발생하는 치아우식증을 예방하기 위한 방법은?

① 발치
② 임플란트
③ 치은소파술
④ 치주판막술
⑤ 치면열구·소와전색법

12

알칼리성 화학약품이 팔에 묻었을 때 응급처치로 알맞은 것은?

① 우유로 닦아낸다.
② 알코올로 닦아낸다.
③ 중성비누로 씻는다.
④ 계속하여 물로 씻는다.
⑤ 물에 희석하여 식초로 닦는다.

13

마른 약재를 균등하게 세말(細末)하여 체로 쳐서 고르게 혼합한 약물의 제형은?

① 고제(膏劑)
② 탕제(湯劑)
③ 산제(散劑)
④ 주제(酒劑)
⑤ 좌제(坐劑)

14

심폐소생술 시 가장 먼저 해주어야 할 것은?

① 호흡
② 기도개방
③ 흉부압박
④ 의식확인
⑤ 응급구조요청

15
평활근과 교감신경의 분포가 많아 각 장기에 분포하는 혈류량 조절에 중요한 역할을 담당하는 혈관은?
① 정맥
② 대정맥
③ 소동맥
④ 대동맥
⑤ 모세혈관

15 소동맥은 혈관벽에 평활근이 발달되어 있어 근육의 수축과 이완으로 직경이 변할 수 있고 혈류에 저항을 줄 수 있어서 혈액량과 압력 및 혈류 속도를 조절한다.

16
디곡신 투여 전 꼭 측정해야 할 내용은?
① 체중
② 맥압
③ 수축기 혈압
④ 심첨 맥박수
⑤ 분당 호흡수

16 디곡신은 서맥을 유발할 수 있으므로 심첨맥박을 1분간 측정해야 한다.
1분간 맥박이 60회 이상이면 투약하고 60회 이하인 경우 투약하지 말고 일단 주치의에게 알린다.

17
재활간호에 포함되지 않는 것은?
① 개인위생
② 배설
③ 오락과 취미
④ 휴식과 수면
⑤ 질병 치료

17 재활간호는 영양, 개인위생, 휴식과 수면, 배설, 운동, 오락과 취미 및 직업 등이 포함된다.

18
Mantoux test 결과 경결이 1cm였다. 이것이 의미하는 것은?
① 활동성 결핵
② 속립성 결핵
③ 결핵을 앓은 후의 반흔
④ 결핵균과의 접촉이 있었다.
⑤ 결핵균에 감염되어 치료가 필요하다.

18 양성반응은 최근이나 과거에 결핵균에 노출되었거나 BCG를 접종했음을 나타낸다. 즉, 양성반응이 현재 활동성 결핵을 앓고 있음을 의미하지는 않는다.

정답
11 ⑤ 12 ④ 13 ③ 14 ④ 15 ③ 16 ④ 17 ⑤
18 ④

19 만성 기관지염은 계속적인 기침과 많은 객담이 주 증상이다.

20 고혈압의 유발요인 중 하나가 고염분이므로 염분의 섭취를 줄이는 저염 식이를 하는 것이 좋다.
또한 비만에 따르는 고지혈증을 감소하여 혈압을 조절하기 위해서는 고섬유 식이를 해야 한다.

21 백혈병 환자에게 출혈이 있는 이유는 백혈구의 급속한 증식으로 인해 적혈구와 혈소판의 생성에 장애가 있기 때문이다.

22 난소는 배란과 내분비 기능(에스트로겐, 프로게스테론)을 담당한다.

19
만성 기관지염 환자의 증상으로 옳은 것은?
① 저탄산혈증
② 고산소혈증
③ 술통형 가슴
④ 계속되는 기침
⑤ 화농성의 악취나는 객담

20
고혈압 환자의 식이요법에 해당하는 것은?
① 고지방 식이
② 저단백 식이
③ 고섬유 식이
④ 고칼로리 식이
⑤ 고나트륨 식이

21
백혈병 환자의 코, 입술, 잇몸에 출혈이 있고 여러 곳에 멍이 생기는 이유는?
① 혈중 칼륨 감소
② 저프로트롬빈혈증
③ 혈중 섬유소원 감소
④ 혈중 비타민 K 감소
⑤ 혈중 혈소판 수 감소

22
다음 중 난소의 기능에 대한 설명으로 옳은 것은?
① 수정 기능
② 착상 기능
③ 점액 분비 기능
④ 수정란 이동 기능
⑤ 배란 및 내분비 기능

23
에스트로겐의 기능으로 옳은 것은?
① 자궁 수축력 억제
② 질 점액의 견사성 감소
③ 난관 수축력 억제
④ 질 분비물의 pH 증가
⑤ 난포자극호르몬의 분비 자극

24
제대탈출 시 간호로 옳은 것은?
① 반좌위를 취해 준다.
② 질을 거즈로 packing해준다.
③ 즉시 제대결찰 후 제대를 절단한다.
④ 제대를 소독된 장갑을 끼고 손가락으로 넣어준다.
⑤ 제대가 건조되지 않도록 소독된 생리식염수를 적신 거즈로 잘 덮어준다.

25
초유에 관한 설명으로 가장 옳은 것은?
① 면역체가 많이 함유되어 있다.
② 분만 후 첫째 날부터 분비된다.
③ 노랗고 끈끈하며 단백질 함유가 적다.
④ 분만 후 3~4일부터 분비되어 20일간 분비된다.
⑤ 초유는 성유에 비해 지방이 많이 함유되어 소화흡수가 잘 되지 않는다.

---

23 에스트로겐의 기능
- 질 점막 및 대음순 비후
- 질 점액의 견사성과 양치모양 증가
- 자궁 내막의 비후, 자궁근육 증대
- 난관 수축력 증가로 난자 수송 촉진
- 유방조직 발달

24 제대탈출 시 제대가 건조되지 않도록 소독된 생리식염수를 적신 거즈로 잘 덮어준 다음 산소를 공급한다.

25 초유는 보통 분만 후 4~5일 사이에 분비되는 것으로 성숙한 모유에 비해 단백질과 비타민 A가 더 많아 아기에게 완벽한 첫 음식이다.
소화와 흡수가 잘 되고 면역체를 많이 함유하고 있다.

정답
19 ④ 20 ③ 21 ⑤ 22 ⑤ 23 ④ 24 ⑤ 25 ①

간호조무사

26 산후통의 원인
- 자궁근육 및 자궁인대의 탄력성 저하로 인해 간헐적 자궁수축이 일어나 통증을 유발한다.
- 24~48시간 후 자연적으로 없어진다.
- 경산부, 모유수유 시 다태아, 거대아, 자궁수축제 투여 시 더 심하다.

27 신생아 망막증은 고농도 산소투여로 인한 합병증으로 발생한다.

28 크룹은 쉰 목소리, 개 짖는 듯한 기침, 흡기 시 협착음, 후두부위의 부종과 폐쇄로 인한 호흡곤란을 보인다. 이때 호흡촉진이 가장 중요한 간호중재이다.

26
산모가 산후통을 호소하는 원인은?
① 경관염증
② 자궁내막의 혈관 확장
③ 태반호르몬 분비 저하
④ 자궁근의 간헐적 수축
⑤ 자궁인대의 탄력성 증가

27
다음 중 신생아 망막증의 원인에 해당하는 것은?
① 감염
② 고습도
③ 고농도 산소
④ 보육기 온도상승
⑤ 갑작스런 체위변경

28
크룹 환아의 간호중재로 가장 중요한 것은?
① 투약
② 영양공급
③ 휴식증진
④ 호흡촉진
⑤ 감염예방

29
영아기에 중이염이 자주 발생하는 이유는?
① 이관이 성인에 비해 길고 넓다.
② 이관이 성인에 비해 짧고 좁다.
③ 이관이 성인에 비해 길고 좁고 곧다.
④ 이관이 성인에 비해 짧고 좁고 곧다.
⑤ 이관이 성인에 비해 짧고 넓고 곧다.

29 영아는 성인에 비해 이관이 짧고 넓고 곧고 수평이기 때문에 중이염이 자주 발생한다.

30
영아가 입원으로 인해 소변을 못 가린다. 그 이유는?
① 소변훈련의 실패
② 불안으로 인한 공포
③ 불안으로 인한 분노
④ 불안으로 인한 절망
⑤ 불안으로 인한 퇴행

30 영아가 입원으로 인해 소변을 가리지 못할 경우 불안으로 인한 퇴행 현상으로 볼 수 있다.

31
다음 중 분만이 시작되는 시기는?
① 파수 후
② 이슬이 나온 후
③ 하강감이 있은 후
④ 규칙적인 자궁수축 시작 시
⑤ 자궁경관의 완전 개대 후

31 분만의 시작 시기는 규칙적 자궁수축이 일어나는 진진통부터이다.

정답
26 ④ 27 ③ 28 ④ 29 ⑤ 30 ⑤ 31 ④

32 자신이 직접 경험하지 않고 상대방의 감정을 거의 같은 수준으로 이해하는 것을 공감적인 이해라고 한다.

32
치료적인 인간관계의 필수 요소 중에서 자신이 직접 경험하지 않고 상대방의 감정을 거의 같은 수준으로 이해하는 것을 무엇이라고 하는가?
① 온정
② 구체성
③ 수용적 존중
④ 공감적 이해
⑤ 일관적 성실성

33 벌에 쏘이게 될 경우 아나필락시스 등 전신의 알레르기 반응이 나타날 수 있으므로 이러한 증상을 관찰하면서 신속하게 응급실로 이동시켜야 한다.

33
벌에 쏘인 대상자에 대한 옳은 간호보조 활동은?
① 쏘인 부위를 직접 압박한다.
② 쏘인 부위에 더운물 찜질을 한다.
③ 전신의 알레르기 반응을 관찰한다.
④ 피부에 박힌 침은 족집게로 즉시 제거한다.
⑤ 쏘인 부위를 심장보다 높게 들어 올려 둔다.

34 Phalen 징후
- 수근관터널증후군을 의심할 경우 Phalen 징후가 양성 반응이 나온다.
- 손목을 90° 구부린 상태에서 양손의 등을 마주한 채 60초 정도 있을 때 그 부위가 무감각해지고 저린감이 나타나는 상태이다.

34
수근관터널증후군을 의심할 경우 어떤 검사를 하는가?
① Tinel 징후
② Phalen 징후
③ 수근압박 검사
④ Homan 징후
⑤ Kernig 징후

35
허혈성 심장질환을 일으키는 위험요인에 속하지 않는 것은?
① 폐경
② 흡연
③ 고혈압
④ 과격한 운동
⑤ 고콜레스테롤혈증

35 허혈성 심장질환의 위험요인으로는 유전적 소인, 폐경이 된 여성, 경구피임약 복용 여성, 흡연, 고혈압, 당뇨, 비만, 고지혈증, 스트레스, 운동부족 등이 있다.

제2과목 보건간호학 개요

36
보건교육의 궁극적인 목표는?
① 건강 행위의 실천
② 건강 지식의 습득
③ 잘못된 지식의 교정
④ 질병 예방
⑤ 얻어진 지식을 비판 없이 실천

36 보건교육은 개인이나 집단의 건강과 관련된 행동의 변화가 나타나도록 계획적인 학습경험을 제공하는 과정이다.

37
보건교육 시 폐암 사진을 보여주면서 동기유발을 하는 단계는?
① 도약단계
② 도입단계
③ 전개단계
④ 종결단계
⑤ 평가단계

37 도입단계 : 학습자와의 관계 형성, 흥미 유발, 동기부여 등이 이루어진다.
이전에 배운 것과 앞으로 배울 내용의 관계를 지적해 주거나 교육의 주제·목적·내용·중요성 등을 제시하면 효과적이다.

정답
32 ④ 33 ③ 34 ② 35 ④ 36 ① 37 ②

38 패널토의(배심토의)
선정된 4~7명의 각기 상반되는 의견을 가진 전문가가 어떤 주제에 대해 자신의 의견을 발표하고 나서 사회자의 진행에 따라 단상토론을 실시함으로써 청중들이 전문가의 토론을 들으며 필요한 지식을 얻기도 하고 태도의 변화를 유발하는 방법

39 형성평가
교육 중 교육내용의 구성 또는 전개방법을 수정, 보완하는 데 필요한 정보를 수집하여 보건교육과정을 향상시키는 것이다.

40 진폐증
분진 흡입에 의해 조직에 반응을 일으킨 상태이며 분진의 종류에 따라 규폐증, 석면폐증, 활석폐증, 용접공폐증, 면폐증으로 분류된다. 이중에서 발암성 질환은 석면폐증이다.

38
전문가가 자신의 의견을 발표하고 사회자의 진행에 따라 단상 토론하는 방법은?
① 심포지엄
② 분단토의
③ 패널토의
④ 델파이기법
⑤ 브레인스토밍

39
보건교육이 진행되는 동안 주기적으로 보건교육의 진행 정도를 파악하며 보건교육과정을 향상시킬 목적으로 실시하는 평가는?
① 진단평가
② 형성평가
③ 종합평가
④ 절대평가
⑤ 상대평가

40
분진이 원인이 되어 나타나는 질환으로 암을 일으킬 수 있는 진폐증은?
① 규폐증
② 석면폐증
③ 활석폐증
④ 용접공폐증
⑤ 면폐증

41

세계보건기구에서 제시한 일차보건의료 요소 중 아래 제시된 내용에 해당하는 것은?

- 보건진료소에 운영협의회를 설치함
- 일차보건의료가 성공하기 위한 가장 중요한 요건임

① 접근성   ② 수용가능성
③ 주민의 참여   ④ 질적 적정성
⑤ 지불부담능력

41 운영협의회 설치는 주민의 참여를 의미하는 것으로 일차보건의료가 성공하기 위한 가장 중요한 요건이다.

42

70세 노인이 장기요양시설에 입소하려고 할 때 반드시 필요한 것은?

① 건강진단서   ② 장애인판정서
③ 건강보험증   ④ 요양시설 신청서
⑤ 노인장기요양등급판정서

42 등급판정위원회는 6개월 이상의 기간 동안 일상생활을 혼자서 수행하기 어렵다고 인정되는 경우 장기요양서비스를 받을 자를 결정하고 정도에 따라 등급판정을 한다.
시설에 입소 시 반드시 필요한 것은 노인장기요양등급판정서이다.

43

우리나라 의료급여에 대한 설명으로 옳은 것은?

① 공공부조 제도에 속한다.
② 전 국민을 가입 대상으로 한다.
③ 노인성 질병을 가진 자를 대상으로 한다.
④ 근로자에 대하여 신속하고 공정한 재해보상을 한다.
⑤ 소득능력 상실 시에 최저 생활을 할 수 있도록 소득을 보장한다.

43 공공부조
국가 및 지방자치단체의 책임 하에 생활유지능력이 없거나 생활이 어려운 국민의 최저생활을 보장하고 자립을 지원하는 제도를 말하며 국민기초생활보장과 의료급여가 있다.

정답
38 ③   39 ②   40 ②   41 ③   42 ⑤   43 ①

44 국가보건의료체계인 관리
- 지도력, 리더십
- 의사결정(계획, 집행과 실행, 감시와 평가, 정보지원)
- 규제, 조정

44
국가보건체계에서 하위항목인 관리를 구성하는 것은?
① 지도력, 리더십　② 예방과 재활
③ 의료보험당국　④ 외국원조
⑤ 인력과 시설

45 행위별수가제는 진료할 때마다 진찰료, 검사료, 처치료, 입원료, 약값 등에 따로 가격을 매긴 뒤 합산하여 진료비를 산정하는 제도이다.

45
병원에서 대장암 수술을 받은 환자에게 진찰료, 검사비와 수술비 등을 청구하는 진료비 지불제도는?
① 인두제　② 봉급제
③ 포괄수가제　④ 총액계약제
⑤ 행위별수가제

46 선모충은 육류 매개 기생충으로 특히 돼지고기를 생식했을 때 많이 감염된다.

46
다음 중 채소류를 매개로 하여 감염될 가능성이 가장 낮은 기생충은?
① 동양모양선충　② 구충
③ 선모충　④ 편충
⑤ 요충

47 참호족은 지속적인 국소의 산소결핍과 한랭으로 모세혈관이 손상되어 부종, 작열감, 소양증이 나타나며 심한 통증, 피부의 괴사 및 궤양을 유발한다.

47
참호족 및 참수족의 원인은?
① 소음　② 압력
③ 진동　④ 분진
⑤ 온도

48
다음 대기오염 물질 중 2차 오염물질에 해당하는 것은?
① 오존
② 황산화물
③ 탄화수소
④ 질소산화물
⑤ 일산화탄소

49
다음 세균성 식중독 중 독소형인 것은?
① 살모넬라 식중독
② 병원성대장균 식중독
③ 보툴리눔 식중독
④ 장염비브리오 식중독
⑤ 여시니아 식중독

50
이상 고온에서 작업할 때 치사율이 가장 높은 질환은?
① 열경련
② 열피로
③ 열쇠약
④ 열사병(일사병)
⑤ 열허탈

제3과목 공중보건학 개론

51
숙주에 침입한 병원체가 인체에 침입하면 심각한 임상증상과 장애를 일으킨다. 이러한 정도를 의미하는 것은?
① 독력
② 감염력
③ 병원력
④ 면역력
⑤ 감수성

---

48 생성과정에 의한 분류
- 1차 대기오염물질 : 공장의 굴뚝, 자동차의 배기관 등 오염원으로부터 직접 배출된 물질로 황산화물, 질소산화물, 탄화수소, 불화수소가스, 분진 등이 있다.
- 2차 대기오염물질 : 1차 오염물질이 대기 중에서 물리·화학적인 변환에 의해 생성된 물질로 오존, PAN, 산성비, 케톤, 황산미스트, 알데히드 등이 있다.

49 세균성 식중독
- 감염형 : 장염비브리오균, 살모넬라균, 병원성대장균, 여시니아균, 아리조나균, 캠필로박터균
- 독소형 : 포도상구균, 보툴리누스균(보툴리늄), 웰치균(중간형), 세레우스균

50 고온환경에 폭로되면 체온조절 기능의 생리적 변화 및 장애가 오는데 이러한 증상을 열중증 또는 고열장애라고 한다.
열중증에는 열사병(일사병), 열경련, 열피로(열허탈), 열쇠약 등이 있는데 이 중 치사율이 가장 높은 질환은 열사병(일사병)이다.

51 독력은 병원성과 같은 뜻을 나타내는 말로 병을 일으키는 병원균의 능력을 말한다. 즉, 숙주에 침입하여 심각한 임상증상과 장애를 일으키는 정도이다.

정답
44 ① 45 ⑤ 46 ③ 47 ⑤ 48 ① 49 ③ 50 ④
51 ①

52 매독
- 제3급 감염병에 해당된다.
- 신생아 임균 눈염을 유발하는 것은 임질이다.
- 매독균은 항체를 형성하지 않기 때문에 예방접종이 없다.
- 원인균은 Treponema pallidium이다.
- 모체의 태반을 통해 수직감염이 될 수 있다.

53 범유행성(pandemic)
세계각지의 모든 인간집단에 동시에 병이 유행하는 현상으로 예방접종을 시행하여 숙주의 면역력을 높이는 것으로 관리한다.

54
역학의 시간적 변수 중에서 불규칙적 변화는 돌발적으로 감염병이 발병하는 시간적 현상을 말하는 것으로 외래 감염병의 불시 침입에 기인하는 유행이나 수계유행 등이 그 예가 될 수 있다.

55
만 40세 이상의 남녀 중 고위험군을 대상으로 간암 검사를 한다.
고위험군에는 간경변증, B형 간염항원 양성, C형 간염항체 양성, B형 또는 C형 간염 바이러스에 의한 만성 간질환 환자가 포함된다.

52
다음 중 매독에 대한 설명으로 옳은 것은?
① 제4급 감염병에 해당된다.
② 신생아 임균 눈염을 유발한다.
③ 가임 여성은 예방접종이 필요하다.
④ 원인균은 사람면역결핍바이러스이다.
⑤ 모체의 태반을 통해 수직감염이 될 수 있다.

53
감염병 관리방법은 여러 가지가 있다. 예방접종을 시행하여 범유행성(pandemic)에 대응하는 감염병 관리방법은?
① 병원체 제거   ② 보균자 격리
③ 숙주 면역력 증강   ④ 병원체 탈출 방해
⑤ 숙주 감수성 강화

54
외국 감염병이 국내에 침입함으로써 돌발적으로 감염병이 발병하는 시간적 현상은?
① 추세변화   ② 계절변화
③ 불규칙변화   ④ 순환변화
⑤ 도시형변화

55
우리나라는 일정 연령 이상이 되면 국가에서 무료로 암검진을 실시한다. 국가암검진사업 중 고위험군을 대상으로 검진을 실시하는 암은?
① 간암   ② 위암
③ 대장암   ④ 유방암
⑤ 자궁경부암

56

다음 중 생산연령인구가 많이 유출되어 전체 인구의 50% 미만인 농촌지역의 인구구조 유형은?

① 종형
② 별형
③ 호로형
④ 항아리형
⑤ 피라미드형

57

전파가능성을 고려하여 발생 또는 유행 시 24시간 이내에 신고하여야 하고, 격리가 필요한 다음 각 목의 감염병을 말한다. 다만, 갑작스러운 국내 유입 또는 유행이 예견되어 긴급한 예방·관리가 필요하여 질병관리청장이 보건복지부장관과 협의하여 지정하는 감염병은?

① 장티푸스
② 발진티푸스
③ 파상풍
④ AIDS
⑤ 페스트

58

다음 중 배란을 억제하는 피임법으로 옳은 것은?

① 살정제
② 페서리
③ 월경주기법
④ 기초체온법
⑤ 피하이식 프로게스테론법

59

며느리가 시어머니의 시집살이 때문에 사지에 마비가 왔다. 이때 며느리가 사용하고 있는 방어기제는?

① 부정
② 전환
③ 전치
④ 신체화
⑤ 억압

---

56 호로형(기타형)
- 생산연령 인구가 많이 유출된 농촌형 인구구조로 유출형이라고도 한다.
- 15~49세 인구가 전체 인구의 50% 미만이다.
- 청장년층의 유출에 의한 출산력 저하로 유년층의 비율이 낮다.

57 제2급 감염병
결핵, 수두, 홍역, 콜레라, 장티푸스, 파라티푸스, 세균성이질, 장출혈성대장균감염증, A형간염, 백일해, 유행성이하선염, 풍진, 폴리오, 수막구균 감염증, b형헤모필루스인플루엔자, 폐렴구균 감염증, 한센병, 성홍열, 반코마이신내성황색포도알균(VRSA) 감염증, 카바페넴내성장내세균목(CRE) 감염증, E형간염
②,③,④ : 3급 감염병
⑤ : 1급 감염병

58 배란억제를 위해 호르몬을 사용한 피임법을 이용하며, 경구피임약과 피하이식법을 사용할 수 있다.

59 전환은 심리적인 갈등이 무의식적으로 신체 감각기관과 수의근계를 중심으로 표출되는 것으로 고부간의 갈등이 있는 며느리의 사지마비가 대표적인 예이다.

정답
52 ⑤ 53 ③ 54 ③ 55 ① 56 ③ 57 ① 58 ⑤
59 ②

60 강박장애 환자가 어떤 행동을 반복적으로 하는 것은 어떤 두려움을 없애고자 행동을 함으로써 두려움으로부터 벗어나고 두려움을 인정하고 싶지 않은 것으로, 이에 해당하는 방어기제는 취소이다.

61 보호자 2인 동의와 전문의의 의료적인 판단하여 강제로 병원에 입원하는 것을 동의입원이라고 한다.

62 장기요양급여
• 재가급여 : 방문요양, 방문목욕, 방문간호, 주·야간보호, 단기보호, 기타재가급여 재가
• 시설급여
• 특별현금급여 : 가족요양비, 특례요양비, 요양병원간병비

60

오염에 대한 두려움을 가진 강박증 환자가 어떤 물건을 만지고 과도하게 손을 씻는 행동은 어떠한 방어기제를 사용한 것인가?

① 부정
② 전치
③ 취소
④ 공상
⑤ 합리화

61

김씨는 어머니와 아버지 2인의 동의를 받고 전문의가 정신질환에 대한 치료가 필요하다고 판단한 뒤 정신과 보호병동에 강제로 입원하였다. 이는 무슨 입원에 해당하는가?

① 자의입원
② 동의입원
③ 보호입원
④ 응급입원
⑤ 시·도지사에 의한 입원

62

노인장기요양보험법에서 규정한 장기요양급여 중 재가급여가 아닌 것은?

① 방문간호
② 주·야간보호
③ 단기보호
④ 시설급여
⑤ 방문요양

63
조산아의 4대 관리에 속하지 않는 것은?
① 체중관리
② 체온보호
③ 감염병 감염방지
④ 영양보급
⑤ 호흡관리

64
우리나라 지역사회에서 실시하는 보건소 방문건강관리사업에 대한 내용으로 옳은 것은?
① 「노인장기요양보험법」에 근거한다.
② 질병 진단과 치료 서비스를 제공한다.
③ 민간병원 중심으로 서비스를 제공한다.
④ 비용은 대상자가 시간당 수가로 지불한다.
⑤ 취약계층을 중점 대상으로 서비스를 제공한다.

65
의료인이나 의료기관 개설자가 10년 기간 동안 보존해야 하는 것은?
① 처방전
② 수술기록
③ 환자 명부
④ 간호기록부
⑤ 검사소견기록

66
본인이 보건의료 기록 열람을 요청할 수 없을 때에 그 기록의 열람을 요청할 수 있는 자는?
① 형제
② 삼촌
③ 이모
④ 외손자
⑤ 방계존속

---

63 조산아의 4대 관리는 체온보호, 감염병 감염방지, 영양보급, 호흡관리 등이 있다.

64 보건소 방문건강관리사업
- 「지역보건법」에 근거한다.
- 건강관리서비스를 제공한다.
- 보건소를 중심으로 서비스를 제공한다.
- 비용은 무료이다.
- 취약계층의 가정을 직접 방문하여 서비스를 제공한다.

65 진료기록부 등의 보존 (의료법 시행규칙 제15조)
- 처방전 : 2년
- 진단서 등의 부본(진단서·사망진단서 및 시체검안서 등을 따로 구분하여 보존할 것) : 3년
- 간호기록부, 조산기록부, 검사내용 및 검사소견기록, 환자 명부 방사선 사진(영상물을 포함한다) 및 그 소견서 : 5년
- 진료기록부, 수술기록 : 10년

66 본인이 요청할 수 없는 경우에는 그 배우자·직계존비속 또는 배우자의 직계존속이 없거나 질병이나 그 밖에 직접 요청을 할 수 없는 부득이한 사유가 있는 경우에는 본인이 지정하는 대리인이 기록의 열람 등을 요청할 수 있다.
④ 직계존비속 관계의 범위에는 외조부와 외손자의 관계가 포함된다.

정답
60 ③ 61 ② 62 ④ 63 ① 64 ⑤ 65 ② 66 ④

67 국내에서 '과다한 음주는 건강에 해롭다.'는 경고문구를 표기하고 판매해야 하는 주류의 알코올분은 1도 이상이다.(국민건강증진법 시행령 제13조)

68 마약류중독자의 치료보호기관은 마약중독자에게 그 중독증상을 완화시키거나 치료하기 위하여 보건복지부장관 또는 시·도지사의 허가를 받아야 한다(마약류 관리에 관한 법률 제39조).

69 병원·치과병원·한방병원 및 요양병원은 30개 이상의 병상을 갖추어야 한다(의료법 제3조의 2).

67
국내에서 '과다한 음주는 건강에 해롭다.'는 경고문구를 표기하고 판매해야 하는 주류의 알코올분은?
① 1도 이상   ② 3도 이상
③ 5도 이상   ④ 10도 이상
⑤ 17도 이상

68
마약류중독자의 치료보호기관에서 마약중독자에게 그 중독증상을 완화시키거나 치료하기 위하여 누구의 허가를 받아야 하는가?
① 대통령   ② 보건소장
③ 경찰청장   ④ 보건복지부장관
⑤ 시장·군수·구청장

69
요양병원이 갖추어야 하는 최소 병상 수에 해당하는 것은?
① 10개   ② 30개
③ 50개   ④ 100개
⑤ 120개

70
검역감염병 환자의 격리기간은?
① 증상이 없어질 때까지
② 완전히 치료될 때까지
③ 잠복기가 끝날 때까지
④ 잠재기가 끝날 때까지
⑤ 감염력이 없어질 때까지

제4과목 실기

71
기관지경 검사 후 옳은 간호는?
① 산소투여는 금기이다.
② 대상자를 약 2시간 동안 앙와위로 있게 한다.
③ 구개반사가 돌아올 때까지 4~6시간 동안 음식과 수분 섭취를 제한한다.
④ 검사 후 조기이상을 권장한다.
⑤ 검사 직후 담배를 피워도 문제가 되지 않는다.

72
발의 혈액순환 상태를 확인하기 위한 맥박 측정부위로 옳은 것은?
① 경동맥
② 측두동맥
③ 족배동맥
④ 상완동맥
⑤ 요골동맥

---

70 검역감염병 환자 등의 격리기간은 검역감염병 환자 등의 감염력이 없어질 때까지로 하고 격리기간이 지나면 즉시 해제해야 한다(검역법 제16조제4항).

71 기관지경 검사 후 간호
- 반좌위 후 활력징후를 측정한다.
- 인후통이 있을 경우 따뜻한 식염수로 가글한다.
- 구개반사가 돌아올 때까지 4~6시간 동안 음식과 수분 섭취를 제한한다.
- 검사 후 수 시간 동안 금연한다.

72 발의 혈액 순환상태를 확인하기 위해서는 발등에 위치하고 있는 족배동맥을 측정해야 한다.

정답
67 ① 68 ④ 69 ② 70 ⑤ 71 ③ 72 ③

73 척수마취 수술 후 뇌척수액이 빠져나오지 않도록 베개 없이 6~12시간 동안 앙와위로 안정을 취해야 한다.

74 반좌위는 흉강을 넓게 유지하여 호흡곤란을 완화시키므로 천식 환자에게 적절하다.

75 암의 전신적 증상으로는 빈혈, 체중감소, 감염, 악액질, 통증, 사회 심리적 변화 등이 있다.

73
척수마취 수술 대상자의 간호로 옳은 것은?
① 수분섭취를 억제한다.
② 합병증으로 호흡기 증상은 나타나지 않는다.
③ 고혈압 증상을 사정한다.
④ 수술 후 24시간 동안 편평하게 눕힌다.
⑤ 두통 예방을 위해 앙와위를 취해 준다.

74
호흡곤란을 호소하는 천식 환자에게 가장 적절한 체위는?
① 앙와위　　　　　② 반좌위
③ 절석위　　　　　④ 배횡와위
⑤ 트렌델렌버그 체위

75
암 발생을 나타내는 전신 증상으로 옳은 것은?
① 장운동 증가　　　② 피부탄력성 증가
③ 악액질　　　　　④ 면역기능 강화
⑤ 체중증가

76
수술 후 유치도뇨관이 삽입된 환자의 요로감염 예방법은?
① 수면 시에는 도뇨관을 잠가둔다.
② 소변이 고여 있도록 도뇨관을 꼬아둔다.
③ 소변수집주머니를 병실 바닥에 놓아둔다.
④ 소변수집주머니를 방광보다 아래에 놓아둔다.
⑤ 찢어진 소변수집주머니는 테이프로 붙여 사용한다.

76 요로감염 예방법
- 수면 시에도 도뇨관을 열어둔다.
- 도뇨관이 꼬이지 않도록 주의한다.
- 소변수집주머니는 침대 아래에 묶어 놓는다.
- 소변수집주머니를 방광보다 아래에 놓아둔다.
- 찢어진 소변수집주머니는 새것으로 교체해야 한다.

77
수술 후 정맥 혈전성질환을 예방하기 위한 간호는?
① 수분섭취를 제한한다.
② 처방된 저용량의 헤파린을 투여한다.
③ 침상에서 절대안정을 취하게 한다.
④ 낙상예방을 위해 조기이상을 권하지 않는다.
⑤ 취침 동안 탄력스타킹을 착용한다.

77 정맥혈전증 예방법
- 다리 운동
- 낮은 용량의 헤파린 주사
- 침대에서 일어나기 전에 탄력 스타킹, 탄력붕대 착용
- 조기이상, 수분섭취 권장

78
교차 감염예방을 위한 내과적 손씻기에 대한 설명으로 옳은 것은?
① 팔꿈치보다 손가락을 위로 하고 씻는다.
② 손목에 있는 시계는 착용한 채로 씻는다.
③ 손을 씻은 후 맨손으로 수도꼭지를 잠근다.
④ 손가락 끝을 다른 손의 손바닥에 문질러 씻는다.
⑤ 손을 씻은 후 젖은 종이타월을 재사용하여 손을 닦는다.

78 내과적 손씻기
- 팔꿈치보다 손가락을 아래로 하고 씻는다.
- 손목에 있는 시계는 착용하지 않고 씻는다.
- 손을 씻은 후 맨손으로 수도꼭지를 잠그지 않는다.
- 손가락 끝을 다른 손의 손바닥에 문질러 씻는다.
- 손을 씻은 후 젖은 종이타월을 재사용하지 않는다.

정답
73 ⑤ 74 ② 75 ③ 76 ④ 77 ② 78 ④

79 HIV 감염경로
- 성적 접촉, 동성 간 항문성교
- 혈액 및 혈액제제
- 모체로부터의 수직감염
- 주사기 공동사용

80 항히스타민제의 부작용은 변비, 땀분비 감소, 졸림, 어지럼증, 시야장애, 구강과 인후 건조, 광선과민증, 오심, 구토 등이다.

81 출혈 부위보다 심장에 가까운 부위의 동맥관을 압박해야 하며, 상지의 출혈 시에는 상완동맥을 압박한다.

79
에이즈 환자의 감염경로를 파악할 때 사정해야 하는 것은?
① 다른 환자와 주사기를 같이 사용한 적이 있는지
② 입 안에 다른 상처가 있었던 적이 있는지
③ 공공 모임에 얼마나 참여하는지
④ 식기를 같이 사용했는지
⑤ 외국 여행을 한 적이 있는지

80
알레르기성 비염 환자에게 항히스타민 투여 시 부작용과 거리가 먼 것은?
① 고혈압, 설사
② 땀분비 감소
③ 졸림, 어지럼증
④ 오심, 구토
⑤ 광선과민증

81
상박출혈 시 지혈부위로 옳은 것은?
① 총경동맥
② 대퇴동맥
③ 서혜부 동맥
④ 족배동맥
⑤ 상완동맥

82
비위관의 길이를 측정하려고 한다. 옳은 것은?
① 코~귓불~검상돌기
② 코~검상돌기
③ 입~검상돌기
④ 귓불~왼쪽 상복부
⑤ 코~왼쪽 상복부

82 비위관은 코를 통해 위까지 이르는 관으로 길이는 대상자의 코에서 귓불을 지나 검상돌기까지의 길이를 측정한다.

83
구강간호 시 과산화수소를 자주 사용하면 안 되는 이유는?
① 잇몸 및 치아 조직이 약해지기 때문에
② 미각 기능을 감소시키기 때문에
③ 타액과 화학반응을 일으켜서 인체에 유해하므로
④ 치아의 에나멜질을 손상시키는 경향이 있으므로
⑤ 타액분비를 억제하므로

83 과산화수소와 물을 1 : 1 희석하여 사용하면 혀에 달라붙은 딱지 제거에 효과적이나 철저히 행궈내지 않으면 잇몸과 치아, 점막이 과산화수소의 작용으로 약해진다.

84
침상목욕 시 대상자의 사지를 닦을 때 말단의 원위부로부터 근위부를 향해 문지르는 이유로 가장 옳은 것은?
① 원위부가 더 깨끗하기 때문에
② 관절가동범위를 증가시키기 때문에
③ 피부를 사정하기 위해
④ 정맥혈의 흐름을 촉진해 귀환을 돕기 위해
⑤ 피부에 주름이 생기지 않도록 하기 위해

84 침상목욕 시 사지 말단의 원위부로부터 근위부를 향해 문지르는 이유는 정맥혈의 흐름을 촉진시키기 위해서이다.

정답
79 ① 80 ① 81 ⑤ 82 ① 83 ① 84 ④

85 당뇨환자는 발톱을 일직선으로 깎아야 하며 발 손상 예방을 위해 깨끗한 양말을 착용하고 넉넉하게 잘 맞는 신발을 신어야 한다.

86 등척성 운동은 다리에 석고붕대나 견인을 적용한 환자가 근육을 몇 초간 조였다가 이완함으로써 손상된 다리의 근력을 유지한다.

87 온요법의 효과로는 혈관확장, 모세혈관 투과성 증가, 세포대사 증가, 근육이완, 신경전달 속도 증가, 결합조직의 신전 증가, 염증과정 촉진, 통증 감소 등이 있다.

85
당뇨환자의 발 간호를 위해 제공해야 하는 간호로 옳은 것은?
① 환자의 발톱을 일자로 다듬는다.
② 가급적 새 신발을 신도록 한다.
③ 자기 발에 딱 맞는 신발을 신도록 한다.
④ 꽉 끼는 스타킹을 신도록 한다.
⑤ 티눈이나 각질은 바로 잘라준다.

86
다리에 석고붕대나 견인을 적용한 환자가 근육을 몇 초간 조였다가 이완함으로써 손상된 다리의 근력을 유지하는 운동은?
① 등속성 운동   ② 등장성 운동
③ 등척성 운동   ④ 점진저항 운동
⑤ 스트레칭 운동

87
온요법의 효과로 옳은 것은?
① 통증완화   ② 근육수축
③ 염증과정 억제 ④ 세포대사 감소
⑤ 부종 감소

88
부동으로 인해 변비가 발생하는 주 원인은?

① 장 연동 운동의 감소
② 장 연동 운동의 항진
③ 항문괄약근의 긴장도 감소
④ 항문괄약근의 긴장도 증가
⑤ 직장벽의 반응 감소

88 운동은 장운동을 활발하게 할 수 있도록 해주지만 부동은 그 반대로 장운동이 감소하게 된다.
원활하지 못한 장운동으로 변비가 생기기 쉽다.

89
높은 압력을 이용하여 고온에서 소독해야 하는 기구들로 옳은 것은?

① 유리주사기   ② 종이
③ 린넨   ④ 플라스틱 제품
⑤ 청진기 표면

89 고압증기 멸균법을 사용할 수 있는 물품으로는 린넨류, 스테인리스 기구, 수술용 기구, 비경구적 용액 등이 있다.

90
체온이 상승한 대상자에게 적용할 냉요법 중 자극이 적고 대상자를 편안하게 할 수 있는 방법은?

① 냉습포   ② 알코올 마사지
③ 미온수 스펀지 목욕   ④ 얼음 장갑
⑤ 얼음주머니

90 체온 상승 시 열을 떨어뜨리기 위한 적절한 방법은 미온수 스펀지 목욕이다.

정답
85 ① 86 ③ 87 ① 88 ① 89 ③ 90 ③

91 욕창의 3단계에서 요실금 등 삼출물이 많은 경우 칼슘 알지네이트 팩킹을 적용한다.

92 간호 상황에는 특수성이 많고 일반상식과 과학적인 지식으로도 해결되지 않는 일들이 수없이 많다.
따라서 간호를 수행하는 동안에는 일어나는 일들을 항상 생각하여 어떻게 하면 간호를 올바르게 행하며 책임을 완수할 수 있는지를 찾아내야 한다.
①, ②, ③, ④는 간호조무사의 직업윤리를 위반한 경우이다.

93 욕창의 1단계에서는 발적이나 홍반은 있으나 피부손상은 없다.

91
천골 부위에 3단계 욕창이 있고 요실금이 있는 환자의 드레싱에 적합한 재료는?
① 투명필름
② 거즈
③ 하이드로젤
④ 하이드로콜로이드
⑤ 칼슘알지네이트

92
40주 산모가 제왕절개 수술이 예정되어 있다. 환자의 수술 전 피부준비를 위한 간호보조활동으로 옳은 것은?
① 손톱의 매니큐어는 남겨둔다.
② 털이 난 반대방향으로 면도한다.
③ 제모의 범위는 수술 부위보다 좁게 정한다.
④ 다른 환자에게 사용한 면도날을 물로 씻어 재사용한다.
⑤ 제모제를 사용하기 전에 피부 민감성 반응을 확인한다.

93
무의식 환자의 미골 부분에 1단계 욕창이 발견되었다. 이때 환자에게서 발견할 수 있는 것으로 가장 옳은 것은?
① 수포
② 발적
③ 궤양
④ 박테리아 침범
⑤ 괴사

94
다음 중 병원감염이 가장 잘 일어나는 신체부위는?
① 피부
② 비뇨기계
③ 호흡기계
④ 소화기계
⑤ 신경계

94 유치도뇨관으로 인한 비뇨기계 감염이 병원감염의 대부분을 차지한다.

95
둔부 배면 근육주사 시 정확한 주사부위를 선정하는 기준이 되는 해부학적 위치는?
① 후상장골극, 삼각근
② 후상장골극, 대전자
③ 후상장골극, 대둔근
④ 삼각근, 대둔근
⑤ 삼각근, 대전자

95 둔부 배면 주사 시 후장골극과 대전자를 촉지를 하여 두 확인점 사이에 가상의 대각선 그림을 그려 대각선 중점에서 위쪽 바깥 부분에 주사를 삽입한다.

96
장폐색 환자에게 우선적으로 취해야 할 간호는?
① 금식한다.
② 항생제를 투여한다.
③ 복부마사지를 시행한다.
④ 장을 부분적으로 절제한다.
⑤ 임시적으로 결장루를 만든다.

96 우선적으로 금식한 뒤 장관을 감압시키는 튜브를 삽입하고 관찰한다.

정답
91 ⑤ 92 ⑤ 93 ② 94 ② 95 ② 96 ①

97 췌장염으로 인해 췌장효소가 부족해진 경우 지방질의 소화가 저하되어 회색의 지방변이 배출된다.
이를 보완할 췌장효소제를 사용할 경우 지방의 소화가 재개되어 변의 색이 갈색으로 돌아온다.

98 환자에게 이름을 물어보고 대답한 이름과 등록번호 또는 생년월일을 입원팔찌와 대조하여 확인한다.

99 척수손상으로 자율신경 반사가 소실되었을 때 방광팽만을 사정해 원인을 제거해 주어야 한다.

100 화학적 약물 화상 시 물로 20분 이상 충분히 씻어내야 한다.

97
만성췌장염 환자에게 제공해야 할 중재로 옳은 것은?
① 고지방식이
② 고단백식이
③ 저섬유식이
④ 췌장효소 제공
⑤ 저칼륨식이

98
의식이 명료한 성인이 입원하였다. 안전하고 정확하게 입원 환자를 확인하는 방법으로 옳은 것은?
① 침상의 이름표를 보고 확인한다.
② 환자 본인 여부를 가족에게 확인한다.
③ 환자의 이름을 불러 보아 맞는지 확인한다.
④ 환자의 생년월일을 불러 보아 맞는지 확인한다.
⑤ 환자가 대답한 이름과 등록번호 또는 생년월일을 입원팔찌와 대조하여 확인한다.

99
척수손상으로 자율신경 반사가 소실되었을 때 제일 먼저 확인해야 할 것은?
① 방광팽만
② 맥박증가
③ 구개반사
④ 심부건반사
⑤ 마비증상

100
피부에 화학적 약물로 인한 화상 시 가장 먼저 하는 것은?
① 물로 씻는다.
② 식초를 바른다.
③ 붕산수를 바른다.
④ 바셀린을 바른다.
⑤ 수분공급을 한다.

101
측정부위별 체온이 높은 부분부터 차례대로 배열된 것은?
① 직장 − 액와 − 구강
② 액와 − 직장 − 구강
③ 액와 − 구강 − 직장
④ 직장 − 구강 − 액와
⑤ 구강 − 직장 − 액와

102
흉강천자를 시행하는 환자의 자세로 옳은 것은?
① 앙와위
② 책상에 엎드린 자세
③ 새우등 자세
④ 반좌위
⑤ 복위

103
병원에 오랫동안 입원한 환자가 다약제내성균에 감염된 원인으로 옳은 것은?
① 부적절한 식이
② 가족의 면회
③ 항생제의 부적절한 사용
④ 수액의 부적절한 사용
⑤ 환자간호 시 마스크 미착용

---

101 체온이 높은 측정부위는 직장 − 구강 − 액와의 순이다.

102 흉강천자 시 책상에 엎드리고 양팔을 들어 올려 늑간을 넓힌다.

103 다약제내성균의 발생 원인
- 항생제의 부적절한 사용
- 항생제 적정 용량의 과소·과다사용

정답
97 ④ 98 ⑤ 99 ① 100 ① 101 ④ 102 ②
103 ③

104 환자의 활력징후를 사정하고, 깨어날 때까지 곁에서 관찰하도록 한다.

104
수술 후 회복기에 있는 환자의 간호로 옳은 것은?
① 혼자 두어 편안히 쉬도록 한다.
② 수액의 주입속도를 빠르게 한다.
③ 갈증을 호소하는 경우 미지근한 물을 제공한다.
④ 깨어날 때까지 곁에서 관찰한다.
⑤ 호흡 증진을 위해 산소투여량을 늘린다.

105 환자의 마비된 손은 앞으로 모으고 간호조무사는 환자의 건강한 쪽에 선다. 환자가 상체를 일으킬 때는 환자의 손이 간호조무사의 어깨를 붙잡도록 한다.

105
편마비가 있는 환자를 침상에서 일으켜 앉히려고 할 때 적절한 방법은?
① 간호조무사는 환자의 마비된 쪽에 선다.
② 환자의 마비된 손은 뒷짐을 지게 한다.
③ 환자의 상체를 일으킬 때는 환자의 손이 침상난간을 붙잡도록 한다.
④ 환자가 바닥을 짚을 때는 건강한 손을 짚고 일어나도록 한다.
⑤ 간호조무사는 양팔을 대상자의 목 뒤로 넣어 잡아당기며 환자의 상체를 일으켜 준다.

정답
104 ④ 105 ④

제3회 최종모의고사

문항수 : 105문항   시간 : 105분

제1과목 기초간호학 개요

01
간호조무사가 직업윤리를 준수해야 하는 이유는?
① 의사와의 관계조정이 원활해진다.
② 임금협상 시 유리한 입장에 설 수 있다.
③ 직무한계를 극복하여 대상자의 신뢰를 얻을 수 있다.
④ 문제가 발생했을 때 도덕적 비난을 피할 수 있다.
⑤ 문제 해결 시 양심적인 판단을 갖고 업무를 지혜롭게 수행할 수 있다.

02
간호조무사가 임상에서 사고나 과실을 방지하는 방법으로 가장 중요하게 생각해야 하는 것은?
① 간호사가 지시하는 것만 이행한다.
② 수간호사의 지시만 수행한다.
③ 자신의 직무한계를 정확히 알고 업무에 임한다.
④ 동료 간호조무사의 일을 도와준다.
⑤ 의문이 있을 때는 언제나 감독자와 의논한다.

03
단백질의 배설물로 옳은 것은?
① 지방산과 글리세롤
② 요소, 요산, 크레아틴
③ 아세톤, 요산, 질소
④ 요소, 요산, 아세톤
⑤ 아세톤, 요산, 크레아틴

---

01 간호조무사는 직업윤리를 이행함으로써 법적인 책임한계를 식별하고, 문제 해결에 있어 지혜롭고 양심적인 판단을 하게 된다.

02 간호조무사가 자기의 직무한계를 분명히 알고 일하면 간호사고를 예방할 수 있다.

03 단백질의 구성 단위는 아미노산이며 배설물은 요소, 요산, 크레아틴이다.

정답
01 ⑤ 02 ③ 03 ②

04 간호조무사는 직업적 향상과 국가적 이익 및 개인적 발전을 위해 조직적 활동을 한다.

05 콜레스테롤은 스테로이드 호르몬이나 담즙 산염, 비타민 D의 합성 전 단계물질로 인체에 없어서는 안 되는 물질이다. 체내에 과다한 경우 고혈압, 동맥경화증, 각종 심 질환이 발병할 수 있다.

06 체온의 정상 범위
- 구강체온 : 36.5~37.5°C
- 액와체온 : 35.7~37.3°C
- 직장체온 : 36.6~39.9°C

04

간호조무사가 조직적 활동을 하는 근본적 목적으로 옳은 것은?

① 직업의 안정성을 보장하기 위해
② 새로운 간호정보를 수집하기 위해
③ 직업적 향상 및 국가적 이익을 위해
④ 회원들의 친목과 교제를 도모하기 위해
⑤ 국제적 수준과 보조를 맞추기 위해

05

비타민 D의 합성 전 단계 물질로 체내 이상 저장 시 고혈압, 동맥경화증 등을 유발시키는 물질로 옳은 것은?

① 엽산
② 담즙
③ 콜레스테롤
④ 불포화지방산
⑤ 스테로이드

06

체온측정에 대한 설명으로 옳은 것은?

① 구강체온이 직장체온보다 높다.
② 구강체온이 액와체온보다 낮다.
③ 구강체온이 액와체온보다 높다.
④ 구강체온과 액와체온은 같다.
⑤ 구강체온과 직장체온은 같다.

07
신체적 기능 파악에 중요한 활력징후가 필요한 상황은?
① 수면 전
② 투약 전
③ 배설 후
④ 식사 전후
⑤ 수술 전후

07 활력징후의 측정이 필요한 경우
- 의료기관에 입원한 경우
- 의사의 처방에 따른 진료 시
- 모든 수술의 전과 후
- 심맥관 및 호흡기능에 영향을 주는 약물 투여의 전과 후
- 신체상태가 갑자기 악화되었을 때
- 신체적인 고통이나 이상 증상을 호소할 때

08
결핵치료제 INAH와 같이 섭취하면 좋은 비타민은?
① 니아신
② 비타민 B_1
③ 비타민 B_6
④ 비타민 B_2
⑤ 비타민 B_{12}

08 비타민 B_6는 결핵치료 시 말초신경염의 합병증을 예방시킨다. 결핵치료제 INAH와 같이 섭취하면 효과적이며 단백질, 지방, 탄수화물이 대사과정에서 중요한 역할을 한다.

09
간호사정 자료 중 객관적 자료로 옳은 것은?
① 가려움증
② 청색증
③ 복통
④ 속쓰림
⑤ 두통

09 객관적 자료
- 관찰 및 신체 사정에 의해 얻어질 수 있는 명백한 징후
- 의사나 상대방이 눈으로 판단할 수 있는 객관적인 건강상태

10
주사침 자상을 통해 감염될 수 있는 질환으로 옳은 것은?
① 패혈증
② 결핵
③ 파상풍
④ B형 간염
⑤ 장티푸스

10 매독이나 B형 간염은 주삿바늘에 의해 감염될 수 있다.

정답
04③ 05③ 06⑤ 07⑤ 08③ 09② 10④

11 고압증기 멸균품의 유효기간은 보통 14일 (1~2주)로 2주가 지나면 사용하지 않았어도 다시 소독해야 한다.

12 O형은 적혈구에 응집원이 없어 어느 혈액형의 환자에게나 공급할 수 있는 만능공여자 혈액이다.

13 금식이 필요한 검사에는 위내시경 검사, 위관조영술, 기관지경 검사, 정맥신우 촬영술, 상부위장관 촬영술 등이 있다. 심전도, 요추천자, 복수천자는 금식이 필요하지 않다.

14 침구가 구겨져 있을 경우 압력이 생겨 욕창의 원인이 되기 때문에 밑 침구를 팽팽히 당겨 침요 밑에 넣어 놓아야 한다.

11
고압증기 멸균품의 멸균 유효기간으로 옳은 것은?
① 1~2주   ② 2~3주
③ 3~4주   ④ 4~5주
⑤ 5~6주

12
적혈구에 응집원이 없어 어느 혈액형의 환자에게나 공급할 수 있는 혈액형은?
① A형   ② B형
③ AB형   ④ O형
⑤ RH+형

13
다음 중 금식이 필요한 검사는?
① 심전도   ② 흉부 X-선 검사
③ 두개골 X-선 검사 ④ 위내시경 검사
⑤ 유방초음파 검사

14
침상의 밑 침구가 구김이 생겼을 경우 욕창이 발생하지 않도록 팽팽하게 당겨 놓아야 한다. 그 이유로 옳은 것은?
① 침상 정돈   ② 척추손상 방지
③ 압력 방지   ④ 수면활동 강화
⑤ 골절 방지

15
이동 겸자통에 이동 겸자를 한 개씩만 넣는 이유로 옳은 것은?
① 겸자통의 넓이가 좁기 때문이다.
② 서로 부딪치지 않게 하기 위함이다.
③ 사용 시 오염을 방지하기 위함이다.
④ 겸자통보다 이동 겸자가 길기 때문이다.
⑤ 간편하게 사용하기 위함이다.

15 이동 겸자는 오염을 방지하기 위해 한 용기에 하나씩만 꽂아야 한다.

16
최종 월경일이 2017년 3월 12일이었다. 분만예정일은?
① 2017년 9월 24일
② 2017년 12월 17일
③ 2017년 12월 19일
④ 2018년 3월 20일
⑤ 2018년 1월 19일

16 최종 월경일에서 월에는 9를 더하고 일에는 7을 더해 분만예정일을 계산할 수 있다.

17
산전진찰 시마다 규칙적으로 측정해야 할 사항으로 옳은 것은?
① 신장   ② 골반
③ 가슴둘레   ④ 혈압
⑤ 소변량

17 산전진찰 시마다 혈압, 요검사, 체중, 혈액검사를 받아야 한다.

정답
11 ① 12 ④ 13 ④ 14 ③ 15 ③ 16 ③ 17 ④

18 신경세포는 거의 일생 동안 살아 있고 일단 성숙되면 분열이 되지 않는다. 한 번 손상되면 재생이 불가능하다.

19 의치 관리법
- 의치를 보관할 때는 깨끗한 컵에 찬물 또는 미온수를 부어 축축한 상태로 뚜껑을 덮어두어야 한다.
- 의치는 흐르는 찬물에 세정제와 칫솔을 사용해 닦고, 닦는 동안 싱크대에 수건을 깔아놓아 떨어져도 파손되지 않도록 한다.

20 분만 직후 신생아의 머리를 낮추고 옆으로 돌려 눕히는 이유는 구강흡인을 통한 거즈나 카테터로 분비물이나 이물질을 제거하기 위함이다.

18
거의 일생 동안 살아 있고 일단 성숙되면 분열되지 않는 세포는?
① 혈액세포　　　② 백혈구
③ 상피세포　　　④ 근육세포
⑤ 신경세포

19
의치 관리법에 대한 설명으로 옳은 것은?
① 의치는 더운물로 닦고 소독수에 담가 둔다.
② 보관할 때는 뚜껑이 없는 투명한 컵에 찬물을 담고 보관한다.
③ 음식을 먹고 난 뒤 치약을 이용하여 닦는다.
④ 수면 중에는 특별히 의치를 제거할 필요가 없다.
⑤ 의치를 씻을 때는 싱크대에 수건을 깔아 떨어져도 파손되지 않도록 한다.

20
분만 직후 신생아의 머리를 낮추는 이유는?
① 뇌혈류 증가
② 쇼크 예방
③ 혈액순환 자극
④ 편안함 도모
⑤ 기도 내 분비물 제거

21
자연분만 후 통목욕이나 사우나가 가능한 시기는?
① 분만 직후
② 분만 1~2주경
③ 분만 4~6주경
④ 분만 8주경
⑤ 분만 10주경

22
수정란의 자궁 내 착상을 방해하는 원리의 피임법으로 월경이 끝날 무렵 삽입하는 것이 좋은 피임법은?
① 콘돔
② 자궁 내 장치
③ 경구피임법
④ 살정자제
⑤ 월경 조절법

23
신생아 적아구증으로 태어난 신생아에게 교환수혈을 하고자 할 때 사용하는 혈관은?
① 관상동맥
② 경정맥
③ 상박동맥
④ 제대정맥
⑤ 요골동맥

---

21 통목욕은 분만 후 4~6주경에 실시한다.

22 자궁 내 장치(루프)
- 수정란의 자궁 내 착상을 방해하는 방법이다.
- 월경이 끝날 무렵에 루프를 삽입하는 것이 가장 적합하다.
- 1회 삽입으로 장기간 피임이 가능하다.
- 자궁 내 염증 시 삽입할 수 없다.
- 첫 아이를 낳은 부인에게 터울 조절을 위해 권장할 수 있으며 모유수유 중 사용할 수 있다.

23 신생아의 교환수혈은 제대정맥을 통해서 한다.

정답
18 ⑤ 19 ⑤ 20 ⑤ 21 ③ 22 ② 23 ④

24 제2형 당뇨병은 인슐린 비의존성 당뇨병으로 외부 인슐린 공급이 생존에 절대적인 것은 아니다.
또한 비만이 원인이 될 수 있으며 40세 이후에 많이 발생한다.

25 환자를 이동시키는 방법
- 환자를 이동하고자 하는 쪽에 선다.
- 환자의 두 손을 가슴 위에 포갠 뒤 상반신과 하반신을 나누어 이동시킨다.

26 체간부 석고를 한 환자는 석고로 인해 복부가 조여서 장운동이 원활하지 않아 복부팽만이 올 수 있기 때문에 주의 깊게 관찰해야 한다.

27 BUN/Cr검사는 신장의 기능을 확인하기 위한 검사이다.

24
제2형 당뇨병에 대한 설명으로 옳은 것은?
① 일반적으로 비만상태이다.
② 유전적 요인과 관련이 없다.
③ 인슐린 공급으로 완치가 가능하다.
④ 주로 소아에게 발생한다.
⑤ 평생 인슐린을 투여해야 한다.

25
누워 있는 환자를 왼쪽으로 돌려 눕히려고 할 때 간호조무사의 위치로 옳은 것은?
① 환자의 왼쪽
② 환자의 발 쪽
③ 환자의 머리 쪽
④ 환자의 오른쪽
⑤ 어느 쪽이든 상관없다.

26
척추골절로 인해 체간부 석고를 한 환자에게 주의 깊게 관찰해야 할 것은?
① 부종
② 두통
③ 감각 이상
④ 복부팽만
⑤ 체온 상승

27
환자의 신장기능을 확인하기 위한 검사는?
① BUN/Cr검사
② 공복 시 혈당검사
③ 전해질 검사
④ 프로트롬빈 검사
⑤ 식후 혈당검사

28

동맥혈 가스분압검사 시 주의할 점은?

① 얼음상자에 넣어 검사실로 바로 보낸다.
② 채혈 후 실온에 보관하도록 한다.
③ 검사 전 수분을 많이 섭취하게 한다.
④ 24시간 냉장 보관 후 검사실로 보낸다.
⑤ 24시간 금식시키도록 한다.

28 동맥혈 가스분압검사는 채혈 즉시 얼음 상자에 넣어 검사실로 보낸다.

29

수유를 진행한 지 2~3일 후에 나타나는 구토, 처짐, 경련, 혼수, 발육저하 등의 장애를 조기에 발견할 수 있는 검사로 옳은 것은?

① 황달검사
② 염색체검사
③ 장폐색증검사
④ 선천성 대사이상검사
⑤ 위폐색증검사

29 선천성 대사이상 질환
- 수유를 진행한 지 2~3일 후에 구토, 처짐, 경련, 혼수, 저발육, 반사반응 저하 등과 같은 비특이적 증상이 나타난다.
- 페닐케톤뇨증, 단풍당뇨증, 호모시스틴뇨증, 갈락토오스 혈증, 갑상선 기능 저하증, 부신 기능 저하증, 지능발달의 지연, 고페닐알라닌혈증 등이 있다.

30

예방주사약의 관리방법으로 옳은 것은?

① 남은 약물은 재사용을 위해 보관한다.
② 종류에 따라 보관장소의 온도를 달리한다.
③ 유통기한이 지난 약물은 한 달까지 사용할 수 있다.
④ 2~5℃의 냉암소에 보관한다.
⑤ 자주 사용하지 않는 약물은 냉동 보관한다.

30 예방주사약은 감염병을 예방하기 위해 혈청 속에 항원을 형성하는 주사액으로 철저한 무균술을 지키며 직사광선을 피해 2~5℃의 냉암소에서 보관한다.

정답
24 ① 25 ① 26 ④ 27 ① 28 ① 29 ④ 30 ④

31 절대안정이란 침대에서 안정하고 있고 모든 일을 의료요원들이 해주는 것이다. 열량 소모량을 최소화하기 위해 식사, 이 닦기, 돌아눕기 등이 금지되며 말하는 것도 의사표시 정도만 허락된다.

31
절대안정(Absolute bed rest)의 의미는?
① 환자 스스로의 화장실 출입은 허용된다.
② 침대에만 있되 돌아눕기 정도는 해도 된다.
③ 환자가 할 수 있는 것은 되도록 하게 한다.
④ 바깥출입을 허용하되 지나친 운동은 하지 않는다.
⑤ 침대에서 안정하고 있고 모든 일을 의료요원들이 해준다.

32 백혈구는 식균작용과 면역기능을 담당한다.

32
식균작용과 면역기능을 담당하는 것은?
① 혈장　　　　　② 적혈구
③ 혈색소　　　　④ 혈소판
⑤ 백혈구

33 난소는 배란과 내분비 작용을 하며 난포호르몬과 황체호르몬을 생산한다.

33
여성의 생식기관 중 배란과 내분비 작용을 하며 난포호르몬과 황체호르몬을 생성시키는 곳은?
① 난소　　　　　② 질
③ 난관　　　　　④ 자궁
⑤ 바르톨린선

34
골다공증환자가 칼슘 제제를 복용할 때 칼슘 흡수에 도움이 되는 비타민은?
① 비타민 A
② 비타민 B
③ 비타민 C
④ 비타민 D
⑤ 비타민 E

35
상처 치유에 도움이 되는 영양소는?
① 단백질, 비타민 C
② 철분, 지방
③ 탄수화물, 단백질
④ 무기질, 비타민 B
⑤ 비타민 C, 물

제2과목 보건간호학 개요

36
보건교육의 정의로 옳은 것은?
① 보건소사업을 홍보하기 위해 보건에 대한 정보나 지식을 전달하는 것이다.
② 보건지식의 전달로 잘못된 습관을 고치는 것이다.
③ 얻어진 지식을 비판 없이 실천에 옮겨 건강을 스스로 지키는 것이다.
④ 보건지식을 전달하여 태도의 변화를 가져오고 건강생활을 실천하는 것이다.
⑤ 개인이나 지역사회가 질병을 예방하기 위하여 사용되는 모든 방법을 뜻한다.

---

34 비타민 D는 칼슘 흡수에 도움이 되며 햇빛을 하루 20분간 쬐는 경우에도 비타민 D가 생산된다.

35 창상을 입었을 경우 상처 치유에 도움을 주는 영양소는 단백질과 비타민 C이다.

36 보건교육이란 건강을 자기 스스로 지켜야 한다는 태도를 가지고 건강에 올바른 행동을 일상생활에서 습관화하도록 돕는 교육과정이다.
단순히 지식을 전달하거나 가지고 있는 것에 그치지 않고 건강을 자기 스스로 지켜야 한다는 태도를 가져야 한다.

정답
31 ⑤ 32 ⑤ 33 ① 34 ④ 35 ① 36 ④

37 학습동기는 학습자의 흥미를 유발하고 태도와 행동을 효과적으로 변화시키는 데 영향을 준다.

38 청소년 대상 금연교육 1주일 후 금단증상 대처법에 대해 교육을 실시하고, 금연교육이 모두 끝나면 대상자의 행동변화를 확인하도록 한다.

39 임산부들에게 신생아 목욕법 실시 후 평가하는 것으로 관찰법이 적절하다.

40 면담은 개별교육 중 가장 효과적이며 가정방문, 방문자 면담, 전화면담, 우편면담 등을 통한 개인적 접촉을 통해 이루어진다.

37
보건교육 시 학습자의 흥미를 유발하고 태도와 행동을 효과적으로 변화시키는 데 영향을 주는 요인은?
① 학습경험
② 학습동기
③ 학습수준
④ 학습내용
⑤ 학습환경

38
청소년을 대상으로 금연교육을 실시한 후 대상자에게 확인해야 할 사항은?
① 행동의 변화
② 체중의 변화
③ 가족과의 관계 변화
④ 교육의 난이도 파악
⑤ 학습영향요인 조사

39
임산부들을 대상으로 한 신생아 목욕법 실시 후 교육평가 방법으로 가장 적절한 것은?
① 면접법
② 설문지법
③ 질문지법
④ 관찰법
⑤ 자가보고서법

40
개별교육을 위해 사용되는 보건교육방법 중 가장 효과적인 것은?
① 설문지법
② 전시
③ 질문지법
④ 면담
⑤ 자가보고서법

41
보건소에서 관장하는 국민건강증진 업무에 속하는 것은?
① 고위험 가족관리
② 노인구강보건사업
③ 미숙아 등록관리 및 지원
④ 건강증진 프로그램의 개발
⑤ 정신보건서비스 전달체계 확립

42
국가가 보험료 부담능력이 없는 저소득층의 의료를 보조해 주는 의료급여와 관련 있는 것은?
① 공공부조
② 사회연대 책임
③ 강제적 성격
④ 부의 축적기능
⑤ 전 국민의 의무가입

43
모성사망률을 구하려고 할 때의 공식으로 옳은 것은?
① (같은 해의 임신, 출산, 산욕합병증으로 인한 모성사망자 수 / 연앙인구)×100,000
② (같은 해의 임신, 출산, 산욕합병증으로 인한 모성사망자 수 / 총 출생아 수)×100,000
③ (같은 해의 출산으로 인한 모성사망자 수 / 가임연령 여성 수)×100,000
④ (같은 해의 부인과 질환으로 인한 모성사망자 수 / 총 여성 수)×100,000
⑤ (같은 해의 임신, 출산, 산욕합병증으로 인한 모성사망자 수 / 가임연령 여성 수)×100,000

---

41 보건소에서 실시하는 국민건강증진 업무
- 건강증진 프로그램의 개발 및 실시
- 주민 건강의 증진에 관한 세부 계획의 수립 및 시행
- 금연 및 절주운동의 교육 및 홍보
- 담배자판기 설치의 단속
- 질병의 조기발견을 위한 검진 및 처방

42 생활이 어려운 사람에게 의료급여를 제공함으로써 국민보건의 향상과 사회복지의 증진에 이바지함을 목적으로 한다.
의료급여는 사회보장 중 공공부조에 속한다.

43 모성사망률 = (같은 해 임신, 출산, 산욕합병증으로 인한 모성사망자 수 / 가임연령 여성 수)×100,000

정답
37 ② 38 ① 39 ④ 40 ④ 41 ④ 42 ① 43 ⑤

44 보건의료전달체계
- 한 국가나 사회가 구성원의 건강수준을 향상시키기 위한 보건의료서비스의 생산, 분배, 소비에 관련되는 요인들 간의 구조적·기능적인 체계
- 의료를 필요로 하는 사람들에게 질적·양적으로 적정한 의료를 효과적·효율적으로 제공하는 것과 관련된 체계 또는 제도

45 보건행정의 범위(WHO)
- 보건 관련 통계의 수집 및 분석
- 환경위생
- 보건교육
- 모자보건
- 의료 및 보건간호
- 재해예방

46 발생률은 감수성 있는 인구집단에서 특정 질병이 발생한 수를 비율로 나타낸 것이다.
또한 어떤 시점에서 새로이 나타난 질병이나 상해수에 대한 비율이다.

44
보건의료전달체계의 목적으로 옳은 것은?
① 의료자원의 불균형 문제를 해결하고 의료보험수가를 결정하는 것
② 국민의료비 상승을 억제하는 정책을 마련하는 것
③ 보건의료수요자에게 적절한 의료를 효율적으로 제공하는 것
④ 국민에게 의료기관 선택의 자유를 최대한 보장하는 것
⑤ 건강위험인자를 가진 취약한 집단에게 포괄적인 의료를 제공하고자 하는 것

45
세계보건기구에서 정한 보건행정 범위에 포함되는 것은?
① 환경위생, 의료수가
② 감염병 관리, 검역
③ 재해예방, 보건서비스
④ 환경위생, 보건교육
⑤ 보건교육, 전문가 교육

46
감수성 있는 인구집단에서 특정 질병이 발생한 수를 비율로 나타낸 것은?
① 발생률
② 사망률
③ 치명률
④ 유병률
⑤ 조출생률

47
기후의 3대 요소로 옳은 것은?
① 기온, 기습, 기류
② 강수, 바람, 습도
③ 강수, 기류, 일사
④ 기온, 기압, 바람
⑤ 기온, 기후, 바람

47 기후의 3대 요소는 기온, 기습(강수), 기류(바람)이다.

48
불쾌지수 75가 의미하는 것은?
① 거의 모든 사람이 불쾌감을 느낀다.
② 거의 모든 사람이 참기 어려운 상태이다.
③ 10% 정도의 사람이 불쾌감을 느낀다.
④ 50% 정도의 사람이 불쾌감을 느낀다.
⑤ 75% 정도의 사람이 불쾌감을 느낀다.

48 불쾌지수(DI; Discomfort Index)
- DI≥70일 때 10% 사람이 불쾌감을 호소
- DI≥75일 때 50% 사람이 불쾌감을 호소
- DI≥80일 때 거의 모든 사람이 불쾌감을 호소
- DI≥85일 때 견딜 수 없는 상태

49
물의 자정작용에 속하는 것은?
① 가열작용
② 자외선 살균작용
③ 침전, 희석작용
④ 산화, 중화작용
⑤ 적외선 살균작용

49 물의 자정작용
- 희석, 확산, 침전작용
- 햇빛에 의한 오염물질 분해작용
- 산소와의 결합으로 인한 산화작용
- 물속 생물에 의한 오염물질 분해작용

50
수중에 용존산소량(DO)이 높을 때의 특징으로 옳은 것은?
① 큰 변화는 없다.
② 온도가 낮고 물이 깨끗하다.
③ 온도가 높고 물이 깨끗하다.
④ 온도가 낮고 물이 오염되어 있다.
⑤ 온도가 높고 물이 오염되어 있다.

50 용존산소(DO)
- 물에 녹아 있는 산소량을 ppm으로 표시한 것이다.
- 온도가 낮을수록 산소의 함유량이 많아 오염도가 낮고 물이 깨끗하다.
- 식물성 플랑크톤이 급격히 번식할 때 용존산소량은 감소한다.

정답
44 ③ 45 ④ 46 ① 47 ① 48 ④ 49 ③ 50 ②

제3과목 공중보건학 개론

51 가족중심간호가 지역사회간호로 대두된 배경
- 계속적인 관찰이 용이하다.
- 가족생활의 질은 가족 구성원의 건강에 영향을 미친다.
- 가족 구성원의 건강은 가족의 복지에 영향을 미친다.

51
가족중심간호가 지역사회간호로 대두된 배경은?
① 환자의 거부감이 약하다.
② 환자의 진찰과 치료가 용이하다.
③ 가족간호활동은 효율적이고 경제적이다.
④ 가족 구성원의 건강요구는 항상 독립적이다.
⑤ 가족 구성원의 건강은 가족의 복지와 관련이 있다.

52 낮병원은 입원치료와 외래치료의 중간단계로 정신질환자의 증상이 호전된 후 사회복귀를 위해 사용할 수 있는 중재 프로그램이다.

52
정신질환으로 치료를 받으며 증상이 어느 정도 호전된 경우 사회 복귀를 위해 사용할 수 있는 중재 프로그램은?
① 사회복귀시설
② 단기입원 프로그램
③ 환자 자조모임
④ 낮병원 프로그램
⑤ 가정 프로그램

53 에릭슨의 발달단계
- 영아기(출생~18개월) : 신뢰감 대 불신감
- 유아기(18개월~3세) : 자율성 대 수치심
- 학령 전기(3~6세) : 주도성 대 죄책감
- 학령기(6~12세) : 근면성 대 열등감
- 청소년기(12~20세) : 정체감 대 역할혼미
- 성인 초기(20~45세) : 친밀감 대 고립감
- 중년기(45~65세) : 생산성 대 침체감
- 노년기(65세 이후) : 통합감 대 절망감

53
에릭슨의 발달단계에서 유아기에 발달하는 정서는?
① 친밀감 ② 불신감
③ 신뢰감 ④ 근면성
⑤ 자율성

54
가정방문 시 정상 임부를 전염성 질환자보다 빨리 방문하는 이유는?
① 감염 방지
② 시간의 절약
③ 경제적 절약
④ 포괄적 관리
⑤ 가족의 건강관리

54 전염성 질환의 감염 방지를 위해 가정방문 시 정상 임부를 전염성 질환자보다 빨리 방문하여야 한다.

55
다음 중 지역사회 간호사업을 시행할 때 가장 우선적으로 다루어야 하는 것은?
① 영아사망률이 높다.
② 교육수준이 낮다.
③ 고혈압 유병률이 높다.
④ 당뇨병 유병률이 높다.
⑤ 주거 환경이 비위생적이다.

55 지역사회 간호사업의 우선순위
- 높은 영아사망률, 감염병 등 많은 수의 지역주민에게 영향을 주는 문제(1순위)
- 영유아 사망에 원인이 되는 문제
- 모성 건강에 영향을 주는 문제
- 학령기 아동, 청년기에 영향을 주는 문제
- 지역사회 개발에 영향을 주는 문제
- 만성질환이나 불구의 유병률

56
백화점에서 장난감을 사달라고 분노발작을 일으키는 3세 아동의 부모가 취해야 할 태도는?
① 달래고 안아 주어 진정시킨다.
② 진정될 때까지 기다리고 안전한지 살핀다.
③ 장난감 대신 과자를 사 준다.
④ 구석으로 데리고 가 엄한 태도로 주의를 준다.
⑤ 자존심을 살려주기 위해 바로 사 준다.

56 분노발작은 아이가 불만이 있을 경우 울며 떼를 쓰다가 지쳐 쓰러지는 현상으로 병적인 경기나 발작과는 달리 큰 위험은 없다. 이때는 아이가 진정될 때까지 기다리고 안전한지 살펴야 한다.

57
병원체가 침입했을 때 숙주의 감수성이나 저항력에 영향을 주는 요인은?
① 면역력
② 독력
③ 영양상태
④ 병원체
⑤ 직업의 종류

57 면역력은 병원체가 숙주에 특이 면역성을 길러주는 성질로 병원체가 침입했을 때 숙주의 감수성이나 저항력에 영향을 준다.

정답
51 ⑤　52 ④　53 ⑤　54 ①　55 ①　56 ②　57 ①

58 건강검사의 검사대상(학교보건법 제7조 제2항)
- 초등학교와 이에 준하는 특수학교·각종 학교의 1학년 및 4학년 학생
- 중학교·고등공민학교, 고등학교·고등기술학교, 이에 준하는 특수학교·각종 학교의 1학년 학생
- 그 밖에 건강을 보호·증진하기 위하여 교육부령으로 정하는 학생

59 후천면역
- 자연수동면역 : 모체로부터 태반이나 모유를 통해 획득
- 인공수동면역 : 치료항체 주입으로 인공적으로 획득
- 자연능동면역 : 직접 질병을 앓고 난 후 획득
- 인공능동면역 : 예방항원 주입 후 획득

60 콜레라환자의 가장 우선적 간호는 수분과 전해질을 보충해 주는 것이다. 그 후에 항생제 사용, 절대안정, 격리, 분비물 처리(5% 크레졸에 2시간 동안 담가 두었다가 화장실에 버림) 등이 있다.

61 환경위생관리를 통한 환경조건 개선으로 병원체는 새로운 숙주를 찾아 재침입할 때까지 환경에 머물러 있게 되어 병원체의 전파를 차단할 수 있다.
장티푸스는 환경위생관리를 통해 예방할 수 있다.

58
초등학교 학생 중 건강검진 대상으로 옳은 것은?
① 모든 학년
② 1학년, 4학년
③ 2학년, 6학년
④ 2학년, 4학년
⑤ 1학년, 6학년

59
홍역을 앓은 후 형성된 면역으로 옳은 것은?
① 인공능동면역
② 선천면역
③ 인공수동면역
④ 자연수동면역
⑤ 자연능동면역

60
콜레라환자에게 제일 먼저 해야 할 간호중재는?
① 금식
② 절대안정
③ 항생제 투여
④ 해산물 섭취 금지
⑤ 수분과 전해질의 보충

61
환경위생관리로 예방효과를 얻을 수 있는 질환은?
① 성홍열
② 결핵
③ 디프테리아
④ 유행성 이하선염
⑤ 장티푸스

62

홍역 증상 중 발열이 시작되고 결막 충혈, 코플릭 반점이 나타나는 시기는?

① 잠복기
② 발진기
③ 해열기
④ 카타르기
⑤ 회복기

63

의료인의 자격정지 요건으로 옳지 않은 것은?

① 의료인이 신고를 하지 않은 경우
② 진료기록부 등을 거짓으로 작성한 경우
③ 의료인의 품위를 심하게 손상시키는 행위를 한 때
④ 의료인이 아닌 자로 하여금 의료행위를 하게 한 때
⑤ 태아 성 감별 행위 등 금지 규정을 위반한 경우

64

그 발생을 계속 감시할 필요가 있어 발생 또는 유행 시 24시간 이내에 신고하여야 하는 감염병은?

① 제1급감염병
② 제2급감염병
③ 제3급감염병
④ 제4급감염병
⑤ 생물테러감염병

---

62 홍역
- 초기(카타르기) : 3~4일 후 발열이 시작되고, 재채기, 콧물, 결막 충혈, 눈물, 눈곱, 기침, 코플릭 반점이 나타난다.
- 발진기 : 발진이 얼굴, 목 뒤, 귀 아래에서 시작하여 팔, 몸통, 다리 순서로 퍼진다.
- 회복기 : 쌀겨 모양의 낙설이 생기고 열이 하강되며 발진이 가라앉는다.

63 의료인의 자격정지 요건(의료법 제66조 제1항)
- 의료인의 품위를 심하게 손상시키는 행위를 한 때
- 의료기관 개설자가 될 수 없는 자에게 고용되어 의료행위를 한 때
- 일회용 의료기기를 다시 사용한 때
- 진단서·검안서 또는 증명서를 거짓으로 작성하여 내주거나 진료기록부 등을 거짓으로 작성하거나 고의로 사실과 다르게 추가기재·수정한 때
- 태아 성 감별 행위 등 금지 규정을 위반한 경우
- 의료기사가 아닌 자에게 의료기사의 업무를 하게 하거나 의료기사에게 그 업무 범위를 벗어나게 한 때
- 관련 서류를 위조·변조하거나 속임수 등 부정한 방법으로 진료비를 거짓 청구한 때
- 부당한 경제적 이익등의 취득 금지 규정을 위반하여 경제적 이익 등을 제공받은 때

64 제3급감염병(감염병의 예방 및 관리에 관한 법률 제2조제4호)
그 발생을 계속 감시할 필요가 있어 발생 또는 유행 시 24시간 이내에 신고하여야 하는 다음 각 목의 감염병을 말한다. 다만, 갑작스러운 국내 유입 또는 유행이 예견되어 긴급한 예방·관리가 필요하여 질병관리청장이 보건복지부장관과 협의하여 지정하는 감염병을 포함한다.

정답
58 ② 59 ⑤ 60 ⑤ 61 ⑤ 62 ④ 63 ① 64 ③

65 정신건강전문요원은 그 전문분야에 따라 정신건강임상심리사, 정신건강간호사, 정신건강사회복지사 및 정신건강작업치료사로 구분한다(정신건강증진 및 정신질환자 복지서비스 지원에 관한 법률 제17조제2항).

66 국민구강건강실태조사는 구강건강상태조사 및 구강건강의식조사로 구분하여 실시하되, 3년마다 정기적으로 실시해야 한다(구강보건법 시행령 제4조제1항).

67 포도상구균은 우리나라에 가장 많은 식중독 원인균으로 잠복기가 가장 짧으며 100℃에서 30분간 끓여도 파괴되지 않는다.
또한 식품에 침입하여 번식할 때에는 장독소(엔테로톡신)를 분비한다.

68 산업보건관리의 기본업무
- 근로자의 건강관리 (산업보건의 일차목표)
- 작업환경에서의 위생관리
- 개인위생관리
- 보건교육
- 외상과 질병예방
- 응급의료조치
- 효율적인 작성배치와 교대근무

65
정신건강전문요원으로 옳게 짝지어진 것은?
① 정신과의사, 상담심리치료사
② 상담심리치료사, 정신건강간호사
③ 정신건강사회복지사, 정신과의사
④ 정신건강임상심리사, 정신과의사
⑤ 정신건강간호사, 정신건강작업치료사

66
국민구강건강실태조사는 몇 년마다 실시하는가?
① 2년   ② 3년
③ 5년   ④ 7년
⑤ 10년

67
독소형이며 세균성 식중독 중 장독소를 분비하고 잠복기가 짧은 식중독의 원인균은?
① 살모넬라균   ② 연쇄상구균
③ 포도상구균   ④ 노로바이러스
⑤ 장염비브리오

68
산업보건관리의 기본업무로 옳지 않은 것은?
① 근로자의 건강관리
② 작업환경에서의 위생관리
③ 보건교육 및 응급의료조치
④ 재활관리 및 전문적인 치료
⑤ 외상과 질병예방

69
근로자에게 건강진단을 하는 주된 이유는?
① 법률적으로 정해져 있기 때문에
② 감독자가 원하는 곳에 배치하기 위해
③ 행정적인 업무 처리를 수월하게 하기 위해
④ 작업이 근로자의 건강에 불리한 영향을 미치는지의 여부를 발견하기 위해
⑤ 근로자가 유능한지 확인하기 위해

70
작업 시 고압 하에서 감압이 급속히 일어날 때 발생하는 직업병은?
① 심장질환　　　② 잠함병
③ 납중독　　　　④ 신장질환
⑤ 규폐증

제4과목　실　　기

71
내과적 무균술 시 적용하는 손 씻기 방법으로 옳은 것은?
① 세면대에 옷이 닿지 않도록 주의한다.
② 손을 팔꿈치보다 높게 들어야 한다.
③ 5초 동안 흐르는 물에서 문지르며 씻는다.
④ 손을 씻은 후 수도꼭지를 손으로 직접 잠가야 한다.
⑤ 비누를 사용하여 손가락 끝에서 팔꿈치 방향으로 씻는다.

---

69 근로자에게 건강진단을 실시하는 이유로 근로자의 일에 대한 적합성 확인, 작업이 근로자의 건강에 불리한 영향을 미치는지의 여부 발견, 사후 배치 및 건강수준의 평가 등이 있다.

70 잠함병
- 고압의 작업 후 급속히 감압이 이루어질 때 체내에 녹아 있던 질소가스가 혈중으로 배출되어 공기 색전증을 일으킨다.
- 교량가설, 터널공사, 잠수, 공군비행사 작업 등에서 많이 발생한다.
- 주증상으로 관절염, 실신, 현기증, 시력장애, 전신 또는 반신불수 등이 있다.

71 내과적 무균술의 손 씻기 방법
- 적어도 1분 동안 흐르는 물에서 문지르며 비누 거품을 충분히 낸다.
- 손을 씻는 동안 물이 아래팔로 흐르도록 한다.
- 세균이 팔에 오염되지 않도록 손을 팔꿈치 아래에 둔다.
- 세면대에 옷이 닿지 않도록 주의한다.

정답
65 ⑤　66 ②　67 ③　68 ④　69 ④　70 ②　71 ①

72 벌에게 쏘인 경우 간호중재
- 즉시 벌침을 제거하도록 한다.
- 물린 부위에 냉찜질을 하도록 한다(독이 퍼지는 것을 감소시킴).
- 알레르기 반응의 징후가 보이는지 자세히 관찰해야 한다.

73 만성폐쇄성 폐질환환자는 호흡곤란 시 코로 흡기하고 입을 모아 숨을 길게 내뱉게 한다. 이러한 방법은 폐확장을 도모하고 환자에게 안정을 가져다준다.

74 기관지 내시경검사 후에는 기관지 경련을 일으킬 수 있기 때문에 반드시 환자의 호흡 상태를 주의 깊게 관찰해야 한다.

72
산에서 벌에 쏘여 발적, 동통과 함께 심하게 부은 환자에게 제공해야 할 간호중재는?
① 섣불리 침을 제거해서는 안 된다.
② 알레르기 반응의 확인이 중요하다.
③ 알코올을 발라주어 통증을 감소시켜 준다.
④ 지혈대로 묶어서 혈류를 차단시켜 준다.
⑤ 해당 부위에 따뜻한 물주머니를 대어 준다.

73
만성폐쇄성 폐질환환자에게 필요한 간호중재는?
① 환자에게 저칼로리, 저지방 식이를 제공한다.
② 1일 3,000cc가 넘는 수분을 섭취하게 한다.
③ 고농도의 산소를 지속적으로 투여한다.
④ 침상 하부를 상승시킨 후 침상안정을 취하게 한다.
⑤ 호흡곤란 시 환자에게 입을 모아 숨을 길게 쉬게 한다.

74
기관지 확장증으로 진단을 받은 환자가 기관지 내시경검사를 받고 병실로 왔다. 이때 특히 주의하여 간호해야 할 사항은?
① 호흡곤란이 나타나는지 관찰한다.
② 움직이지 않도록 절대 안정시킨다.
③ 체위배액을 하여 객담배출을 용이하게 한다.
④ 출혈을 대비하여 기관절개술을 준비한다.
⑤ 충분한 수분 섭취를 권장한다.

75
혈전성 정맥염환자에게 등마사지를 금해야 하는 이유는?
① 피부에 자극이 될 수 있기 때문이다.
② 색전의 위험이 있기 때문이다.
③ 환자가 불편해하기 때문이다.
④ 환자의 오심, 구토 증상을 유발하기 때문이다.
⑤ 정맥염이 확산될 수 있기 때문이다.

76
철분제제를 투여받는 환자에게 교육해야 할 사항은?
① 액체로 된 철분제제는 설하 투여한다.
② 액체로 된 철분제제는 오렌지주스와 함께 먹이지 않는다.
③ 구강간호를 하여 치아 착색을 방지한다.
④ 철분을 지속적으로 투여받으면 대변 색이 붉어진다고 알려 준다.
⑤ 철분제제는 소화를 지연시키므로 식전에 투여한다.

77
아구창의 치료 및 간호에 대한 설명으로 옳은 것은?
① 아구창의 흰 반점은 면봉으로 제거한다.
② 음식을 먹을 때마다 양치질을 시킨다.
③ 장난감으로는 전염되지 않는다.
④ 음식을 되도록 뜨겁게 해서 먹인다.
⑤ 젖꼭지와 젖병은 철저히 씻고 적어도 20분 이상 자비 소독한다.

---

75 혈전성 정맥염은 색전의 위험이 있기 때문에 등마사지를 금해야 한다.

76 철분을 투여하는 환자는 대변 색이 검어지고 치아 착색이 우려될 수 있으므로 그에 따른 교육을 받아야 한다.
액체로 된 철분제제는 오렌지주스와 섞어 마시면 소화흡수가 빠르며, 치아 착색을 예방하기 위해서는 빨대를 사용하여야 한다.

77 아구창의 간호중재
- 흰 반점 위에 1% 젠티안 바이올렛을 바른다.
- 뜨거운 음식은 피한다.
- 깨끗한 개인위생을 유지한다.
- 젖꼭지와 젖병은 철저히 씻는다.
- 우유 조제 시 무균 조작을 실시한다.
- 적어도 20분 이상 자비소독한다.
- 개별 기구를 사용한다.
- 장난감 소독을 철저히 한다.

정답
72 ② 73 ⑤ 74 ① 75 ② 76 ③ 77 ⑤

78 당뇨병 환자의 발 관리법
- 발톱은 일자로 자르고 가장자리를 파지 않는다.
- 발을 청결히 하고, 상처가 생기지 않도록 주의한다.
- 발을 씻은 후 로션 등으로 보습한다(발가락 사이는 제외).
- 티눈이나 각질은 함부로 제거하지 않는다.
- 되도록 운동화를 신고, 샌들이나 슬리퍼는 피한다.

79 농흉이란 늑막강 내에 화농성 늑막 삼출액이나 농이 축적된 것을 말한다. 농흉환자를 감염되거나 이환된 부위 쪽으로 눕게 함으로써 통증을 완화시킬 수 있고 감염되지 않은 부위로 감염이 퍼질 우려를 막을 수 있다.

80 장으로 공기가 들어가는 것을 막기 위하여 관장통에 용액이 약간 남아 있을 때는 조절기를 잠그고 관장촉을 뽑아야 한다.

78
당뇨환자의 발 간호 시 주의해야 할 사항으로 옳지 않은 것은?
① 발톱을 일자로 깎는다.
② 따뜻한 물에 순한 비누로 씻는다.
③ 보습을 위해 발가락 사이에 로션을 바른다.
④ 티눈이나 각질은 함부로 제거하지 않는다.
⑤ 혈액순환 촉진을 위해 더운물 주머니를 대어 준다.

79
화농성 늑막 삼출액이나 농흉환자의 체위로 옳은 것은?
① 복위를 취하게 한다.
② 배위를 취하게 한다.
③ 배횡와위를 취하게 한다.
④ 감염이 없는 쪽으로 눕힌다.
⑤ 감염된 부위 쪽으로 눕힌다.

80
관장 시 관장통에 용액이 약간 남아 있을 때 조절기를 잠그는 이유는?
① 환자의 긴장상태를 유지시키기 위해서
② 용액의 양이 너무 많기 때문에
③ 압력이 증가하는 것을 막기 위해서
④ 환자가 거부반응을 일으키므로
⑤ 장에 공기가 들어가는 것을 막기 위해서

81
장루환자 간호 시 간호사에게 보고해야 할 상황은?
① 장루가 습하고 촉촉한 상태
② 장루가 복벽 밖으로 돌출된 상태
③ 환자의 배설물이 황금색의 굵은 대변인 상태
④ 장루 주머니에 가스가 차서 팽창된 상태
⑤ 장루의 색깔이 적갈색, 보라색, 검은색으로 변한 상태

81 장루환자의 장루 괴사가 의심되는 상황
- 점액질이나 피가 섞인 대변
- 탁하고 뿌옇거나 색이 진하고 냄새가 심한 소변
- 장루의 색깔이 적갈색, 보라색, 검은색으로 변한 상태

82
수술을 준비하고 있는 환자에게 유치도뇨관을 삽입하는 이유는?
① 잔뇨량을 측정하기 위함이다.
② 수술 중 배뇨를 돕기 위함이다.
③ 소변을 무균적으로 받기 위함이다.
④ 수술 전 방광을 비우기 위함이다.
⑤ 멸균 도뇨를 하기 위함이다.

82 유치도뇨관
- 수술 시 방광의 팽창을 막고 배뇨를 돕는다.
- 자주 소변량을 측정해야 하는 중환자에게 정확한 요배설량을 측정할 수 있다.
- 장기간 배뇨를 못하는 경우 삽입한다.
- 요정체 및 실금이 조절되지 않을 때 사용한다.
- 치료 목적으로 방광을 간헐적 또는 계속적으로 세척하거나 약물을 주입한다.

83
기관절개를 시행한 환자에게 캐뉼라가 빠진 것이 발견되었을 경우 옳은 처치는?
① 거즈로 기관 절개 부위를 막아 준다.
② 상체를 높여 주어 환자를 안심시킨다.
③ 캐뉼라를 다시 삽입한 후에 의사에게 보고한다.
④ 의사가 올 때까지 멸균 겸자로 기관 절개 부위를 벌리고 있는다.
⑤ 의사에게 보고하고 의사가 올 때까지 기관 부위를 막아 놓고 있는다.

83 기관절개를 시행한 환자의 기관절개관이 빠져 있는 것을 발견했을 때 간호조무사는 의사가 올 때까지 멸균된 겸자로 기관 부위를 벌리고 있어야 한다.

정답
78 ③ 79 ⑤ 80 ⑤ 81 ⑤ 82 ② 83 ④

84 대소변 훈련은 영아기를 지나 유아기에 실시하는데, 소변 훈련보다 대변 훈련을 먼저 시킨다. 또한 유아의 발달상태가 준비되어 있을 때 훈련하는 것이 바람직하며 너무 엄격하게 훈련하면 안 된다.

84
대소변 훈련과 관련된 사항으로 옳은 것은?
① 밤에 소변 가리기는 3~4세가 되어야 가능하다.
② 대소변 가리기 훈련은 엄격해야 한다.
③ 대소변 훈련은 발달과 상관없다.
④ 대변보다 소변 가리기 훈련을 먼저 실시한다.
⑤ 밤에 소변을 가리지 못하면 신체적인 이상 증후로 볼 수 있다.

85 초임부의 분만간호
- 계속적인 내진은 금한다.
- 아두가 발로되면 복압을 멈추어야 한다.
- 관장을 초기에 함으로써 산도의 오염을 방지하고 산도의 진행을 수월하게 한다.
- 산모의 심박동이 아니라 태아의 심박동을 사정해야 한다.

85
초임부 김 씨가 분만을 위해 산부인과 병동에 입원하였다. 분만 간호중재로 옳은 것은?
① 계속적으로 내진을 한다.
② 진통이 시작되면 복압을 주도록 계속적으로 격려한다.
③ 방광은 비우게 하되 관장은 금한다.
④ 산모의 심박동을 관찰한다.
⑤ 자궁경관이 완전히 개대되었을 때 분만실로 옮긴다.

86 회음절개 봉합 부위에 얼음찜질을 하고 24시간 후 열요법을 한다.

86
질식분만 한 산모의 회음절개 부위의 부종과 염증을 예방하는 간호는?
① 질 세척을 한다.
② 산후 운동을 한다.
③ 항생제 연고를 도포한다.
④ 봉합 부위에 얼음찜질을 하고 24시간이 지나면 열요법을 시행한다.
⑤ 배변 후 뒤쪽에서 앞쪽으로 회음부를 깨끗이 닦는다.

87
위관영양의 방법에 대한 설명으로 옳지 않은 것은?
① 음식은 체온보다 약간 높은 온도로 준비한다.
② 영양액은 중력에 의해 천천히 들어가게 한다.
③ 유동식 주입 전 주사기로 흡인하여 위 내용물을 확인한다.
④ 대상자가 앙와위로 누운 상태에서 실시한다.
⑤ 영양액은 주입하는 동안 공기가 들어가지 않도록 한다.

88
환자의 눈을 닦을 때 눈의 안쪽에서 바깥쪽으로 닦아야 하는 이유로 옳은 것은?
① 눈꺼풀 처짐을 예방하기 위해
② 각막에 닿지 않게 하기 위해
③ 환자의 불편함을 최소화하기 위해
④ 외부 자극을 감소하기 위해
⑤ 비루관의 감염을 예방하기 위해

89
장시간 누워 있는 환자의 욕창을 예방하는 방법은?
① 하루에 두 번 체위를 변경한다.
② 몸에 꼭 맞는 옷을 입힌다.
③ 욕창이 발생할 수 있는 부위에 압력을 준다.
④ 2시간마다 체위를 변경시킨다.
⑤ 천골 부위에 도넛 모양의 베개를 대어 준다.

---

87 위관영양 방법 시 주의사항
- 식사 시 좌위나 반좌위를 취하도록 한다.
- 유동식을 주입할 영양백을 연결한다.
- 처방된 유동식은 체온보다 약간 높거나 실온 정도가 적절하다.
- 너무 빠르게 주입될 경우 설사 증상이 나타날 수 있으므로 1분에 50cc 이상 주입되지 않도록 조정한다.
- 음식물이 중력에 의해 아래로 내려가도록 한다.
- 물과 영양액을 주입하는 사이에 공기가 들어가지 않도록 한다.

88 눈은 안쪽에서 바깥쪽으로 닦으며, 눈곱이 끼어 있을 경우에는 눈곱이 끼지 않은 쪽부터 닦는다. 또한 감염 방지를 위해 비루관을 안쪽에서 바깥쪽으로 닦는다.

89 욕창을 예방하기 위해 2시간마다 체위를 변경시키고 욕창 부위에 압력이 가지 않도록 주의해야 한다.

정답
84 ① 85 ⑤ 86 ④ 87 ④ 88 ⑤ 89 ④

90 간성혼수는 변비, 단백질의 과도한 섭취, 위장관 출혈이 원인이 되어 일어나므로 저단백 식이로 예방하는 것이 중요하다.

91 임신 2~3개월에는 매독균이 태아에게 영향을 주지 않지만 태반이 형성되는 4~5개월 쯤에는 매독균이 태반을 침범해서 태아의 혈액 속에 들어가 선천성 매독을 발생시킨다.

92 다약제내성균의 발생 원인
- 항생제의 부적절한 사용
- 항생제 적정 용량의 과소 · 과다사용

90
간경화증환자가 간성혼수로 진행되는 것을 예방하기 위한 식이로 옳은 것은?
① 저당질 식사
② 저나트륨 식사
③ 저열량 식사
④ 저콜레스테롤 식사
⑤ 저단백 식사

91
임신부가 매독에 감염되었다는 것을 알았을 때 즉시 치료해야 하는 이유는?
① 다른 사람이 감염되지 않도록 하기 위함이다.
② 태아에게 감염되지 않도록 하기 위함이다.
③ 임산부의 매독을 완치하고자 하기 위함이다.
④ 임산부의 사망을 막고 태아를 보호하기 위해서이다.
⑤ 다른 질병에 감염되지 않도록 하기 위함이다.

92
병원에 오랫동안 입원한 환자가 다약제내성균에 감염된 원인으로 옳은 것은?
① 부적절한 식이
② 가족의 면회
③ 항생제의 부적절한 사용
④ 수액의 부적절한 사용
⑤ 환자간호 시 마스크 미착용

93
남자환자의 유치도뇨관 삽입 시 적절한 자세는 무엇인가?

①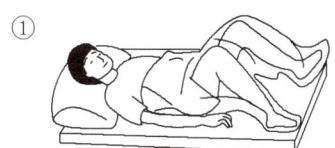

②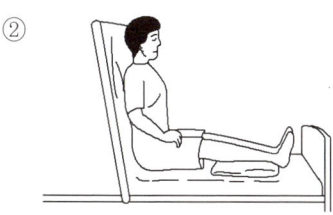

③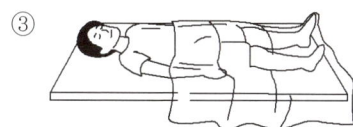

④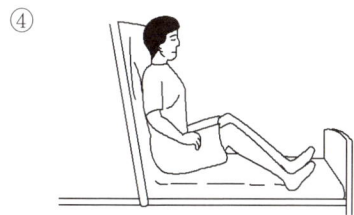

⑤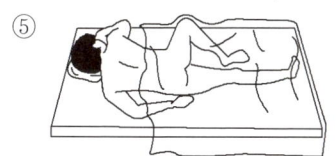

94
갑상선 기능 항진증 시 나타나는 증상으로 옳은 것은?
① 심계항진이 나타난다.
② 체중이 증가한다.
③ 서맥이 나타난다.
④ 추위를 많이 탄다.
⑤ 식욕이 현저히 감소한다.

93 남자는 앙와위, 여성은 배횡와위 상태에서 유치도뇨관은 삽입한다.

94 갑상선 기능 항진증의 증상
- 심계항진
- 정서적 불안정·발한
- 안구돌출
- 변비 혹은 설사, 월경불순
- 빈맥
- 식욕은 증가하나 체중은 감소함

정답
90 ⑤ 91 ② 92 ③ 93 ③ 94 ①

95 등척성 운동은 관절을 움직이지 않고 특정 근육을 강화시키는 운동으로 근육의 탄력 및 긴장도 유지 등으로 근육을 몇 초간 조였다가 이완시킴으로써 작용한다.

96 복부 진찰 시 환자의 준비
- 진찰 전에 방광을 비우도록 한다.
- 실내를 따뜻하게 조정한다.
- 문진, 시진, 청진, 타진, 촉진 순서로 한다 (타진과 촉진에 의해 장운동과 장음의 변화를 줄 수 있기 때문).
- 대상자를 다리를 약간 구부린 앙와위로 누인 후 검진방법과 이완방법에 대해 설명하고 복부 전체를 노출하여 사정한다.

97 산전간호는 임신 중 발생 가능한 합병증을 최소화하고 조산, 사산, 신생아 사망률을 저하시킨다.
또한 임산부의 사망률을 저하시키는 데 중요한 역할을 한다.

95
골다공증이 심한 노인환자에게 권유할 수 있는 근육 수축 운동은?
① 능동운동
② 수동운동
③ 등장성 운동
④ 위축 및 경축운동
⑤ 등척성 운동

96
복부 진찰을 위한 환자의 준비로 옳은 것은?
① 환자의 다리를 곧바로 펴게 한 후 누인다.
② 진찰 시 환자에게 복압을 주게 한다.
③ 진찰 전에 대상자에게 방광을 비우도록 한다.
④ 진찰 시 시진, 청진, 문진, 타진, 촉진의 순서로 한다.
⑤ 상체 및 하체가 노출된 상태에서 실시한다.

97
임신 중 발생 가능한 합병증을 줄이고, 임산부의 사망률을 저하시키는 데 가장 중요한 것은?
① 산전간호
② 임신 말기 간호
③ 분만 시 간호
④ 태반 만출 시 간호
⑤ 산욕기 간호

98

병동에서 침상 만들기를 하는 과정에서 김 간호조무사가 밑 침구를 팽팽하게 잡아당겼다. 그 이유는?

① 병실을 깨끗하게 유지하기 위해서
② 보온성을 높이기 위해서
③ 주름으로 인한 압박을 감소하기 위해서
④ 혈액순환을 촉진하기 위해서
⑤ 더러움을 감소시키기 위해서

99

다음 중 고압증기멸균을 할 물건을 소독포로 싸는 그림이다. 접는 순서로 올바른 것은?

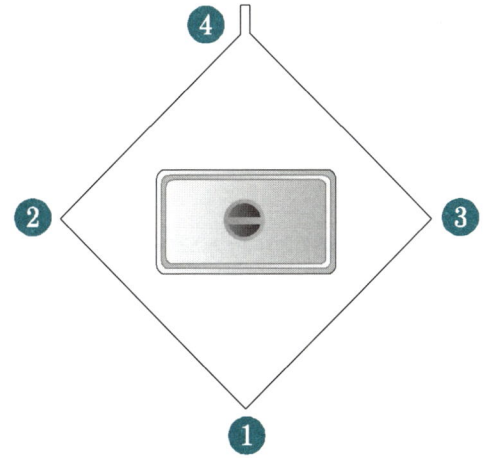

서 있는 방향

① 1-2-3-4
② 1-4-2-3
③ 1-4-3-2
④ 4-2-3-1
⑤ 4-3-2-1

98 침상 시트에 주름이 있으면 욕창이 더 잘 발생할 수 있으므로 침상 시트의 주름을 펴야 한다.

99 소독포를 쌀 때는 내 몸에서 가까운 곳에서부터 왼쪽, 오른쪽, 멀리 순으로 포장한다.

정답
95 ⑤ 96 ③ 97 ① 98 ③ 99 ①

100

병실의 유리 테이블에 혈액과 점액이 묻어 있는 경우 관리방법은?

① 간호사에게 보고한 후 일광소독한다.
② 종이로 먼저 닦은 다음 물로 씻어 낸다.
③ 젖은 걸레로 닦은 다음 30분간 건조시킨다.
④ 따뜻한 물로 먼저 헹군 다음 찬물로 씻어 낸다.
⑤ 찬물로 씻어낸 후 따뜻한 비눗물로 다시 세척한다.

101

금식이 필요한 검사로 옳은 것은?

① 흉부 X-ray
② 유방초음파
③ 잠혈검사
④ 심전도검사
⑤ 위내시경

102

다약제내성균의 영향이 아닌 것은?

① 입원기간 증가
② 입원비용 증가
③ 사망률 증가
④ 치료방법 제한
⑤ 정맥주사 제한

103

체온측정 시 갑자기 38.0°C로 고온이 측정되었다. 이에 대한 간호로 옳은 것은?

① 혈액검사를 시행한다.
② 해열제를 투약한다.
③ 상의를 탈의시킨다.
④ 다른 체온계로 측정한 후 의사에게 보고한다.
⑤ 찬물을 마시게 한다.

---

100 혈액이나 점액 등의 단백질이 묻으면 먼저 찬물에 헹군 다음 더운 비눗물로 씻어야 한다.
과산화수소수는 응혈된 혈괴를 제거하는 데 효과적이다.

101 위내시경 시 음식물을 섭취하면 구토 및 흡인의 위험성이 있다.

102 다약제내성균과 정맥주사 제한은 상관성이 없다.

103 갑작스럽게 체온이 상승할 경우 다른 체온계로 재측정한다. 재측정 시에도 높을 경우 의사에게 보고하고 지시에 따른다.

104

위절제술 시행 후의 간호로 옳은 것은?

① 수분섭취를 충분히 하도록 권장한다.
② 식사 후에는 30분 이상 앉아있도록 한다.
③ 식사 시 자세는 횡와위로 한다.
④ 지방이 적은 음식을 먹도록 한다.
⑤ 식후 가벼운 운동을 권한다.

105

뇌졸중으로 지팡이를 짚고 걸어야 하는 김노인에게 보행 방법을 교육하려고 할 때 그 내용으로 옳은 것은?

① 평지를 걷는 경우 지팡이-마비된 다리-건강한 다리 순서로 움직이도록 한다.
② 지팡이에 체중을 지탱하여 움직이도록 한다.
③ 환자는 마비된 쪽으로 지팡이를 짚고 선다.
④ 건강한 다리를 먼저 내딛고, 마비된 다리를 옮긴다.
⑤ 지팡이의 높이는 환자가 똑바로 섰을 때 환자의 둔부 높이게 맞게 한다.

---

104 음식물의 빠른 이동을 막기 위해 수분섭취를 식사 전과 후에도 제한한다.
위절제술 이후 덤핑증후군(급속이동증후군)이 발생할 수 있으므로 식사는 소량씩 자주하며 횡와위로 하도록 하고 식후 30분간 누워있게 한다.

105 마비된 다리를 먼저 내딛고 건강한 다리를 이동해야 한다.
건강한 다리에 체중을 지탱하도록 하며 환자는 건강한 쪽으로 지팡이를 짚고 선다.
지팡이의 높이는 고관절의 높이가 적절하다.

정답
100 ⑤ 101 ⑤ 102 ⑤ 103 ④ 104 ③ 105 ①

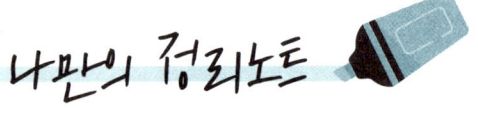

제4회 최종모의고사

문항수 : 105문항   시간 : 105분

제1과목 기초간호학 개요

01
입원환자에게 심리적 안정을 제공하고 신뢰를 형성하는 방법으로 가장 옳은 것은?
① 환자의 경제적 상황 조사
② 환자와 개인적인 비밀을 터놓고 교환
③ 간호 및 처치에 대한 상세한 설명
④ 환자와 개인적으로 친밀한 관계 형성
⑤ 건강관리요원의 과묵한 태도와 절제적인 행동

02
간호조무사의 업무 수행 시 사고예방법으로 옳은 것은?
① 의문이 있을 경우 책을 찾아보고 지켜본다.
② 이상상태 발견 시 시간을 두고 지속적으로 살펴본다.
③ 문제 발생 시 스스로 해결하려는 자세를 가져야 한다.
④ 환자의 인종, 사상, 성별에 따라 간호한다.
⑤ 대상자에 대한 철저한 관찰과 자신의 직무 한계에 대한 인식을 가져야 한다.

03
목발로 걸을 경우 체중이 가해지는 부위로 옳은 것은?
① 손목
② 상박
③ 전박
④ 겨드랑이
⑤ 정상 다리

01 간호 및 처치에 대한 자세한 설명은 환자의 불안감을 제거하며, 환자와 신뢰를 형성하는 적절한 방법이다.
또한 환자의 말을 경청하며 불안을 주는 병원 환경 요인을 찾아 극복하도록 도와야 한다.

02 간호조무사의 업무 수행 시 환자의 이상 상태를 발견할 경우 즉시 보고해야 하며, 의문이 있을 경우 감독자와 의논해야 한다. 또한 대상자에 대한 철저한 관찰과 자신의 직무 한계에 대한 인식이 중요하다.

03 목발로 걸을 경우 겨드랑이가 아닌 손목 혹은 팔목이나 손바닥으로 몸무게를 지탱해야 한다.

정답
01 ③ 02 ⑤ 03 ①

04 간호조무사는 환자에게 정직한 태도를 취해야 한다.
이때 환자에게 검사의 결과는 되도록 간호사에게 문의하도록 말해 주고, 그 상황을 간호사에게 보고하도록 한다.

05 환자의 지팡이 보행을 도울 때는 안전을 위하여 지팡이의 고무 받침이 닳지 않았는지 혹은 손잡이가 안전한지를 확인해야 한다.

06 3점 보행
- 양쪽 목발로 불편한 다리를 지탱하면서 동시에 내딛고 그 다음 강한 쪽 다리를 내딛는다.
- 좌측 목발, 우측 목발, 불편한 발, 건강한 발의 순이며, 좌측 목발과 우측 목발은 동시에 내고 불편한 발, 건강한 발의 순으로 훈련시킨다.

07 억제대 사용 시 관찰 내용
- 사지의 창백함
- 차가움
- 저림증
- 저하된 감각

04

혈압이 높은 환자가 자신의 혈압을 물었을 경우 간호조무사의 바람직한 태도로 옳은 것은?

① 모르는 척하고 나온다.
② 혈압이 정상이라고 말한 뒤 간호사에게 보고한다.
③ 혈압을 정직하게 말한 뒤 간호사에게 보고한다.
④ 혈압을 다시 측정하겠다고 말한 뒤 나온다.
⑤ 혈압이 높지 않으니 안심하라고 이야기한다.

05

지팡이 보행 시 환자의 안전을 위해 지팡이에서 확인해야 할 사항으로 옳은 것은?

① 청결상태　　② 재질
③ 색상　　　　④ 손잡이 위치
⑤ 고무 받침의 상태

06

왼쪽 다리가 불편한 환자가 3점 보행을 할 때 가장 처음 내딛는 것은?

① 왼쪽 발　　　② 오른쪽 발
③ 왼쪽 목발　　④ 오른쪽 목발
⑤ 양쪽 목발

07

억제대를 사용 중인 환자에게 가장 주의 깊게 관찰해야 할 사항은?

① 충혈　　　　② 습진
③ 가려움증　　④ 열감
⑤ 사지의 창백함

08

약물의 투여방법 중 약효가 빠른 순서대로 배열된 것은?

① 경구투약 → 피하주사 → 정맥주사 → 근육주사
② 정맥주사 → 피하주사 → 경구투약 → 근육주사
③ 정맥주사 → 근육주사 → 피하주사 → 경구투약
④ 피하주사 → 근육주사 → 정맥주사 → 경구투약
⑤ 근육주사 → 정맥주사 → 경구투약 → 피하주사

09

소독과 멸균의 원리에 대한 설명으로 옳은 것은?

① 고압증기 멸균법은 모든 병원균과 아포를 사멸한다.
② 이소프로필 알코올은 아포 및 곰팡이를 사멸한다.
③ 에틸렌 옥사이드 가스는 인체에 독성이 없고 모든 미생물과 아포를 죽인다.
④ 자비소독 시 기포가 생기지 않도록 소독기 뚜껑을 열어 놓는다.
⑤ 건열멸균법은 120℃의 고온에서 20~30분 동안 소독해야 한다.

10

소변배양 검사 시 채집의 방법은?

① 아침 첫 소변을 받는다.
② 소변 주머니로부터 소변을 채집한다.
③ 외음부를 깨끗이 씻고 소변을 받는다.
④ 무균적인 방법으로 도뇨하여 멸균시험관에 받는다.
⑤ 물을 많이 마시도록 한 후 소변을 받는다.

---

08 약효가 빠른 약물의 투여방법
정맥주사 → 근육주사 → 피하주사 → 경구투약

09 고압증기 멸균법
- 120℃의 고온을 이용하여 멸균하는 가장 이상적인 물리적 멸균방법이다.
- 병원에서 가장 많이 쓰이고 보통 20~30분 정도의 짧은 시간이 소요된다.
- 독성이 없고 습열이 침투되어 병원균과 아포를 포함한 모든 미생물을 사멸시킨다.
- 외과용 수술기구나 주사기, 방포, 가운, 면직류, 거즈, 도뇨세트, 세척용구, 스테인리스 곡반, 드레싱세트, 리넨류, 직물 등의 소독에 사용된다.

10 요배양용 검체는 무균적인 방법으로 도뇨하여 멸균시험관에 받아야 한다.
일반적인 소변검사와는 검사과정이 다르다.

정답
04 ③ 05 ⑤ 06 ⑤ 07 ⑤ 08 ③ 09 ① 10 ④

11 복수천자 시 주의사항
- 방광이나 장관의 손상을 막기 위해 시행 전에 배설·도뇨시킨다.
- 무균적으로 시행하며 시행 전후 복부 둘레를 측정하여 비교한다.
- 좌위나 반좌위를 취하는 것이 좋다.
- 천자 시 나타날 수 있는 쇼크 증상을 관찰한다.

12 편마비 환자의 옷을 갈아입히려면 먼저 환자의 마비된 쪽 손을 모아 잡고 환자의 마비된 쪽 손부터 상의를 입힌다.
이후 머리 쪽을 입힌 뒤 환자의 건강한 쪽 팔꿈치를 구부리게 한다.
그리고 건강한 쪽 팔을 뻗으면서 한쪽 소매를 입힌다.

13 쿠스마울 호흡
- 호흡리듬은 규칙적이나 비정상적으로 깊고, 호흡수가 증가한다.
- 케톤성 당뇨병 혼수 시 나타나며 과일냄새가 난다.

14 열요법 적용이 가능한 상태
- 혈관 수축 시
- 모세혈관 투과력 감소 시
- 세포대사 감소 시
- 염증 감소 시
- 근육 수축 시
- 관절 활액점도 증가 시

11
복수천자 시 주의할 점으로 옳은 것은?
① 다리를 올려 준다.
② 쇄석위를 취한다.
③ 천자 전에 금식시킨다.
④ 새우등처럼 구부린다.
⑤ 무균적으로 시행한다.

12
왼쪽 편마비가 있는 환자에게 티셔츠를 입히려고 한다. 가장 먼저 입혀야 할 부위는?
① 왼쪽 팔　　　② 머리
③ 오른쪽 팔　　④ 왼쪽 다리
⑤ 오른쪽 다리

13
케톤성 당뇨병 혼수 시 호흡할 때 과일냄새가 나는 것이 특징인 호흡은?
① 쿠스마울 호흡　　② 과도호흡
③ 체인스토크스 호흡　④ 서호흡
⑤ 기좌호흡

14
열요법을 적용할 수 있는 상태는?
① 근육 이완 시　　② 혈관 확장 시
③ 세포대사 증가 시　④ 염증 감소 시
⑤ 모세혈관 투과력 증가 시

15

환자의 활력징후를 측정하던 중 혈압계가 떨어져서 파손되었을 때의 적절한 조치는?

① 새로운 혈압계를 구입하여 가져다 놓는다.
② 아무도 모르게 파손된 혈압계를 보관장소에 둔다.
③ 환자에게 책임을 묻고 주의를 준다.
④ 간호사에게 즉시 사실대로 보고한다.
⑤ 병원과 비용을 반씩 부담하여 새로 혈압계를 구입한다.

15 업무상 물품이 파손되었을 경우 즉시 간호사에게 사실대로 보고한 뒤 조치를 취해야 한다.

16

업무상 알게 된 환자의 비밀에 대한 간호조무사의 태도는?

① 비밀을 다른 사람에게 누설하지 않는다.
② 자신의 가족들과 그 내용에 대해 이야기한다.
③ 상황에 따라 다르나 큰일이 아닌 경우 환자의 가족들에게 알린다.
④ 많은 사람들에게 알려 도움 줄 방법을 찾도록 한다.
⑤ 자신이 알고 있다는 것을 환자에게 알린다.

16 업무상 알게 된 환자의 비밀은 다른 사람에게 절대 누설하면 안 된다.

17

급성 신우신염으로 입원한 35세의 여성 환자의 증상으로 부종과 혈압상승이 나타나고 있다. 또한 이 환자의 처방에는 섭취량과 배설량을 측정하는 것이 있다. 이때 섭취량으로 계산해야 하는 것은?

① 약 복용 시 물은 제외한다.
② 식사 시 국은 제외한다.
③ 위관으로 주입되는 물은 제외한다.
④ 정맥으로 투여되는 약은 모두 포함된다.
⑤ 혈액은 포함되지 않는다.

17 섭취량의 포함사항
• 수분, 우유, 주스, 음료수, 밥, 국 등 입으로 들어가는 모든 음식이나 위관영양을 포함한다.
• 비경구로 투여된 수액·혈액·혈액성분, 복막 주입액을 포함한다.

정답
11 ⑤ 12 ① 13 ① 14 ④ 15 ④ 16 ① 17 ④

18 산소요법 시 안전지침
- 침대에서 성냥이나 라이터 등을 사용하지 않도록 한다.
- 정전기 유발 물질, 폭발성·인화성이 있는 물건의 반입을 금지한다.
- 소화기의 위치를 알아 두고 사용 훈련을 받는다.
- 병실 문이나 침대, 산소통 등에 금연 또는 산소 사용 중이라는 표시를 붙인다.

19 얼음주머니 사용이 금지되는 환자
- 소아 및 노인환자
- 빈혈환자
- 외상으로 조직이 파괴된 환자
- 혈액순환 장애의 증상이 있는 환자
- 개방상처환자

20 흡인 시간이 길어지면 저산소증을 초래할 수 있다.
기관지 흡인을 필요 이상 자주 실시하게 되면 산소공급 장애, 높은 감염의 위험, 기관지 점막의 손상을 가져올 수 있다.

18
안전한 산소요법을 위한 지침으로 옳은 것은?
① 성냥이나 라이터를 사용해도 된다.
② 모직으로 만든 담요가 안전하다.
③ 환기를 시키지 않도록 당부한다.
④ 실내 이산화탄소의 농도를 측정한다.
⑤ 병실 문에 금연 또는 산소 사용 중이라고 표시한다.

19
얼음주머니 사용을 금해야 하는 경우는?
① 소아 및 노인환자   ② 화상을 입은 환자
③ 염증 방지 시   ④ 동통 경감 시
⑤ 열이 높은 환자

20
기관 절개술환자의 기관지 흡인을 1회 10초 이내 총 5분으로 제한하는 이유는?
① 점막의 분비가 증가되므로
② 점막이 손상되어 염증이 발생되므로
③ 저산소증을 일으킬 수 있으므로
④ 환자의 심리적인 불안을 일으킬 수 있으므로
⑤ 흡인을 자주 할 경우 기도의 부종을 일으키므로

21

코데인 등의 마약은 변비를 일으킨다. 이처럼 치료적인 목적으로 사용한 약물이 원하지 않은 작용을 나타낼 경우 이를 무엇이라고 하는가?

① 부작용
② 알레르기
③ 길항작용
④ 내성현상
⑤ 축적작용

21 약물의 여러 작용 중 질병 치료에 필요로 하는 작용을 치료작용이라고 하고 필요하지 않은 작용을 부작용이라고 한다.

22

체온조절중추의 위치로 옳은 것은?

① 중뇌
② 소뇌
③ 연수
④ 시상하부
⑤ 뇌교

22 체온조절중추는 뇌의 시상하부에 위치하고 있다.

23

약물을 반복 투여한 경우 나타나는 병적인 반응은?

① 길항작용
② 배설작용
③ 약물 알레르기
④ 대사작용
⑤ 중독작용

23 약물 알레르기란 약물을 반복 투여한 경우 나타나는 병적인 반응으로, 약물에 의한 항원-항체반응을 일으키는 과민성 반응이다.

24

유방암으로 인해 유방 절제술을 받은 환자의 재활운동에 포함되지 않는 것은?

① 줄 올리기
② 모래주머니 들기
③ 머리 빗기
④ 손으로 벽 기어오르기
⑤ 브래지어 잠그기

24 유방 절제술환자의 재활운동에는 줄 올리기, 브래지어 잠그기, 손으로 벽 오르기, 머리 빗기, 로프 돌리기, 세수하기 등이 있다.

정답
18 ⑤ 19 ① 20 ③ 21 ① 22 ④ 23 ③ 24 ②

25 분절운동
- 소장 내의 내용물을 더 잘게 부수고 소화액과 잘 혼합시킨다.
- 장의 내용물이 각각 몇 개의 분절로 나뉜 뒤 각 분절의 중간부가 잘록하게 되고 내용물은 반씩으로 나뉘어 각각 이웃의 반과 함께 섞여 하나의 분절이 된다.

25

분절운동의 의미로 가장 적절한 것은?
① 대장과 소장에서 볼 수 있는 운동이다.
② 평활근과 횡문근의 수축작용에 의해서 일어나는 운동이다.
③ 소장은 분절운동만을 하기 때문에 소화의 일부 과정에 기여한다.
④ 소장 내의 내용물을 더 잘게 부수고 소화액과 잘 혼합시킨다.
⑤ 장의 몇 부분에서 움츠렸다 폈다 하는 운동이 1시간 동안 일어난다.

26 폐경기 여성의 골다공증 예방법
- 적절한 체중을 유지한다.
- 호르몬 요법을 의사 지시하에 투여한다(에스트로겐).
- 체중부하운동을 한다(걷기, 테니스 등).
- 칼시토닌과 비타민 D, 칼슘보충제, 골흡수 억제제 등을 섭취하도록 한다.

26

폐경기 여성의 골다공증 예방법은?
① 앉은 자세를 유지하며, 침상안정을 취하도록 한다.
② 달리기, 테니스 등의 체중부하운동을 제한한다.
③ 칼슘이 몸에 흡수되는 것을 돕는 비타민 D를 섭취하도록 한다.
④ 에스트로겐 요법을 제한한다.
⑤ 대상자에게 유제품의 섭취를 제한한다.

27 전신마취 수술환자의 주요 합병증으로 부동으로 인한 폐합병증과 장폐색 등이 있다. 수술 후 하루가 지나기 전에 조금씩이라도 운동을 시작하게 해야 한다.

27

전신마취 수술 후의 간호로 옳지 않은 것은?
① 활력징후를 측정한다.
② 금식 상태를 유지한다.
③ 움직임을 최소화한다.
④ 의식 상태를 자주 확인한다.
⑤ 심호흡과 체위 변경을 실시한다.

28
만성 폐쇄성 폐질환(COPD)환자에게 고농도의 산소를 투여해서는 안 되는 이유는?
① 호기가 어려우므로
② 말초혈관이 수축하므로
③ 호흡계를 억제할 수 있으므로
④ 청색증 증상이 나타날 수 있으므로
⑤ 호흡성 알칼리 중독증이 나타날 수 있으므로

28 만성 폐쇄성 폐질환(COPD)환자에게 고농도의 산소를 투여하게 될 경우 호흡계를 점차적으로 억제하여 이산화탄소 중독증, 혹은 사망을 불러일으킬 수 있다.

29
분만 제1기 간호의 설명으로 옳지 않은 것은?
① 배뇨를 충분히 하도록 한다.
② 진통이 있을 때 복압을 주도록 격려한다.
③ 소화가 잘 되고 영양가 있는 음식을 섭취하도록 한다.
④ 활력징후를 측정하고 필요하면 구강간호를 실시한다.
⑤ 진통발작의 정도와 횟수, 간격 등을 주의하여 살핀다.

29 임부가 힘을 주어 복압을 높여야 하는 시기는 분만 2기이다.

30
회음절개술을 시행한 산모에게 좌욕을 실시하는 목적은?
① 자궁의 회복을 촉진시켜 준다.
② 산모의 산욕기를 단축시켜 준다.
③ 산모의 산후통을 경감시켜 준다.
④ 좌욕을 하면 오로의 양이 줄어든다.
⑤ 회음절개 부위의 치유에 효과적이다.

30 회음절개술은 아두 만출 시 회음열상을 방지하기 위해 시행한다. 좌욕은 회음절개 부위의 상처 치유와 오로 배출에 효과적이며 염증을 감소시키고 혈액순환을 촉진시킨다.

정답
25 ④ 26 ③ 27 ③ 28 ③ 29 ② 30 ⑤

31 분만 제2기에 아두나 제대의 압박으로 나타나는 태아의 위험 증상
- 태아의 심음이 불규칙하다.
- 양수에 태변이 섞여 있다.
- 태아의 심박동에 변이성과 다양성이 없다.
- 자궁 수축의 회복기가 30~60초 이상 지연된다.

32 신생아 생리적 체중감소란 생후 3~4일부터 시작되어 체중이 5~10% 감소되는 것을 말하며, 생후 8~9일에 회복된다.

33 영아의 성장과 발달
- 출생 직후 신생아는 하루 16~20시간 잠을 잔다.
- 생후 4~5개월부터 옹알이를 시작하며, 11개월에는 의미 있는 첫 말을 한다.
- 생후 6개월이면 도움 없이 혼자 앉는다.
- 1년이 되면 체중이 출생 시의 3배로 증가한다.
- 영아기 동안 시각, 청각, 미각이 발달한다.

31

분만 제2기에 아두나 제대의 압박으로 나타나는 태아 위험 증상으로 옳은 것은?

① 회음열상이 나타난다.
② 양수가 배출된다.
③ 자궁 개대가 지연된다.
④ 태아의 심박동에 다양성이 없다.
⑤ 산모에게 청색증이 나타난다.

32

신생아가 생후 첫째 주에 체중이 출생 시보다 약 10%가 감소했을 때 적절한 간호중재는?

① 영양실조로 위관영양을 실시하도록 한다.
② 선천적인 체중감소를 의심해 본다.
③ 선천성 질환이 의심되므로 검사를 시행한다.
④ 감염된 결과로 나타났기 때문에 격리시킨다.
⑤ 생리적인 체중감소로서 걱정할 것 없다고 안심시킨다.

33

영아의 성장과 발달에 대한 설명으로 옳지 않은 것은?

① 생후 6개월이면 도움 없이 앉을 수 있다.
② 영아기 동안 시각, 청각, 미각이 발달한다.
③ 생후 12개월이 되면 체중이 출생 시의 3배가 된다.
④ 생후 4~5개월부터 옹알이를 시작한다.
⑤ 생후 6개월 후에는 밤에 깨지 않고 16시간 정도 잔다.

34
배란 전 자궁내막을 증식시키는 호르몬으로 옳은 것은?
① 티록신
② 프로락틴
③ 리파아제
④ 에스트로겐
⑤ 프로게스테론

34 에스트로겐은 증식된 자궁내막에 수정란이 착상되도록 도와준다.

35
신생아가 성인에 비해 탈수가 잘 발생하는 이유로 옳은 것은?
① 수분 교환율이 낮다.
② 세포 외액이 차지하는 비율이 낮다.
③ 체온조절중추가 미숙하다.
④ 소변을 충분히 농축할 수 없다.
⑤ 체중보다 체표면적이 더 좁다.

35 신생아는 체중보다 체표면적이 넓고 수분 교환율이 높으며 세포 외액이 차지하는 비율이 높다.
또한 신장이 미성숙하여 신장을 유지할 만큼 소변을 충분히 농축할 수 없다. 이러한 이유로 성인보다 탈수가 잘 발생한다.

제2과목 보건간호학 개요

36
한 국가의 보건상태를 나타내 주는 가장 중요한 지표로 사회경제적 요인의 개선 및 모자보건사업을 강화함으로써 감소시킬 수 있는 것은?
① 예방접종률
② 영아사망률
③ 주산기사망률
④ 보통사망률
⑤ 신생아사망률

36 영아사망률은 연간 출생아 수 1,000명당 생후 1세 미만 사망아 수의 비율로 나타내며, 국가별 보건지표 및 지역사회의 건강상태나 모자보건사업 수준을 평가할 때 가장 많이 이용된다.

정답
31 ④ 32 ⑤ 33 ⑤ 34 ④ 35 ④ 36 ②

37 보건복지부는 국민의 건강과 보건, 복지, 사회보장 등 삶의 질 제고를 위한 정책 및 사무를 관장하며 방역·위생 등을 실시하고 국민의 건강과 복지수준 향상에 관한 정책을 수행하는 주무부처로 전 국민을 대상으로 한 사회통합적 역할을 담당한다.

37

국민의 건강과 보건, 복지, 사회보장 등 삶의 질 제고를 위한 정책 및 사무를 관장하며 방역·위생 등을 실시하는 중앙행정기관은?

① 행정안전부　　② 보건복지부
③ 질병관리청　　④ 산업통상자원부
⑤ 식품의약품안전처

38 우리나라 보건소의 문제점
- 보건행정조직의 이원화
- 전문인력 부족
- 보건의료서비스 기능의 포괄성 부족
- 환경위생 문제에 따른 대응력 부족
- 국민건강 요구 변화에 따른 대응력 부족
- 지역주민의 접근이 어려움

38

현재 우리나라 보건소의 문제점으로 옳은 것은?

① 보건행정조직이 일원화되어 있다.
② 만성질환 관리에만 치중되어 있다.
③ 전문운영인력에 비해 수요가 부족하다.
④ 보건사업 투자 재원은 확보되어 있으나 독창적인 사업진행이 어렵다.
⑤ 행정 단위별로 설치되어 모든 지역주민의 접근이 어렵다.

39 보건의료전달체계란 의료를 필요로 하는 사람들에게 질적·양적으로 적정한 의료를 효과적·효율적으로 제공하는 것과 관련된 체계 또는 제도를 말한다.

39

보건의료전달체계의 목적으로 옳은 것은?

① 의료보험수가를 결정하는 것
② 의료비 상승을 억제하는 정책을 마련하는 것
③ 보건의료수요자에게 적절한 의료를 효율적으로 제공하는 것
④ 국민에게 의료기관 선택의 자유를 최대한 보장해 주는 것
⑤ 모두에게 평등한 의료를 제공하는 것

40
WHO의 주요 기능으로 옳지 않은 것은?
① 회원국에 대한 의약품 공급
② 보건의료 및 전문가 교육
③ 장애인의 재활을 위한 사회복지사업 시행
④ 국제적인 보건사업의 조정 및 지휘
⑤ 회원국에 대한 기술지원 및 자료의 제공

41
지역보건법에 의한 보건소의 업무로 옳은 것은?
① 보수교육관리, 보건요원의 훈련
② 식품의 품질관리, 의료조사연구
③ 영양관리사업, 비전염성질환관리
④ 보건요원 훈련, 보건시설의 설치 및 관리
⑤ 국민건강증진, 모성과 영유아의 건강유지·증진

40 WHO의 주요 기능
- 회원국에 대한 의약품 공급
- 보건 분야 연구의 수행 및 증진
- 국제적인 보건사업의 조정 및 지휘
- 회원국에 대한 기술지원 및 자료의 제공
- 유행병, 풍토병, 기타 질병의 근절을 위한 노력
- 각종 국제보건문제에 대한 협의, 규제 및 권고안 제안
- 보건의료 및 전문가 교육, 훈련기준 개발
- 식품, 약품, 생물학적 제재에 대한 국제적인 표준의 설정

41 보건소의 기능 및 업무(지역보건법 제11조 제1항)
- 건강 친화적인 지역사회 여건의 조성
- 지역보건의료정책의 기획, 조사·연구 및 평가
- 보건의료인 및 보건의료기관 등에 대한 지도·관리·육성과 국민보건 향상을 위한 지도·관리
- 보건의료 관련기관·단체, 학교, 직장 등과의 협력체계 구축
- 지역주민의 건강증진 및 질병예방·관리를 위한 지역보건의료서비스의 제공
  - 국민건강증진·구강건강·영양관리사업 및 보건교육
  - 감염병의 예방 및 관리
  - 모성과 영유아의 건강유지·증진
  - 여성·노인·장애인 등 보건의료 취약계층의 건강유지·증진
  - 정신건강증진 및 생명존중에 관한 사항
  - 지역주민에 대한 진료, 건강검진 및 만성질환 등의 질병관리에 관한 사항
  - 가정 및 사회복지시설 등을 방문하여 행하는 보건의료 및 건강관리사업
  - 난임의 예방 및 관리

정답
37 ② 38 ⑤ 39 ③ 40 ③ 41 ⑤

42 보건소장은 시장·군수·구청장의 지휘·감독을 받아 보건소의 업무를 관장하고 소속공무원을 지휘·감독하며, 관할 보건지소, 건강생활지원센터 및 보건진료소의 직원 및 업무에 대하여 지도·감독한다(지역보건법 시행령 제13조제3항).

43 보건진료 전담공무원은 의료 취약 지역에서 의료 행위를 수행하기 위하여 보건진료소에 근무하는 사람을 말한다(농어촌 등 보건의료를 위한 특별조치법 제2조제3호).
보건진료 전담공무원은 간호사·조산사 면허를 가진 사람으로서 보건복지부장관이 실시하는 24주 이상의 직무교육을 받은 사람이어야 한다.

44 가정에서 신생아의 방 온도는 23~25℃ 정도로 유지한다.

45 인구란 어떤 특정 시간에 일정 지역에 거주하고 있는 사람의 집단을 의미한다.

42
행정적으로 보건소장은 누구의 지휘와 감독을 받도록 되어 있는가?
① 도지사
② 대통령
③ 보건복지부장관
④ 행정안전부장관
⑤ 시장·군수·구청장

43
우리나라에서 농어촌 등 일차보건의료사업을 수행하기 위해 만들어진 간호직은?
① 요양관리사
② 보건교사
③ 가정간호사
④ 전문간호사
⑤ 보건진료 전담공무원

44
가정에서 신생아의 방 온도로 가장 적절한 것은?
① 10~17℃
② 18~20℃
③ 20~22℃
④ 23~25℃
⑤ 28~30℃

45
다음 중 특정 시간에 일정 지역에 거주하고 있는 사람의 집단을 가리키는 것은?
① 인구
② 상주인구
③ 인구정태
④ 평균인구
⑤ 인구동태

46
지역사회 보건간호사업 과정의 첫 단계는?
① 실현 가능한 목표 설정
② 사업평가에 대한 방안 모색
③ 구체적 사업활동 계획 수립
④ 문제해결에 알맞은 간호수단 및 방법의 선택
⑤ 지역사회 사정

46 지역사회 간호과정은 사정 → 진단 → 계획 → 수행 → 평가의 순서로 진행된다.

47
보건소 간호조무사의 업무 내용으로 옳은 것은?
① 임산부 산전관리의 중요성 교육
② 영유아 예방접종 실시
③ 가족계획관리의 통제
④ 결핵환자에게 투약 실시
⑤ 보건교육의 계획 및 실시

47 보건소 간호조무사의 업무
• 보건소 환경정리
• 객담수집 및 결핵치료 중인 환자의 관리
• 영유아의 정기적인 신체검사 장려
• 예방접종의 중요성 교육 및 환자관리
• 임산부 산전관리의 중요성 교육 및 관리
• 지역사회의 환경위생 관찰 및 보건 계몽활동 보조
• 보건증서, 통계자료 작성 시 보조
• 가정방문 및 모자보건사업에의 참여
• 가정기록지, 개인기록표 등의 정리·보관

48
인구 피라미드 중 출생률과 사망률이 모두 낮은 선진국형으로 0~14세 인구가 65세 이상 인구의 2배가 되는 인구유형은?
① 도시형   ② 호로형
③ 농촌형   ④ 피라미드형
⑤ 종형

48 종형은 정지형으로 출생률, 사망률이 모두 낮아서 정체인구가 되는 단계이다. 0~14세 인구가 65세 이상 인구의 2배가 된다.

정답
42 ⑤ 43 ⑤ 44 ④ 45 ① 46 ⑤ 47 ① 48 ⑤

49 경구피임제의 금기 대상자
- 임신 중인 여성
- 내분비 질환이 있는 여성
- 암, 신장, 심장, 알레르기성 질환자
- 현재 간 질환을 앓거나 과거에 앓았던 여성
- 임신 황달을 앓았던 여성

50 가정방문을 통해 상황에 적합하고 실제적이며 효율적인 보건교육을 실시할 수 있다.

51 보건관리 분야에는 인구보건, 가족보건, 모자보건, 보건행정, 보건영양, 학교보건, 보건교육, 보건통계 등이 있다.

52 실내 공기오염의 지표는 이산화탄소이다. 공기 중 0.03%를 차지하는 이산화탄소는 무색·무취의 가스로 약산성을 나타낸다. 또한 실내 공기의 오탁도 판정기준으로 사용되는데, 일반적으로 실내 서한량은 0.1%이다.

49
경구피임제의 금기 대상자로 옳은 것은?
① 알레르기성 질환자
② 골절환자
③ 생리통이 있는 여성
④ 저체중인 여성
⑤ 월경주기가 불규칙한 여성

50
다음 중 상황에 적합하고 실제적이며 효율적인 보건교육을 실시할 수 있는 방법은?
① 기관방문 ② 전화상담
③ 토론회   ④ 가정방문
⑤ 서면상담

제3과목 공중보건학 개론

51
공중보건학의 분야 중 보건관리 분야에 해당하는 것은?
① 보건행정 ② 식품위생
③ 역학   ④ 환경위생
⑤ 의료급여제도

52
실내 공기오염의 지표는?
① 질소   ② 이산화탄소
③ 일산화탄소 ④ 수소
⑤ 오존

53

담배에 이어 두 번째로 흔한 폐암의 원인으로 지목되고 있으며, 사람에 따라 자연방사능 노출량을 크게 달라지게 하는 중요한 요인은?

① 매연
② 일산화탄소
③ 라돈
④ 오존
⑤ 이산화질소

53 미국의 역학조사에서는 라돈을 담배에 이은 폐암의 두 번째 원인으로 지목하였다. 라돈은 환기가 되지 않는 밀폐된 공간에 잘 축적되며 사람에 따라 자연방사능 노출량을 크게 달라지게 한다.

54

장티푸스의 주된 전파경로로 옳은 것은?

① 감염된 혈액 수혈
② 환자의 오염된 상처
③ 파리나 모기 등의 곤충
④ 병원에서 사용하는 의료기구 등
⑤ 환자나 보균자의 대소변에 의해 오염된 음식물

54 장티푸스는 환자나 보균자의 대소변에 의해 오염된 음식물이나 물에 의해 전파된다.

55

의료보장의 목표에 대한 설명으로 옳은 것은?

가. 국민 의료비 수준을 높게 유지한다.
나. 급작스러운 질병 발생 시 의료비 부담을 감소시켜 준다.
다. 모든 국민에게 똑같은 양의 의료서비스를 제공한다.
라. 의료가 필요한 사람에게 적절한 의료서비스를 제공한다.

① 가, 나, 다
② 가, 다
③ 나, 라
④ 라
⑤ 가, 나, 다, 라

55 의료보장은 갑작스러운 질병 발생 시 의료비 부담을 감소시키고 의료가 필요한 사람에게 적절한 의료서비스를 제공한다.

정답
49 ① 50 ④ 51 ① 52 ② 53 ③ 54 ⑤ 55 ③

56 부패란 단백질 식품에 미생물이 증식하는 것이다.

56
식품에 부착 또는 혼입된 미생물이 증식하여 발생되는 부패란 무엇이 변질된 것인가?
① 단백질
② 지방
③ 아미노산
④ 탄수화물
⑤ 비타민

57 살모넬라균 식중독
- 잠복기 : 18~48시간(평균 24시간)
- 주증상 : 설사, 복통, 발열, 구토, 현기증
- 저온살균법으로 사멸되며 6~8월에 주로 발병함

57
잠복기가 평균 24시간으로 저온살균법으로 사멸되며 발병 시 설사와 복통을 수반하는 식중독 질환은?
① 포도상구균 식중독
② 병원성 대장균 식중독
③ 장염비브리오 식중독
④ 살모넬라균 식중독
⑤ 노로바이러스 식중독

58 장염비브리오 식중독
생선회, 어패류를 날로 먹은 뒤 설사, 복통, 구토를 일으키며 권태감이나 발열증상을 보인다.

58
생선회나 어패류를 먹고 복통을 일으킨다면 어떤 원인균을 의심할 수 있는가?
① 웰치균
② 장독소
③ 살모넬라균
④ 포도상구균
⑤ 장염비브리오

59 감자눈에 있는 솔라닌은 복통, 허탈, 현기증, 의식장애를 일으킨다.

59
자연독에 의한 식중독의 원인 물질 중 감자에서 발생 가능한 것은?
① 무스카린
② 아미그달린
③ 베네루핀
④ 솔라닌
⑤ 테트로도톡신

60

국가가 보험료 부담능력이 없는 저소득층의 의료를 공적부조 방식으로 보조하는 것은?

① 건강보험
② 연금보험
③ 의료급여
④ 산업재해보험
⑤ 사회보험

60 공공부조(공적부조)란 국가가 보험료 부담능력이 없는 저소득층에게 생활보장과 의료보장을 실시하는 것을 말한다.
공공부조의 의료보장으로 의료급여가 있다.

61

영아사망률이 한 국가의 건강수준을 나타내는 지표로 이용되는 대표적인 이유로 옳은 것은?

> 가. 영아 사망은 경제적인 수준이나 보건수준에 의하여 영향을 받지 않는다.
> 나. 일정 연령군이므로 통계적 유의성이 낮다.
> 다. 국가 간 영아사망률의 변동 범위가 조사망률의 변동 범위보다 작다.
> 라. 모자보건 수준이나 환경위생 수준이 높아지면 영아기 사망은 예방이 가능하므로 사망률이 낮아진다.

① 가, 나, 다
② 가, 다
③ 나, 라
④ 라
⑤ 가, 나, 다, 라

61 모자보건 수준이나 환경위생 수준이 높아지면 영아기 사망은 예방이 가능하기 때문에 사망률이 낮아진다.
그러므로 영아사망률은 한 국가의 건강수준을 나타내는 대표적인 지표로 쓰인다.

62

복어중독에 관한 설명으로 옳은 것은?

① 9~10월경에 많이 발생한다.
② 잠복기는 대개 2~3일로 구토, 설사, 복통을 일으킨다.
③ 혀, 입술 등에 마비 증상이 오면서 뇌출혈 증상이 나타난다.
④ 100℃에서 30분 가열하면 독성이 상실된다.
⑤ 원인 독소는 테트로도톡신이다.

62 복어중독
- 원인 독소는 테트로도톡신이다.
- 복어의 알, 생식기, 간, 피부, 장에 존재하며 내장에 가장 많다.
- 잠복기는 30분~5시간이다.
- 운동장애, 심하면 호흡중추신경이 마비됨으로써 호흡을 할 수 없게 된다.

정답
56 ① 57 ④ 58 ⑤ 59 ④ 60 ③ 61 ④ 62 ⑤

63 모기에 의해 매개되는 것으로 말라리아, 일본뇌염, 황열, 뎅기열, 사상충 등의 절족매개성 감염병이 있다.

63
모기가 매개하는 기생충으로 옳은 것은?
① 사상충　　　　　② 편충
③ 이질아메바　　　④ 선모충
⑤ 회충

64 의료인이 아니면서 의료행위를 하는 자는 5년 이하의 징역이나 5천만 원 이하의 벌금에 처한다(의료법 제87조의2).

64
무면허 의료행위를 처벌하는 법은?
① 혈액관리법　　　② 결핵예방법
③ 구강보건법　　　④ 의료법
⑤ 정신건강복지법

65 감염병의 예방 및 관리에 관한 법률은 국민 건강에 위해가 되는 감염병의 발생과 유행을 방지하고, 그 예방 및 관리를 위하여 필요한 사항을 규정함으로써 국민 건강의 증진 및 유지에 이바지함을 목적으로 한다(감염병의 예방 및 관리에 관한 법률 제1조).

65
감염병의 예방 및 관리에 관한 법률의 목적으로 옳은 것은?
① 감염병의 예방과 치료
② 감염병의 만연과 위생방지
③ 감염병의 발생과 만연방지
④ 감염병환자에 대한 보호 및 격리
⑤ 감염병의 발생과 유행방지

66 혈액원(혈액관리법 제2조)
혈액관리업무를 수행하기 위해 허가를 받은 자로서 수혈이나 혈액제제의 제조에 필요한 혈액을 채혈·검사·제조·보존·공급 또는 품질관리하는 업무를 행한다.

66
혈액원의 업무에 해당되는 것은?
① 검사와 유통　　　② 채혈과 유통
③ 제조와 신고　　　④ 신고와 검사
⑤ 채혈과 제조

67
정신건강증진시설에 해당하는 기관으로 옳은 것은?

가. 정신의료기관
나. 정신요양시설
다. 정신재활시설
라. 정신건강복지센터

① 가, 나, 다
② 가, 다
③ 나, 라
④ 라
⑤ 가, 나, 다, 라

67 정신건강증진시설 : 정신의료기관, 정신요양시설 및 정신재활시설(정신건강증진 및 정신질환자 복지서비스 지원에 관한 법률 제3조제4호)

68
결핵예방법에 의한 대한결핵협회의 설치 목적으로 옳은 것은?

① 결핵예방사업, 결핵연구사업
② 결핵진료사업, 결핵치료사업
③ 결핵진료사업, 결핵병원관리사업
④ 결핵병원관리사업, 결핵치료사업
⑤ 결핵퇴치사업, 결핵병원관리사업

68 결핵에 관한 조사·연구와 예방 및 퇴치사업을 수행하기 위하여 대한결핵협회를 둔다(결핵예방법 제21조제1항).

69
혈액관리법상 특정수혈부작용 발생으로 관련 질병이나 장애가 발생한 경우 신고 시기는?

① 지체 없이
② 7일 이내
③ 15일 이내
④ 30일 이내
⑤ 35일 이내

69 의료기관의 장은 특정수혈부작용이 발생한 사실을 확인한 날부터 15일 이내에 해당 의료기관 소재지의 보건소장을 거쳐 특별시장·광역시장·특별자치시장·도지사·특별자치도지사(이하 "시·도지사"라 한다)에게 특정수혈부작용이 발생한 사실을 별지 제8호서식에 따라 신고해야 한다.
다만, 사망의 경우에는 지체 없이 신고하여야 한다(혈액관리법 시행규칙 제13조).

정답
63 ① 64 ④ 65 ⑤ 66 ⑤ 67 ① 68 ① 69 ③

70 임산부 구강검진 내용(구강보건법 시행규칙 제15조)
- 치아우식증(충치) 상태
- 치주질환(잇몸병) 상태
- 치아마모증 상태
- 그 밖의 구강질환 상태

71 약물은 가능하면 서늘하고 통풍이 잘 되는 곳에 보관하여야 한다.

72 혈압계로 혈압 측정 시 주로 상완동맥(상박동맥)을 이용한다.

70
구강보건법상 임산부에게 실시하는 구강건강진단에 포함되어야 하는 사항이 아닌 것은?
① 구강질환 상태
② 치아마모증 상태
③ 치주질환 상태
④ 치아우식증 상태
⑤ 치아발육 상태

제4과목 실기

71
약물보관법에 대한 설명으로 옳지 않은 것은?
① 유효기간이 지난 것은 약국에 반납한다.
② 기름 종류의 약물은 10℃ 내외로 보관한다.
③ 마약이나 아편제제 등은 별도의 약장에 보관·관리한다.
④ 액체상태의 약물은 증발을 방지하기 위해 뚜껑을 덮어 보관한다.
⑤ 약물은 가능하면 습하고 통풍이 잘 되지 않는 밀폐된 곳에 보관한다.

72
혈압계로 혈압 측정 시 주로 이용되는 동맥은?
① 경동맥
② 측두동맥
③ 상완동맥
④ 척골동맥
⑤ 관상동맥

73
혈압을 높이는 요인이 아닌 것은?
① 흡연
② 스트레스
③ 짠 음식물 섭취
④ 방광 팽창
⑤ 조절된 통증

73 통증이 심하면 혈압도 올라갈 수 있으나 조절된 통증은 혈압을 내린다.

74
경구투약이 가능한 환자는?
① 무의식환자
② 소아환자
③ 전신마취하의 수술 예정환자
④ 투약을 거부하는 환자
⑤ 금식환자

74 무의식환자, 전신마취하의 수술 예정환자, 투약을 거부하는 환자, 금식환자 모두 경구투약이 불가능하다.

75
척추손상이 의심되는 환자를 발견하였을 때 즉각적인 처치로 옳은 것은?
① 몸을 똑바로 눕힌다.
② 업어서 빨리 병원으로 옮긴다.
③ 바퀴의자에 앉혀 병원으로 옮긴다.
④ 통증을 심하게 호소하면 측와위로 눕힌다.
⑤ 호흡곤란 증상을 보이면 상체를 눕힌다.

75 척추손상이 의심되는 환자는 몸을 똑바로 눕히고 구급대원이 올 때까지 기다려야 한다.

76
침상안정 중인 마비환자의 턱수염을 깎아주려고 한다. 면도절차로 옳지 않은 것은?
① 면도 시행 전후 깨끗하게 손을 씻는다.
② 피부를 팽팽히 당기면서 면도한다.
③ 털이 난 반대 방향으로 면도한다.
④ 면도 후 로션 등을 발라 보습한다.
⑤ 온수와 저자극 비누 등으로 피부자극을 적게 한다.

76 면도는 털이 난 방향으로 시행한다.

정답
70 ⑤ 71 ⑤ 72 ③ 73 ⑤ 74 ② 75 ① 76 ③

77 파울러씨 체위는 45도로 침상을 올리는 체위로 흉부를 넓게 해주고 호흡을 용이하게 한다.

77
호흡곤란을 호소하는 환자에게 적절한 체위는?
① 복위　　　　　　　② 절석위
③ 파울러씨 체위　　　④ 심스체위
⑤ 배횡와위

78 의식이 없는 환자 발견 시 기도 유지를 위해 반복와위나 측위 또는 앙와위를 취한 후 고개를 옆으로 돌려 호흡이 유지되는지 확인해야 한다.

78
바닥에 쓰러져 의식이 없는 상태로 응급실로 이송된 대상자에게 우선적으로 제공해야 할 간호는?
① 수액 공급　　　　② 호흡 확인
③ 기도 유지　　　　④ 고열량 식이
⑤ 혈압 측정

79 동시다발적 집단사고 시 보기에서 흉부 손상 환자가 우선적으로 처치해야 할 대상자이다. 흉부에는 심장과 폐, 간 등의 중요기관이 밀집되어 있기 때문이다.

79
동시다발적 집단사고가 발생했을 때 우선적으로 처치해야 하는 경우는?
① 척추골절　　　　② 흉부 손상
③ 골관절 골절　　　④ 개방성 창상
⑤ 내부장기 돌출

80 백혈병 치료를 받는 환아의 가장 중요한 간호중재는 감염의 예방이다. 항상 마스크를 쓰고 다니도록 하고, 사람이 많은 곳은 피해야 한다.

80
백혈병 치료를 받는 환아의 간호로 중요한 것은?
① 감염 예방　　　　② 적절한 영양 공급
③ 항암제의 부작용　④ 정상적인 성장과 발달
⑤ 부모와의 상담

81

기생충 감염 여부를 확인하기 위한 대변검사로 옳지 않은 것은?

① 깨끗한 변기를 사용하도록 한다.
② 검사물 용기에 환자의 이름을 적는다.
③ 검사물은 검사 신청서와 함께 검사실로 보낸다.
④ 소변이나 월경분비물로 오염되지 않도록 한다.
⑤ 수집된 검사물을 냉장고에 보관해 두었다가 검사실로 보낸다.

81 수집된 검사물은 바로 검사실로 보내야 한다.

82

다음 중 적절한 치료를 수행하지 않으면 상처 감염의 위험이 가장 높은 경우는?

① 인위적인 자상
② 부종을 동반한 염좌
③ 둔기로 맞아 멍이 든 상처
④ 손상된 피부의 오염 부위
⑤ 상처 부위의 출혈

82 손상된 피부가 오염되었을 경우 신속하게 처치를 하지 않으면 상처 감염의 위험성이 매우 높다.

83

노인환자의 요실금에 대한 간호로 옳은 것은?

① 다른 사람으로부터 격리한다.
② 베타딘으로 회음부 소독을 실시한다.
③ 노인에게는 흔한 증상이므로 크게 주의할 필요는 없다.
④ 수분 섭취를 제한하고 항상 건조하게 유지한다.
⑤ 와상상태에서 요실금이 있을 경우 욕창으로 진행되었을 때 정체 도뇨를 한다.

83 요실금을 치료하기 위해 케겔 운동으로 골반강 근육을 강화시키거나 일정한 간격으로 배뇨하도록 상기시키는 방광 재훈련 프로그램을 시행할 수 있다.
하지만 더 심해지거나 욕창이 발생했을 경우에는 정체 도뇨관을 삽입해야 한다.

정답
77 ③ 78 ③ 79 ② 80 ① 81 ⑤ 82 ④ 83 ⑤

84 위관영양 시 흡인 위험을 감소시키기 위해 좌위나 반좌위를 취하도록 한다.

85 일단 바닥에 평평하게 눕히고 다리를 높여 정맥 귀환량을 올려야 한다.

86 질식증의 응급처치법
• 기도 유지
• 기도 내 이물질 제거
• 호흡을 자유롭게 해줌
• 고개를 뒤로 젖혀 턱을 신전시키고 흡인함

87 노화의 신체적 변화
• 기초대사량 감소
• 수면의 감소
• 혈관저항 증가
• 기침반사 및 호흡능력 감소
• 심박출량과 심박동수 감소
• 면역능력 감소
• 동맥경화증 및 혈압의 증가

84
위관영양에 대한 설명으로 옳지 않은 것은?
① 대상자를 앙와위로 눕힌 상태에서 실시한다.
② 영양액은 중력에 의해 천천히 들어가게 한다.
③ 영양액을 주입하는 동안 공기가 들어가지 않도록 한다.
④ 영양액 주입 후 비위관은 조절기로 막아 준다.
⑤ 영양액 주입 후 30분간 앉아 있도록 한다.

85
환자가 쇼크에 빠졌을 때 먼저 해야 할 것은?
① 청색증 유무를 관찰한다.
② 평평한 바닥에 눕히고 다리를 높인다.
③ 찬 수건을 얼굴에 댄다.
④ 보호자에게 알린다.
⑤ 더운 마사지를 해준다.

86
환자에게 질식증이 나타났을 때 우선적으로 해야 할 간호는?
① 산소를 공급한다.
② 의사에게 보고한다.
③ 인공호흡을 실시한다.
④ 고개를 옆으로 돌린다.
⑤ 고개를 뒤로 젖혀 턱을 신전시키고 흡인한다.

87
노화의 신체적 변화에 따른 특성으로 옳은 것은?
① 기초대사량 증가   ② 기침반사 증가
③ 요량의 증가   ④ 낮잠과 밤잠의 증가
⑤ 동맥경화증 증가

88
자궁이완으로 인한 산후출혈 시 간호로 옳지 않은 것은?
① 출혈량 기록 및 활력징후를 측정한다.
② 오로의 색, 양, 냄새를 관찰하고 기록한다.
③ 자궁저부에 더운물 주머니를 제공한다.
④ 회음부 주위에 열상을 확인한다.
⑤ 트렌델렌버그 체위를 취하거나 하지를 올려 준다.

88 산후출혈 시 자궁저부에 얼음주머니를 적용하여 혈관을 수축시켜야 한다.

89
산모에게 회음부 삭모를 하는 목적은?
① 회음부 절개 부위의 감염을 예방하기 위해
② 분만 진행 시 정확히 관찰하기 위해
③ 산후통을 예방하기 위해
④ 자연배뇨를 돕기 위해
⑤ 정체 도뇨를 쉽게 하기 위해

89 회음부 절개 부위의 감염을 예방하기 위해 산모에게 삭모를 시행하여야 한다.

90
인절미를 먹다가 목에 걸려 호흡곤란을 호소하다 의식을 잃은 대상자에 대한 올바른 응급처치는?
① 물을 계속 공급하며 이물질을 억지로 삼키도록 한다.
② 손가락을 대상자의 입에 넣어 이물질을 억지로 빼낸다.
③ 억지로라도 기침을 시키기 위해 대상자의 등을 세게 두드린다.
④ 바닥에 눕히고 골반 위치에서 손 뒤꿈치를 이용해 45도 각도로 밀어 올린다.
⑤ 뒤에 서서 주먹을 쥐고 복부의 윗부분을 후상방으로 힘차게 밀어 올린다.

90 의식이 없는 질식환자의 경우에는 대상자를 바닥에 눕히고 골반 위치에 걸터앉아 손 깍지를 끼고 손 뒤꿈치를 이용해 45도 상방으로 밀쳐 올린다.

정답
84 ① 85 ② 86 ⑤ 87 ⑤ 88 ③ 89 ① 90 ④

91 너무 뜨거운 목욕은 노인의 피부를 상하게 하고 화상을 입힐 우려가 있다.

92 신생아가 사지가 늘어진 상태로 반응이 없는 것을 발견하면 즉시 호흡을 확인하고 간호사를 호출해야 한다.

93 일반적으로 치아에는 삼차신경이 분포되어 있다.

94 치아우식증을 감소시키는 요인으로 타액의 점성·당질 감소, 타액분비 증가, 저작운동 증가, 적절한 불소농도 등이 있다.

91
노인의 피부위생을 위한 간호로 옳지 않은 것은?
① 가습기를 사용하여 적절한 습도를 유지한다.
② 매일 목욕하면 땀샘과 피지선 분비기능이 저하될 수 있어 목욕은 일주일에 한 번 정도 한다.
③ 목욕 후 체온 하강을 예방하기 위해 뜨거운 목욕물을 사용한다.
④ 비누를 사용할 경우 지방이 많은 중성비누를 사용한다.
⑤ 피부가 건조하면 크림, 로션 등의 습윤제를 바른다.

92
신생아를 침대에서 들었을 때 사지가 늘어진 상태로 반응이 없는 것을 발견하였다. 이때의 적절한 간호는?
① 아기를 안고 간호사에게 빨리 데리고 간다.
② 아기의 호흡을 확인하고 간호사를 부른다.
③ 간호사를 부르고 심폐소생술을 시작한다.
④ 아기의 호흡을 확인하고 산소를 신속히 공급한다.
⑤ 습도를 올리고 산소를 신속히 공급한다.

93
일반적으로 치아에 분포되어 있는 신경으로 옳은 것은?
① 활차신경   ② 안면신경
③ 설인신경   ④ 삼차신경
⑤ 설하신경

94
치아우식증을 감소시키는 요인으로 옳은 것은?
① 타액당질 감소   ② 저작운동 감소
③ 타액점성 증가   ④ 타액분비 저하
⑤ 불소농도 감소

95

뱀에 물린 교상환자에게 해야 할 응급처치는?

① 물린 부위를 심장보다 높게 한다.
② 상처 부위의 독을 입으로 빨아내는 것은 위험하다.
③ 온습포를 하며 환자를 안정시킨다.
④ 독을 제거하기 위해 환부를 칼로 절개한다.
⑤ 되도록 물을 많이 마시게 하여 독을 희석시킨다.

95 뱀에 물린 교상환자의 응급처치
- 몸을 움직이면 독이 빨리 퍼지므로 되도록 움직이지 않도록 한다.
- 물린 부위를 심장보다 아래쪽에 위치시킨다.
- 물린 부위를 부목으로 고정시킨 후 병원으로 이송시킨다.
- 입으로 독을 빨아내지 않도록 한다. 입안에 상처가 있을 경우 오히려 독이 구조하는 사람에게 퍼진다.
- 독이 전신에 퍼지는 것을 방지하기 위해 물을 마시지 못하게 한다.

96

사고차량에서 걸어 나온 환자가 피를 흘리며 바닥에 쓰러졌다. 창백하고 축축한 피부와 함께 얕고 빠른 호흡을 하고 있을 때 환자에게 취해주어야 할 적절한 자세는?

① 몸을 똑바로 누인다.
② 왼쪽으로 돌려 눕힌다.
③ 오른쪽으로 돌려 눕힌다.
④ 바로 눕히고 발을 높여 준다.
⑤ 등을 기대고 앉아 있도록 한다.

96 출혈성 쇼크상태 시에는 트렌델렌버그 체위(머리를 발보다 낮게 하는 체위)를 취해 주어야 한다.

97

장기간 복용 시 평형실조, 난청(제8뇌신경의 장애) 등의 부작용이 나타나는 항결핵제는?

① 스트렙토마이신   ② 에탐부톨
③ 이소나이아지드   ④ 파라아미노살리실산
⑤ 피라진아마이드

97 스트렙토마이신의 부작용
최초의 항결핵성 항생물질로 장기간 복용 시 이명, 난청의 부작용이 있으므로 복용 중에는 청력의 이상에 주의해야 한다.

정답
91 ③   92 ②   93 ④   94 ①   95 ②   96 ④   97 ①

98 수기요법의 효과
- 음양조절 기능
- 경락의 소통
- 신진대사 촉진
- 저항력 증진
- 혈액순환 및 영양상태의 개선
- 관절운동 범위의 개선
- 관절주위 조직의 이완

99 척추골절 시 추가상해의 위험성이 있기 때문에 경추까지 포함하여 전신에 부목을 대어 주어야 한다.

98
수기요법에 대한 설명으로 옳지 않은 것은?
① 수기요법에서 수기는 추나, 안마, 지압이라고도 한다.
② 관절에 염증성 질환이 있거나 골절 시에는 금기이다.
③ 근육의 균형을 회복함으로써 근경련 상태를 개선한다.
④ 관절기능 이상 시 관절운동 범위를 개선한다.
⑤ 관절 주위의 조직을 수축시키는 효과를 갖는다.

99
등산을 하던 중 낙상으로 인해 척추골절이 발생하였다. 응급처치 방법으로 옳은 것은?

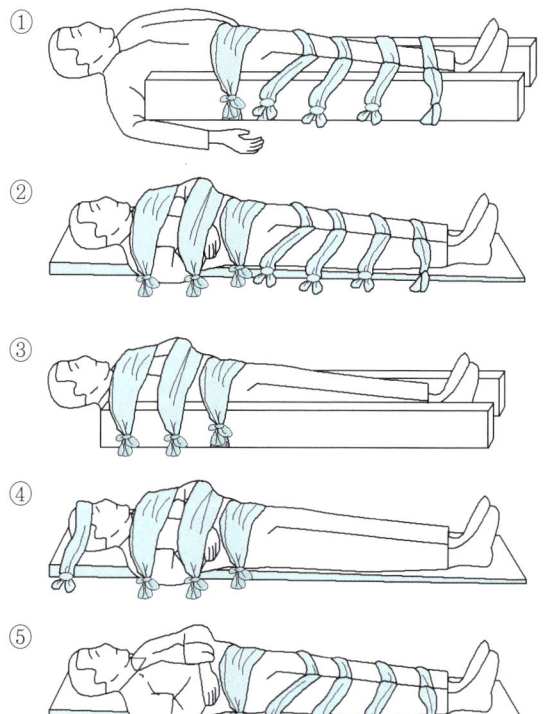

100

다음 중 당뇨환자의 발톱을 자르는 올바른 방법은?

①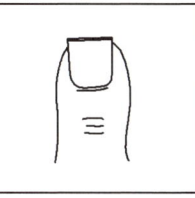
②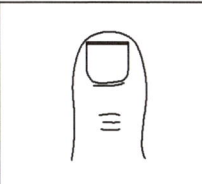
③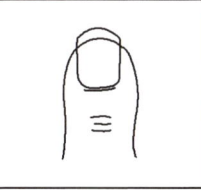
④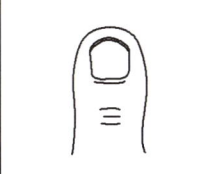
⑤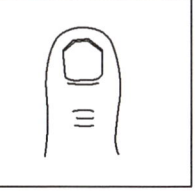

101

잠혈검사에 영향을 줄 수 있는 요인으로 틀린 것은?

① 육류 섭취 ② 소변 ③ 생리
④ 금식 ⑤ 붉은색 야채

102

3세 이하의 환아는 미성숙된 유스타키오관으로 인해 성인과 다르게 고막체온을 측정한다. 그 방법으로 옳은 것은?

① 귀를 전하방으로 당긴다.
② 귀를 전상방으로 당긴다.
③ 귀를 후하방으로 당긴다.
④ 귀를 후상방으로 당긴다.
⑤ 귀를 옆으로 당긴다.

---

100 당뇨환자는 발톱을 너무 짧지 않게 일자로 잘라주어야 당뇨합병증을 예방할 수 있다.

101 금식은 잠혈검사와 관련 없다. ④.

102 고막 체온측정 시 3세 이하의 어린이는 후하방, 성인은 후상방으로 귀를 당겨 측정한다.

정답
98 ⑤ 99 ② 100 ① 101 ④ 102 ③

103 손씻기 시행
- 환자와의 접촉 전후
- 주변 물건을 만진 후
- 배액물에 노출될 위험성이 있는 경우
- 멸균적 시술이나 수술 전

104 파상풍은 경련을 유발할 수 있어 어둡고 조용한 병실 환경을 유지하여 경련을 방지하는 것이 중요하다.

105 카테터는 7~14일마다 교체한다. 도뇨 전에 손씻기를 하여야 한다(내과적 손씻기)
카테터와 소변주머니는 폐쇄적으로 유지한다. 소변주머니는 방광보다 아래에 위치하도록 한다.

정답
103 ③ 104 ② 105 ②

103
교차감염을 예방하기 위해 손을 씻어야 하는 경우로 옳지 않은 것은?
① 환자가 소변보는 것을 도와준 후
② 환자의 혈압을 측정한 후
③ 환자의 질문에 대답한 후
④ 환자의 걷기운동을 부축한 후
⑤ 환자에게 의치를 적용한 후

104
파상풍 아동의 간호에 대한 설명으로 적절한 것은?
① 전염성 질환으로 반드시 격리가 필요하다.
② 소리, 빛, 접촉을 최소화하고 어두운 방에서 간호한다.
③ 자극을 줄이기 위해서 아동을 혼자 두어야 한다.
④ 매 5년마다 파상풍 백신을 추가접종 한다.
⑤ 칼로리를 공급하기 위해 구강섭취를 권장한다.

105
유치도뇨관을 삽관하고 있는 환자의 요로감염 예방을 위한 간호로 옳은 것은?
① 카테터는 4주마다 교체한다.
② 카테터를 삽입할 때는 무균술을 지켜서 한다.
③ 도뇨 후 반드시 손을 씻는다.
④ 카테터에서 소변을 모으는 소변 배액주머니까지 모두 개방적으로 유지한다.
⑤ 소변주머니는 침상난간의 윗부분에 고정한다.

제5회 최종모의고사

문항수 : 105문항   시간 : 105분

제1과목 기초간호학 개요

01
환자 개인문제의 비밀보장을 위한 간호조무사의 태도로 옳은 것은?
① 비밀은 절대 보장되도록 노력한다.
② 의사와 간호조무사가 상의하여 처리한다.
③ 간호조무사의 임무 밖이므로 신경 쓰지 않는다.
④ 일신상의 문제를 충분히 듣고 난 후 보호자와 상의한다.
⑤ 개인의 판단에 따라 비밀보장 내용을 정리한다.

02
간호조무사가 의식이 혼미한 환자에게 더운물 주머니를 대어 주다가 화상을 입혔다. 이런 경우 법적인 과실은?
① 불법행위   ② 과실치사
③ 주의의무 태만   ④ 불법진료
⑤ 간호사고

03
간호조무사의 직업적 태도로 옳지 않은 것은?
① 책임 완수
② 간호사 조력
③ 시간 엄수
④ 환자 치료
⑤ 정숙하고 신뢰성 있는 태도

---

01 간호조무사는 환자 개인문제의 비밀을 절대적으로 보장하도록 노력해야 한다.

02 주의의무는 타인에게 유해한 결과가 발생되지 않도록 정신을 집중할 의무로 이를 태만히 여기는 것을 주의의무 태만이라고 한다.

03 간호조무사의 기본적 태도로 인도적 봉사, 정신적 요구에 이바지, 정숙하고 신뢰성 있는 태도, 간호사 조력, 성실과 책임 완수, 시간 엄수, 친절과 예의 등이 있다.

정답
01 ①   02 ③   03 ④

04 무의식환자는 분비물 배출과 욕창을 예방하기 위해서 2시간마다 체위를 변경해 주어야 한다.

05 예방접종의 공고(감염병의 예방 및 관리에 관한 법률 제26조)
특별자치시장·특별자치도지사 또는 시장·군수·구청장은 임시예방접종을 할 경우에는 예방접종의 일시 및 장소, 예방접종의 종류, 예방접종을 받을 사람의 범위를 정하여 미리 인터넷 홈페이지에 공고하여야 한다.
다만, 제32조제3항에 따른 예방접종의 실시기준 등이 변경될 경우에는 그 변경 사항을 미리 인터넷 홈페이지에 공고하여야 한다.

06 과산화수소는 가장 많이 사용되는 구강용액으로 마르고 백태가 낀 혀의 죽은 조직과 구취의 원인을 효과적으로 제거해 준다. 생리식염수와 과산화수소를 4:1의 비율로 섞어서 사용하며, 장시간 사용했을 경우 치아의 에나멜이 상할 수 있으므로 주의해야 한다.

04

무의식환자의 간호 수행방법으로 옳지 않은 것은?
① 수액을 공급하여 수분 균형을 맞춘다.
② 오한이 있을 경우 보온해 준다.
③ 안전을 위해 침상의 난간대를 올린다.
④ 분비물의 흡입을 예방하기 위해 부동을 유지하도록 한다.
⑤ 분비물 배출을 위해 측위나 반복위를 취한다.

05

임시예방접종 공고 시 반드시 포함되어야 하는 사항이 아닌 것은?
① 예방접종의 종류　② 예방접종의 장소
③ 예방접종의 시행자　④ 예방접종의 일시
⑤ 예방접종을 받을 사람의 범위

06

마르고 백태가 낀 혀의 죽은 조직과 구취의 원인을 제거하는 데 사용되는 용액은?
① 베타딘　② 질산은
③ 포비돈　④ 과산화수소
⑤ 붕산수

07
치과 진료 시 간호조무사의 업무로 옳지 않은 것은?
① 진공흡입기 사용　② 환자 예약
③ 구강 치료　　　　④ 간단한 잇몸 소독
⑤ 진료기구 준비

07 치과 간호조무사의 역할
- 치료 전 문진을 하여 진료기록부에 기록한다.
- 입안을 시진하고 충치의 개수, 충치 상태, 기존 보철물을 기록한다.
- 치석을 제거한 뒤 잇몸을 소독한다.
- 진료를 준비하고 진료기구를 교환한다.
- 다음 예약 날짜를 잡아 준다.
- 치료 후 주의사항 및 구강보건에 대한 교육을 실시한다.

08
요실금 환자의 간호중재로 적절하지 않은 것은?
① 배뇨를 다시 조절하도록 돕는다.
② 적절한 케겔운동을 하도록 격려한다.
③ 유치도뇨관을 삽입하고 수분 섭취를 제한한다.
④ 피부자극에 의해 생기는 욕창 등 2차적인 합병증을 예방한다.
⑤ 요의가 없어도 규칙적으로 소변을 보게 한다.

08 유치도뇨관을 삽입하고 수분 섭취를 제한하면 감염의 우려가 있고 실금을 조정할 수 없다.

09
간의 기능으로 옳지 않은 것은?
① 철분 저장　　　② 지방대사
③ 해독작용　　　 ④ 혈장단백 합성
⑤ 신체활동 통제

09 신체활동의 통제는 중추신경계의 기능이다.

정답
04 ④　05 ③　06 ④　07 ③　08 ③　09 ⑤

10 보행기 이동 시 환자의 팔꿈치가 30도로 구부러지도록 보행기는 환자의 둔부 높이로 조절한다.

11 억제대는 반드시 의사의 지시를 받아 환자 및 보호자에게 사용 목적을 분명히 설명하고 동의서를 받아야 한다.
또한 억제대를 사용하는 부위가 아닌 곳의 움직임은 자유롭게 하며 적어도 2시간마다 30분간 풀고 관절운동과 피부를 자주 관찰해야 한다.

12 얼음주머니는 체온을 내리고 통증을 완화시키기 위해 사용되는데 특히 타박상이나 염좌 시 부종을 덜어주고 감소시킨다.

13 산소 투여 시 가습의 목적
- 호흡 시 기관지 점막의 건조 예방
- 기관지 섬모 손상 및 점막 자극 예방
- 기관 내 분비물을 액화시켜 배출 용이

10
보행기로 이동할 때 보행기 높이는 환자의 어느 위치로 조절하는가?
① 허리 ② 팔꿈치
③ 무릎 ④ 가슴
⑤ 둔부

11
억제대 사용 시 가장 주의해서 살펴야 할 점은?
① 매듭상태 관찰 ② 맥박 관찰
③ 활동정도 관찰 ④ 정신상태 관찰
⑤ 혈액순환 및 피부 관찰

12
발목에 염좌가 있는 환자에게 얼음주머니를 적용하는 이유는?
① 근육을 이완시키기 위함이다.
② 대사활동을 증진시키기 위함이다.
③ 조직의 대사를 감소시키기 위함이다.
④ 부종을 감소하고 방지하기 위함이다.
⑤ 혈관의 이완을 돕기 위함이다.

13
산소 투여 시 가습을 하는 이유로 옳지 않은 것은?
① 일정한 산소의 농도를 유지하기 위해서
② 호흡 시 기관지 점막의 건조를 예방하기 위해서
③ 기관지 섬모 손상을 예방하기 위해서
④ 기관지 점막 자극을 예방하기 위해서
⑤ 기관 내 분비물을 액화시켜 배출을 용이하게 하기 위해서

14
결핵약을 투여할 때 2가지 이상의 약물을 사용하는 이유는?
① 빠른 흡수
② 위 보호
③ 위산 중화
④ 내성 지연
⑤ 약의 독성 중화

14 결핵은 내성이 강한 질환이기 때문에 2가지 이상 병용요법은 내성을 방지하고 치료 효과를 높일 수 있다.

15
임신 후기 출혈로 태반의 일부 또는 전체가 자궁으로부터 분리되어 떨어지는 것은?
① 자간증
② 절박유산
③ 태반조기박리
④ 포상기태
⑤ 자궁 외 임신

15 임신 후기 태반의 일부 또는 전체가 자궁으로부터 분리되어 떨어지는 것을 태반조기박리라고 한다.
암적색 질 출혈, 심한 복통, 내출혈 및 쇼크 증상 등을 동반한다.

16
다음 중 수혈의 목적으로 옳은 것은?

> 가. 순환혈액의 보충을 위해
> 나. 산소운반능력의 증가를 위해
> 다. 혈액의 결핍성분 보충을 위해
> 라. 부족한 영양공급을 위해

① 가, 나, 다
② 가, 다
③ 나, 라
④ 라
⑤ 가, 나, 다, 라

16 부족한 영양공급은 아미노산 등의 수액으로 공급한다.

17
약물 투여방법 중 약효가 빠른 순서대로 배열된 것은?
① 구강 - 피하 - 정맥 - 근육
② 정맥 - 피하 - 구강 - 근육
③ 정맥 - 근육 - 피하 - 구강
④ 피하 - 근육 - 정맥 - 구강
⑤ 근육 - 정맥 - 구강 - 피하

17 정맥이 가장 빠르고 근육, 피하, 구강 투여의 순서대로 약효가 진행된다.

정답
10 ⑤ 11 ⑤ 12 ④ 13 ① 14 ④ 15 ③
16 ① 17 ③

18 수혈 중 발열이나 오한, 가려움증이 나타나면 수혈을 즉시 중단하고 간호사나 의사에게 보고해야 한다.
또한 혈액의 용혈을 방지하기 위해 19G 이상의 바늘을 사용한다.

18
수혈 중인 환자를 위한 간호로 옳은 것은?

가. 공혈자와 수혈자의 혈액형과 Rh 인자를 확인한다.
나. 발열, 오한, 가려움증, 두통이 나타나면 계속 관찰한다.
다. 혈액은 냉장 보관하도록 한다.
라. 혈액의 주입 속도를 빠르게 하기 위하여 19G 이상의 바늘을 사용한다.

① 가, 나, 다   ② 가, 다
③ 나, 라   ④ 라
⑤ 가, 나, 다, 라

19 멸균된 상태의 소변 검사물을 채취하기 위해서는 단순 인공도뇨를 통한 방법이 가장 적절하다.

19
멸균 소변 검사물을 채취하는 올바른 방법은?
① 단순 인공도뇨를 통해 채취한다.
② 환자가 변기에서 배뇨하도록 도와준다.
③ 소변을 보기 전에 외음부를 씻어내도록 한다.
④ 환자에게 검사물병에 직접 배뇨하도록 한다.
⑤ 환자에게 소독된 변기를 주어 배뇨하도록 한다.

20 면도기는 30~45°로 피부에 대고 털이 난 방향으로 밀어야 한다.

20
수술 전 피부준비(skin preparation)를 위한 삭모 시 면도날의 방향은?
① 모발과 같은 방향
② 모발과 반대 방향
③ 모발에 45° 방향
④ 모발에 15° 방향
⑤ 어느 방향이든 상관없음

21
용기에 약물을 넣고 물을 부어 가열하여 성분을 삼출시키는 방법으로 급성질환에 가장 많이 사용되는 것은?
① 정제
② 고제
③ 주제
④ 탕제
⑤ 산제

21 탕제란 탕약관 또는 기타 용기에 약물을 넣고 물을 부어 가열하여 성분을 삼출시키는 방법으로 급성질환에 많이 사용한다.

22
담석증으로 인해 황달 증세가 심한 환자에게 제한해야 하는 영양소는?
① 지방
② 단백질
③ 무기질
④ 비타민
⑤ 탄수화물

22 담석증은 담즙의 고형물질에 의해 담낭 내에서 형성되는 것으로 식습관이 서구화되는 우리나라에서 급증하고 있는 질환이다. 예방을 위해 고섬유소·저지방의 식사를 하는 것이 좋으며 황달이 있는 경우에는 지방의 섭취를 엄격하게 제한해야 한다.

23
자동적이고 규칙적인 자극을 일으켜 흡기와 호기를 유발하는 호흡중추가 위치하는 곳은?
① 소뇌
② 연수
③ 시상하부
④ 간뇌
⑤ 중뇌

23 연수의 흡기중추는 자동적이고 규칙적인 자극을 일으켜 흡기와 호기를 유발한다.

24
출산 시 합병증인 산후감염을 나타내는 지표는?
① 산후통
② 회음부 통증
③ 혈괴와 적색 오로
④ 산후출혈
⑤ 출산 3일 후 38℃ 이상의 고열

24 분만 후 24시간 이내에는 산모의 체온이 보통보다 높으나 다음날부터 10일 사이에 이틀 이상 38℃ 이상으로 지속되는 경우에는 유방염, 기관지염 등을 제외하고는 산욕열로 추정한다.

정답
18② 19① 20③ 21④ 22① 23② 24⑤

25

제왕절개술은 복벽과 자궁벽을 절개하여 태아를 분만하는 것으로 정상 질식분만에 비하여 임부와 태아 및 신생아에게 미치는 위험률은 2배 이상이다. 제왕절개 적응증으로 옳은 것은?

① 산부의 요청
② 태아의 하강
③ 태아선진부의 둔위
④ 39주 산모
⑤ 규칙적인 태아심음

25 둔위는 정상분만을 할 수 없는 고위험 태위로 제왕절개가 반드시 필요하다. 다른 보기는 정상분만이 가능하다.

26

정상분만 후 6시간 동안 배뇨를 하지 못한 산모가 방광이 계속 팽만한 상태로 유지될 때 주의해서 관찰해야 할 사항은?

① 자궁후굴
② 자궁탈출
③ 방광탈출
④ 산후출혈
⑤ 질염

26 분만 후 소변을 보지 못할 경우 방광이 팽만되어 자궁의 수축을 방해하여 산후출혈의 원인이 될 수 있다.

27

분만 후 자궁 변화로 옳은 것은?

① 2일 후면 배꼽과 치골의 중간 지점에 자궁저부가 위치한다.
② 자궁경관이 회복되려면 2~3주 정도 걸린다.
③ 자궁이 단단하게 촉진되면 출혈의 위험이 있다.
④ 분만 직후 자궁저부는 배꼽 위 5cm에 위치한다.
⑤ 9~10일 후면 치골결합 바로 위에 자궁저부가 있어 복부 벽에서 촉진할 수 없다.

27 분만 후 자궁 변화
- 자궁이 단단해지면 출혈의 위험이 없다.
- 5일이 지나면 배꼽과 치골의 중간 지점에 자궁저부가 위치하게 된다.
- 자궁경관은 4~5주 후면 회복된다.
- 자궁저부는 분만 직후 배꼽 아래 5cm로 올라온다.

28
3세 남아가 중이염으로 입원하였을 때 적절한 간호중재는?
① 아픈 귀 쪽으로 눕힌다.
② 항히스타민제를 투여한다.
③ 기침을 하게 하여 분비물을 배출시킨다.
④ 청력검사를 실시한다.
⑤ 머리를 상승시키고 아프지 않은 귀 쪽으로 눕힌다.

29
신경성 식욕부진 아동의 간호중재로 옳은 것은?
① 식욕촉진제의 투여가 중요하다.
② 간호의 치료 과정에 가족 참여를 배제한다.
③ 자존감 강화활동을 위한 계획을 세운다.
④ 부정적 감정을 억누르는 연습을 하게 한다.
⑤ 강압적이고 완고한 태도로 간호한다.

30
발열과 함께 몸통에서 발진이 시작되어 점차 사지로 번지며 발진성 수포가 생기는 질환은?
① 홍역　　② 수두
③ 성홍열　④ 수족구병
⑤ 풍진

31
십이지장에서 소화된 영양분이나 음식물을 흡수하는 곳은?
① 위벽　　② 융모
③ 장막　　④ 근막
⑤ 장액

---

28 중이염 간호중재
- 통증을 감소시키기 위해 아세트아미노펜과 이부프로펜을 투여한다.
- 머리를 상승시키고 아프지 않은 귀 쪽으로 눕혀 통증을 최소화한다.
- 3세 미만의 아동은 유스타키오관이 넓고 짧으며 곧기 때문에 중이염에 걸릴 확률이 높다.

29 신경성 식욕부진 아동의 자존감과 가치감을 증진시키는 간호를 제공해야 한다.

30 수두는 대상포진 바이러스에 의한 급성 바이러스성 질환으로 발열과 함께 몸통에서 발진이 시작되어 점차 사지로 번지며 발진성 수포가 나타난다.

31 소장의 융모는 소화된 영양분이나 음식물을 흡수한다.

정답
25 ③　26 ④　27 ⑤　28 ⑤　29 ③　30 ②　31 ②

32 대장의 주요 기능은 수분을 흡수하는 것이다.

32
대장의 주된 기능은?
① 담즙을 분비한다.
② 영양분을 흡수한다.
③ 수분을 흡수한다.
④ 소화효소를 분비한다.
⑤ 생리적 협착작용을 한다.

33 코데인은 모르핀보다는 진해작용이 강하지만 약효는 모르핀의 1/10 정도이다. 부작용으로 오심, 구토, 변비, 발한, 호흡억제, 흥분, 경련 등이 있다.

33
진해작용이 강해 모르핀 대신 사용하는 마약은?
① 코데인 ② 코카인
③ 데메롤 ④ 펜타닐
⑤ 옥시코돈

34 아스피린의 일반적인 부작용은 위장출혈이다.

34
아스피린의 부작용은?
① 고열 ② 경련
③ 오심, 구토 ④ 현기증
⑤ 위장출혈

35 니트로글리세린은 협심증으로 인한 통증 시 사용되며 작용시간이 매우 빠른 혈관확장제이다. 사용 시 설하로 투여해야 한다.

35
협심증으로 인한 통증 시 사용하는 혈관확장제는?
① 베라파밀 ② 페니실린
③ 모르핀 ④ 펜타닐
⑤ 니트로글리세린

제2과목 보건간호학 개요

36
치아우식증 발생을 예방하기 위해서 상수도 정수장에서 불소농도를 유지·조정하는 사업은?
① 구강보건사업
② 구강보건약품사업
③ 구강보건실태조사사업
④ 보건복지부 구강보건사업
⑤ 수돗물불소농도조정사업

36 수돗물불소농도조정사업: 치아우식증(충치)의 발생을 예방하기 위하여 상수도 정수장 또는 수돗물 저장소에서 불소화합물 첨가시설을 이용하여 수돗물의 불소 농도를 적정수준으로 유지하고 조정하는 사업(구강보건법 제2조제2호)

37
의료처치나 진료서비스 행위에 대해 가격을 책정하여 의료수가를 부가하는 의료 지불제도는?
① 포괄수가제
② 인두제
③ 총액계약제
④ 행위별 수가제
⑤ 봉급제

37 행위별 수가제는 사후보상 방식으로 진료 행위당 수가를 책정하는 방법이다.
가장 오래된 방법으로 진료한 만큼 보상받기 때문에 의료인이 가장 선호한다. 현실적인 시행이 가장 용이하나 높은 국민의료비와 과잉진료의 단점이 있다.

38
음료수의 대장균 허용기준에 속하는 것은?
① 100cc에 하나도 없을 것
② 100cc에 10마리 미만일 것
③ 10cc에 하나도 없을 것
④ 5cc에 하나도 없을 것
⑤ 1cc에 하나도 없을 것

38 음료수의 대장균 허용기준: 100cc에 하나도 없을 것

39
창상에 대한 살균작용과 피부결핵, 골관절결핵치료에 효과가 있는 태양광선은?
① 가시광선
② 적외선
③ 자외선
④ 복사열
⑤ 전자파

39 자외선은 피부결핵, 골관절결핵 치료에 효과가 있으며 창상에 대한 살균작용을 한다.

정답
32 ③ 33 ① 34 ⑤ 35 ⑤ 36 ⑤ 37 ④
38 ① 39 ③

40 간흡충증(간디스토마)은 우리나라의 낙동강, 영산강, 섬진강, 금강, 한강 등 5대강 유역에서 주로 발생한다.
특히 민물고기를 생식하는 경우가 많은 낙동강 유역에서 발생률이 높다.

41 일차보건의료의 필수요소는 지리적 접근성, 수용 가능성, 주민의 참여, 지불부담 능력 등이다.

42 질병이 발생했을 때 제일 먼저 접하게 되는 의료서비스를 1차 의료서비스라고 한다. 의원급, 보건소, 보건지소, 보건진료소, 개인의원, 조산원 등의 1차 의료기관이 해당된다.

43 비만 아동은 가정 내에서 이루어지는 영양교육이 중요한 영향을 미치기 때문에 학부모와 함께 교육시키는 것이 효과가 높다.

40
우리나라 5대강 유역에서 주로 발생하며 특히 낙동강 유역의 주민들에게 발생률이 높은 기생충 질환은?
① 편충증
② 폐흡충증
③ 간흡충증
④ 유구조충증
⑤ 무구조충증

41
WHO에서 제시한 일차보건의료 접근의 필수요소로 옳게 묶인 것은?
① 소비 가능성, 주민들의 참여, 지불부담 능력
② 수용가능성, 지불부담 능력, 지리적 접근성
③ 지리적 접근성, 정치적 지원, 지불부담 능력
④ 수용 가능성, 행정적 지원, 주민들의 참여
⑤ 수혜범위 확장, 지리적 접근성, 지불부담 능

42
우리나라에서 질병이 발생했을 때 제일 먼저 접하게 되는 의료기관은?
① 의원급, 보건소, 보건지소
② 병원, 종합병원
③ 전문병원
④ 대학병원
⑤ 특수법인 병원

43
8세 비만 아동에게 보건영양교육을 실시하려고 한다. 누구와 함께 동행하는 것이 가장 효과가 높게 나타나는가?
① 친구
② 선생님
③ 보건교사
④ 학부모
⑤ 형제자매

44
당뇨병의 가족력을 지닌 대상자에게 보건교육을 하려고 한다. 이는 보건교육 목적 중 어디에 해당되는가?
① 건강증진   ② 질병예방
③ 조기검진   ④ 조기치료
⑤ 재활

44 보건교육을 통한 질병예방 교육은 건강을 위협한다고 규명된 것이 발견되었을 때 불건강 문제를 예방하기 위해 위험요소를 변화시키는 것을 말한다.

45
참여자의 수가 많을 경우 전체를 수 개의 분단으로 나누고 토의시킨 후 다시 전체 회의에서 종합하는 방법은?
① 버즈세션   ② 집단토의
③ 패널토의   ④ 심포지엄
⑤ 브레인스토밍

45 버즈세션은 와글와글 학습법이라고도 하며 전체를 수 개의 분단으로 나누어 토의하고 다시 전체 회의에서 종합하는 방식으로 협동정신, 공동체험에 의해 문제를 발견하고 해결할 수 있는 교육방법이다.

46
사회보장의 기능에 속하지 않는 것은?
① 부의 축적기능   ② 경제적 기능
③ 사회통합 기능   ④ 소득재분배 기능
⑤ 최저생활 보장기능

46 사회보장에는 경제적 기능, 사회통합 기능, 소득재분배 기능, 최저생활의 보장기능 등이 있다.

47
모성사망률 계산 시 분자에 들어갈 내용으로 옳은 것은?
① 연간 총 출생자 수
② 연간 가임기 여성사망자 수
③ 연간 총 부인 수
④ 연간 총 사망자 수
⑤ 같은 해의 임신·출산·산욕으로 인한 모성사망자 수

47 모성사망률
(같은 해의 임신·출산·산욕으로 인한 모성사망자 수/15~49세 가임기 여성 수)×100,000

정답
40 ③ 41 ② 42 ① 43 ④ 44 ② 45 ① 46 ①
47 ⑤

48 시범 : 말이나 토의로 불가능한 기술의 습득인 경우 실제 물건이나 자료를 가지고 시범하는 방법으로 동기 유발이 용이하며 대상자가 경험이 없어도 직접 눈으로 보고 배울 수 있어 학습목표 도달이 쉽다.

49 근로복지공단은 근로자가 업무로 인하여 재해를 당한 경우 치료해 주고 근로자와 가족의 생활을 보장하기 위해 각종 보험급여를 지급한다.

50 장기요양급여의 종류(노인장기요양보험법 제23조)
- 재가급여 : 방문요양, 방문목욕, 방문간호, 주·야간 보호, 단기보호, 기타재가급여
- 시설급여 : 노인요양시설, 노인요양공동생활가정
- 특별현금급여 : 가족요양비, 특례요양비, 요양병원간병비

48
보건교육방법 중 시범의 장점은?
① 경제적이다.
② 많은 대상자에게 적용이 가능하다.
③ 교육기간이 짧다.
④ 보조 자료를 사용할 필요가 없다.
⑤ 의도하는 바를 확실하게 전할 수 있다.

49
반도체 공장에서 일하다가 백혈병이 생긴 근로자가 보상 판정을 받을 수 있는 기관은?
① 보건복지부
② 근로복지공단
③ 한국산업안전보건공단
④ 한국산업인력공단
⑤ 고용노동부

50
장기요양급여의 종류 중 시설급여에 포함되는 것은?
① 방문요양
② 노인요양시설
③ 방문간호
④ 가족요양비
⑤ 주·야간 보호

제3과목 공중보건학 개론

51
의료기관을 개설할 수 있는 자는?
① 침구사, 간호사
② 의사, 간호사
③ 간호사, 조산사
④ 의사, 조산사
⑤ 치과의사, 간호사

51 의사, 치과의사, 한의사 또는 조산사는 의료기관을 개설할 수 있다.
이 경우 의사는 종합병원·병원·요양병원·정신병원 또는 의원을, 치과의사는 치과병원 또는 치과의원을, 한의사는 한방병원·요양병원 또는 한의원을, 조산사는 조산원만을 개설할 수 있다 (의료법 제33조제2항).

52
우리나라 사회보장제도에서 의료보장에 포함되는 것은?
① 의료급여, 연금보험, 건강보험
② 건강보험, 연금보험, 노인장기요양보험
③ 고용보험, 연금보험, 산업재해보상보험
④ 건강보험, 의료급여, 산업재해보상보험
⑤ 건강보험, 노인장기요양보험, 고용보험

52 의료보장에는 국민건강보험, 의료급여, 산재보험, 노인장기요양보험 등이 있다.

53
자의로 입원한 정신질환자가 퇴원한다고 했을 때 의료기관장은 어떤 조치를 취해야 하는가?
① 지체 없이 퇴원시킨다.
② 3개월에 한 번씩 퇴원의사를 확인한다.
③ 6개월에 한 번씩 퇴원의사를 확인한다.
④ 보건소장에게 보고 후 퇴원시킨다.
⑤ 인근 의료기관장에게 통보한 뒤 퇴원시킨다.

53 정신의료기관 등의 장은 자의입원 등을 한 사람이 퇴원 등을 신청한 경우에는 지체 없이 퇴원 등을 시켜야 한다(정신건강증진 및 정신질환자 복지서비스 지원에 관한 법률 제41조제2항).

정답
48 ⑤ 49 ② 50 ② 51 ④ 52 ④ 53 ①

54
우리나라 국민의료비 증가 요인으로 옳은 것은?

가. 고가의 의료장비나 시설비용의 증가
나. 노인인구 증가와 만성질환자의 증가
다. 건강보험의 양적·질적 확대
라. 급성 감염병 대상자들의 증가

① 가, 나, 다 ② 가, 다
③ 나, 라 ④ 라
⑤ 가, 나, 다, 라

> 54 고가의 의료장비나 시설비용의 증가노인인구 및 만성질환자의 증가, 건강보험의 양적·질적 확대로 인하여 국민의료비가 상승하였다.

55
병원체에 의해 감염 후 증상 발현이나 발병이 없는 사람은?

① 현성 감염자 ② 인간 병원소
③ 불현성 감염자 ④ 회복기 보균자
⑤ 잠복기 보균자

> 55 병원체에 침입을 받았으나 증상발현이 미미하거나 뚜렷이 나타나지 않는 사람을 무증상감염자 또는 불현성 감염자라고 한다.

56
여성의 영구적 피임술로 옳은 것은?

① 기초체온법 ② 경구피임약
③ 다이아프램 ④ 정관절제술
⑤ 난관결찰술

> 56 남성의 영구적 피임술은 정관절제술, 여성의 영구적 피임술은 난관결찰술이다.

57
모자보건대상의 범위에 속하지 않은 대상자는?

① 1세 남아 ② 초등학교 5학년 여아
③ 임산부 ④ 20대 직장 여성
⑤ 분만한 지 100일 된 여성

> 57 모자보건대상은 영유아(0~6세 미만) 및 임산부와 가임기 여성(15~49세)이다.

58
납을 취급하는 작업장에서 7년 동안 근무 중인 한 근로자가 건강유지를 위해 정기적으로 받아야 하는 건강진단은?
① 일반건강진단
② 배치 전 건강진단
③ 수시건강진단
④ 특수건강진단
⑤ 임시건강진단

59
안정피로, 근골격계 증상, 안구건조증 등을 호소하는 근로자에게서 의심할 수 있는 직업병은?
① 납중독
② 열피로
③ 만성피로 증후군
④ VDT 증후군
⑤ 소음성 난청

60
치료적 의사소통의 기법은?
① 경청, 반영
② 질책, 훈계
③ 공감, 비난
④ 비판, 경청
⑤ 지시, 질책

61
A형 간염의 주요 전파경로는?
① 오염된 식수나 음식
② 감염된 혈액
③ 감염된 주삿바늘
④ 오염된 상처
⑤ 감염된 영양주사액

---

58 특수건강진단
가솔린, 니트로벤젠 등의 유기화합물, 수은·구리·납 등의 금속류, 질산·황산 등의 산 및 알칼리류, 가스 상태 물질류, 분진, 유해광선, 진동 등의 물리적 인자에 해당되는 특수건강진단 대상 유해인자에 노출되는 업무에 종사하는 근로자를 대상으로 한다(산업안전보건법 제130조 및 시행규칙 별표 22).

59 VDT 증후군이란 컴퓨터 시각증후군이라고도 한다. 컴퓨터, 워드프로세서 등과 같은 시각표시 단말장치 사용으로 인해 생기는 건강장애로 안정피로, 경견완증후군, 손목터널증후군, 목이나 어깨 결림 등이 나타난다.

60 치료적 의사소통 : 개방적 질문, 경청, 공감, 느낌의 명료화, 반영, 내용, 설명, 직면, 정보제공, 침묵, 안내, 요약 등

61 A형 간염은 감염된 사람의 배설물이 구강을 경로하여 오염된 음식과 식수의 섭취 등에 의해 직접 전파된다.

정답
54 ① 55 ③ 56 ⑤ 57 ② 58 ④ 59 ④ 60 ①
61 ①

62 지역주민이 보건사업에 적극 참여하도록 흥미를 가지게 하며 욕구를 불러일으켜야 한다. 또한 신뢰감을 주고 실천하도록 해야 한다.

62
지역주민을 보건사업에 적극 참여하도록 하기 위한 적절한 방법은?
① 신뢰감을 준다.
② 세제 혜택을 준다.
③ 가정방문을 한다.
④ 경제적 지원을 한다.
⑤ 교육적 지원을 한다.

63 우리나라 결핵의 유병률은 OECD 국가 1위로 결핵은 제2급감염병이다.
또한 만성감염성 질환으로 지역사회에 널리 만연될 수 있기 때문에 결핵관리사업은 매우 중요하다.

63
결핵관리사업이 지역사회 보건사업에서 중요한 이유는?
① 개인성 질환이기 때문에
② 제1급감염병이기 때문에
③ 예방이 어렵기 때문에
④ 결핵의 유병률이 높기 때문에
⑤ 치료가 어렵기 때문에

64 질병의 예방
- 1차적 예방 : 건강증진활동, 예방접종, 환경개선, 보건교육 등
- 2차적 예방 : 질병의 조기 발견을 위한 건강검진, 집단검진 등
- 3차적 예방 : 재활치료, 물리치료, 사회복귀훈련 등

64
40대 남성 유 씨는 3개월 전 뇌졸중으로 쓰러져 신체마비 증상이 나타났다. 유 씨의 3차 예방요법으로 옳은 것은?
① 보건교육
② 환경개선
③ 재활치료
④ 건강검진
⑤ 건강증진활동

65

지역사회 간호사업에 가족단위 개념을 적용하는 이유로 옳지 않은 것은?

① 가족은 이차적인 집단이다.
② 가족은 가족 구성원에게 간호를 제공한다.
③ 가족은 상호 관련적이며 하나의 단위로 기능한다.
④ 가족은 가장 자연적이고 기본적인 사회 단위이다.
⑤ 가족은 가정이라는 집단의 문제를 함께 해결하는 활동 단위이다.

65 지역사회 간호사업에 가족단위 개념을 적용하는 이유
- 가족은 가장 자연적이고 기본적인 사회 단위이다.
- 가족은 상호 관련적이며 하나의 단위로 기능한다.
- 가족은 가족 구성원에게 간호를 제공한다.
- 가족은 일차적인 집단이다.
- 가족은 지역사회 간호사업을 수행하는 데 효과적이고 유용한 매개체이다.
- 가족은 가정이라는 집단의 문제를 함께 해결하는 활동 단위이다.

66

보건요원인 간호조무사가 담당한 지역의 지리적·사회적 환경 및 통계적 특성을 잘 알아야 하는 이유는?

① 모자보건사업의 계획을 위해
② 복합적인 환자의 발견을 위해
③ 그 지역사회가 가진 문제점을 파악하기 위해
④ 지역사회주민들의 생활상태를 확인하기 위해
⑤ 지역사회의 인구상태를 파악하기 위해

66 지역사회 보건요원의 일원인 간호조무사는 자신이 담당한 지역사회가 지니고 있는 문제점을 파악하기 위해 그 지역의 지리적·사회적 환경과 통계적 특성을 잘 알고 있어야 한다.

67

우리나라 인구정책의 방향과 거리가 먼 것은?

① 취업 욕구 분출에 따른 고용기회의 확대
② 핵가족화로 인한 주택 수요의 폭발적 증가에 대한 대응
③ 청년실업을 해소하기 위한 정년연령 축소 정책
④ 자녀의 질적 수준 향상을 위한 교육의 질적 향상
⑤ 노령화에 따른 사회적 부담에 대한 대비

67 우리나라 인구정책의 방향
- 핵가족화의 빠른 진행에 따른 주택 수요의 폭발적 증가에 대한 대응
- 취업 욕구 분출에 따른 고용기회의 확대
- 자녀의 질적수준 향상을 위한 교육의 질적 향상
- 노령화에 따른 사회적 부담에 대한 대비

정답
62 ① 63 ④ 64 ③ 65 ① 66 ③ 67 ③

68 정신보건의 1차 예방은 질환이 발생하기 전 유해한 상황을 없애 새로운 정신장애의 발생을 감소시키는 것이다. 예로 정신건강을 위한 교육 및 상담 등을 들 수 있다.

68
학교정신보건사업에서 1차 예방에 속하는 것은?
① 흡연 학생교육
② 부적응 학생의 재적응
③ 폭력 가해학생의 체벌
④ 정신질환 학생의 지도
⑤ 전교생을 대상으로 한 정신건강교육

69 사용한 주삿바늘은 뚜껑을 닫지 않고 일회용 용기에 버린다.

69
B형 간염의 예방법으로 옳지 않은 것은?
① 예방접종을 한다.
② 1회용 주사기를 사용한다.
③ 산모는 항원의 양성 유무를 확인한다.
④ 성교 시 콘돔을 사용한다.
⑤ 사용한 주삿바늘은 뚜껑을 닫아 버린다.

70 혈액 매매행위 등의 금지(혈액관리법 제3조)
- 누구든지 금전, 재산상의 이익 또는 그 밖의 대가적 급부를 받거나 받기로 하고 자신의 혈액(헌혈증서를 포함)을 제공하거나 제공할 것을 약속하여서는 안 된다.
- 누구든지 금전, 재산상의 이익 또는 그 밖의 대가적 급부를 주거나 주기로 하고 다른 사람의 혈액(헌혈증서를 포함)을 제공받거나 제공받을 것을 약속하여서는 안 된다.
- 누구든지 규정에 위반되는 행위를 교사·방조 또는 알선하여서는 안 된다.
- 누구든지 규정에 위반되는 행위가 있음을 알았을 때에는 그 행위와 관련되는 혈액을 채혈하거나 수혈하여서는 안 된다.

70
혈액관리법상 혈액 매매행위 등의 금지 규정에 해당하는 것은?
① 헌혈증서 구입
② 헌혈증서 판매
③ 헌혈증서 판매 강요
④ 자신의 혈액을 금전상 대가를 받고 제공하는 것
⑤ 혈액원에서의 채혈 행위

제4과목 실기

71
결핵의 진단방법 중 비용이 적게 들고 촬영이 간편하여 주로 집단 결핵검진 시 사용되는 검사법은?
① X-선 촬영
② 초음파검사
③ 객담도말검사
④ 객담배양검사
⑤ 투베르쿨린 반응검사

72
AIDS의 관리대책으로 거리가 먼 것은?
① 건전한 성생활
② 보건교육의 강화
③ 철저한 혈액검사
④ 적절한 환자의 격리
⑤ 1회용 주사기 사용

73
침을 맞고 있던 환자가 가슴이 답답하고 어지럽다고 하여 쓰러졌다. 이 증상으로 옳은 것은?
① 훈침
② 만침
③ 절침
④ 혈종
⑤ 체침

74
특정수혈부작용이 발생한 경우로 지체 없이 신고해야 하는 것은?
① 장애
② 사망
③ 바이러스 감염
④ 세균에 감염된 질병
⑤ 입원치료를 요하는 상태

---

71 X-선 촬영법은 비용이 적게 들고 촬영이 간편하며 한꺼번에 다수인을 찍을 수 있다. 주로 집단 결핵검진 시 사용된다.

72 환자의 격리보다는 혈액의 철저한 검사가 필요하다.

73 훈침
- 침이나 뜸을 두려워하여 긴장하였거나 치료수법이 과중한 경우 발생
- 안색이 창백해지며 토하려고 하거나 땀, 심계항진, 어지럼증 등의 증세를 보임
- 즉시 발침해야 하며 따뜻한 물을 섭취하게 함

74 특정수혈부작용으로 인한 사망의 경우에는 지체 없이 신고해야 한다(혈액관리법 시행규칙 제13조제1항).

정답
68 ⑤ 69 ⑤ 70 ④ 71 ① 72 ④ 73 ① 74 ②

75 비위관 삽입 시 산소 공급은 특별한 상황을 제외하고는 불편을 줄 수 있으므로 우선되는 간호중재가 아니다.

76 사구체신염환자는 침상안정, 수분 섭취의 제한, 섭취량과 배설량 및 체중을 매일 측정, 저염·저단백·고탄수화물 식이, 상기도 감염환자와의 접촉 금지 등이 간호중재이다. 또한 항생제, 이뇨제, 코르티코스테로이드 등을 투여해야 한다.

77 비위관 세척 시 물을 50cc 이상 주입하지 않도록 주의한다.

75

비위관 삽입을 하고 있는 환자의 간호중재로 옳지 않은 것은?

① 비위관 영양을 할 경우 자세는 좌위 또는 반좌위가 적절하다.
② 분비물과 가스 제거 시 비위관 끝에 튜브를 이어 빈병에 꽂아 배액하거나 간헐적 흡인기에 연결한다.
③ 구강간호와 비강간호를 자주 해주어야 한다.
④ 비위관이 흔들리거나 빠지지 않게 비강 위쪽에 반창고로 고정한다.
⑤ 산소를 자주 공급하는 것이 적절하다.

76

급성 사구체신염으로 치료 중인 환자의 간호중재로 옳은 것은?

① 수분 섭취를 증가시킨다.
② 저염·고단백·저탄수화물 식이를 제공한다.
③ 폐렴과 무기폐를 주의한다.
④ 섭취량과 배설량, 체중 등을 매일 측정한다.
⑤ 일주일에 한 번 소변 비중을 측정한다.

77

위관영양을 수행하는 방법으로 옳지 않은 것은?

① 비위관의 위치를 확인하기 위해 위 내용물을 흡인해 본다.
② 영양액을 주입하는 사이에 공기가 들어가지 않도록 한다.
③ 침대에서 영양공급을 할 경우 파울러씨 체위를 취하도록 한다.
④ 영양액이 급식세트에 통과하기 전에 비위관을 세척할 물을 50~100cc 넣는다.
⑤ 영양액은 중력에 의해 천천히 들어가게 한다.

78
침상보조기구와 연결된 내용으로 옳지 않은 것은?
① 크래들 – 족저 굴곡예방
② 침상판 – 허리지지 유지
③ 침상 난간 – 이동 시 낙상방지
④ 발지지대 – 신체 선열 유지
⑤ 손두루마리 – 손가락의 굴곡상태 유지

78 크래들은 위 침구의 무게가 가해지지 않도록 하기 위해 사용하는 것이다.

79
미온수 스펀지 목욕을 실시해야 하는 경우는?
① 소양증 시
② 예방접종 시
③ 배뇨 곤란 시
④ 혈관 수축 시
⑤ 고열환자 해열 시

79 미온수 스펀지 목욕은 주로 고열환자의 해열 목적으로 이용되며 간혹 소양증 완화를 위해서도 시행된다.
시행 도중 환자가 오한을 호소할 경우 중단해야 한다.

80
모든 체위의 기본이 되며 척추 마취 및 요추천자 후에 적절한 체위는?
① 앙와위
② 심스위
③ 절석위
④ 좌위
⑤ 반좌위

80 앙와위는 모든 체위의 기본이 되며 척추 마취 및 요추천자 후에 취하는 체위이다. 척추수술, 척추손상 후 척추선열을 유지하고 요추천자(척추천자) 후 요통, 두통을 방지한다.

81
능동적 관절운동에서 어깨 관절운동에 포함되지 않는 것은?
① 굴곡
② 회내
③ 내회전
④ 외전
⑤ 신전

81 어깨 관절운동에는 굴곡, 신전, 과신전, 내회전, 외회전, 외전, 내전, 수평외전, 수평내전 등이 포함된다.

정답
75 ⑤ 76 ④ 77 ④ 78 ① 79 ⑤ 80 ①
81 ②

82 더운물 주머니를 상처 부위에 직접 적용하지 않아야 한다.
사용 시 물주머니를 수건에 잘 싸서 적용한다.

82
더운물 주머니를 적용할 때 환자의 안전을 위해 확인해야 할 사항으로 옳지 않은 것은?
① 최소 2시간마다 물을 교체한다.
② 더운물 주머니를 그대로 환부에 대어준다.
③ 더운물은 1/3~1/2만 채운다.
④ 공기를 빼기 위해 입구까지 물이 올라오게 한 후 마개를 잠근다.
⑤ 더운물 주머니를 거꾸로 들고 흔들어 새는 곳이 있나 다시 한번 확인한다.

83 예방접종약은 냉장실에 보관해야 하며 접종 시 약병을 흔들어 용액의 농도를 고르게 유지해야 한다.

83
예방접종약 관리와 거리가 먼 것은?
① 유효기간 확인
② 용액의 농도 유지
③ 직사광선 차단상태 확인
④ 철저한 무균술 실시
⑤ 냉동실 보관

84 산소텐트 안에 폭발성, 인화성이 있는 물건을 반입할 경우 그 공간이 폭발할 가능성이 있으므로 특히 주의해야 한다.

84
산소텐트 안에 있는 환자를 간호할 때 가장 유의할 점은?
① 방을 시원하게 한다.
② 항상 환자 옆에 있어야 한다.
③ 지나친 노출을 피한다.
④ 음식을 많이 먹지 않는다.
⑤ 인화성이 있는 물건의 반입을 금한다.

85

다음은 목발을 이용한 삼점보행법을 표현한 그림이다. 다음 중 첫발로 적절한 것은?

①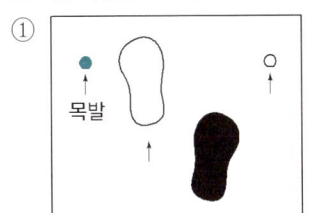
②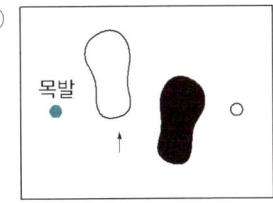
③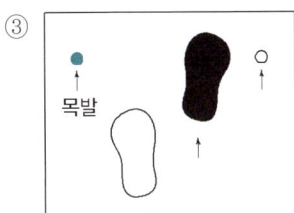
④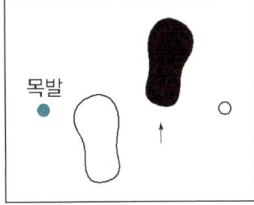
⑤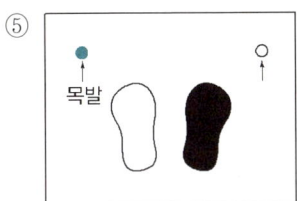

86

수술 전 환자의 의치를 제거해야 하는 이유는?

① 의사의 시술을 원활하게 하기 위해
② 수술 시 환자가 불편할 수 있으므로
③ 카테터 등의 삽입 시 불편하므로
④ 고가이고 깨지기 쉽기 때문에
⑤ 기도로 넘어가 질식할 우려가 있기 때문에

85 삼점보행 시 목발, 아픈다리, 건강한 다리 순으로 보행한다.

86 수술 시 의치가 기도로 넘어가 질식할 우려가 있기 때문에 반드시 수술 전 의치를 빼야 한다.

정답
82 ② 83 ⑤ 84 ⑤ 85 ⑤ 86 ⑤

87 견인장치는 골절 부위가 일직선으로 펴지도록 하기 위한 것으로, 의사의 지시 없이는 견인추를 제거하거나 무게를 줄이지 않아야 한다.
이때 추는 항상 떠 있어 무게를 줄 수 있어야 하며, 사지 끝의 청색증, 찬 감각 등을 확인한다.

88 뚜껑을 내려놓을 때는 뚜껑의 내면이 위로 올라가도록 한다.

89 무균적으로 시행할 필요는 없다.

87
견인장치의 주의사항으로 옳은 것은?
① 사지 끝부분에 청색증, 찬 감각 등이 있는지 확인한다.
② 화장실을 갈 때 견인장치를 제거한다.
③ 견인추는 바닥에 닿도록 위치시킨다.
④ 환자가 힘들어 하면 견인추를 잠시 제거한다.
⑤ 근무 때마다 재고정한다.

88
환자의 상처를 소독하기 위한 드레싱 세트를 준비하기 위한 방법으로 옳지 않은 것은?
① 겸자의 끝은 항상 아래를 향하도록 한다.
② 이동 겸자는 24시간마다 소독해 준다.
③ 소독포를 폈을 때 늘어진 가장자리는 오염된 것으로 간주한다.
④ 소독용기의 뚜껑은 불필요하게 여닫지 않는다.
⑤ 뚜껑은 내면이 밑으로 가도록 내려놓는다.

89
인공항문간호로 옳지 않은 것은?
① 규칙적인 대변습관을 위해 장루세척을 시행한다.
② 무균적으로 시행한다.
③ 인공항문은 붉고 촉촉한 상태로 유지되어야 한다.
④ 인공항문이 복강으로 들어갔을 경우 즉시 의사에게 알린다.
⑤ 걷기, 자전거 타기 등의 간단한 일상생활에는 문제가 없다.

90
척추 손상이 의심되는 환자에게 가장 먼저 취해야 할 조치는?
① 체온 손실이 없도록 보온해 준다.
② 부목 등으로 척추를 고정·지지해 준다.
③ 업어서라도 빨리 병원으로 옮긴다.
④ 몸을 똑바로 눕혀 등과 목을 반듯하게 유지하고 잘 받쳐준다.
⑤ 호흡이 용이하도록 상체를 높여주는 자세를 취해 준다.

90 척추 손상이 의심되는 환자의 머리를 들거나 일으켜 앉히거나 세우거나 걷게 해서는 안 된다. 몸을 똑바로 눕혀 등과 목을 반듯하게 유지하고 잘 받쳐주어야 한다.

91
일산화탄소 중독환자에게 저산소증이 나타나는 이유는?
① 기도폐쇄　　　② 쇼크
③ 저혈량　　　　④ 세포독성
⑤ 헤모글로빈의 산소운반능력 방해

91 일산화탄소는 산소를 운반하는 헤모글로빈과의 결합능력이 매우 강하기 때문에 저산소증이 나타난다.

92
저혈량으로 인해 쇼크가 발생한 환자에게 우선적으로 취해 주어야 할 응급처치는?
① 다리를 올려 준다.　　② 담요를 덮어 준다.
③ 머리를 높혀 준다.　　④ 수분을 공급한다.
⑤ 더운물 주머니를 올려 준다.

92 저혈량으로 인한 쇼크 시 가장 먼저 다리를 올려 주어야 한다.

93
물약 복용 시 숟가락이나 계량컵을 사용하지 않고 용기에 입을 대고 먹이면 안 되는 이유는?
① 흡인될 수 있다.　　② 약이 변질될 수 있다.
③ 색깔을 확인할 수 없다.　④ 냄새를 확인할 수 없다.
⑤ 맛을 확인할 수 없다.

93 숟가락이나 계량컵을 사용하지 않고 물약 용기에 입을 대고 복용하면 약이 변질될 우려가 있어서 다음 복용 시 상한 약을 먹을 수 있다.

정답
87 ① 88 ⑤ 89 ② 90 ④ 91 ⑤ 92 ① 93 ②

94 퇴원한 환자의 병실 안의 모든 물품은 재소독하거나 소독수로 닦는다.

95 귀중품은 잠금장치가 있는 옷장에 보관하거나 간호사실에 맡기는 것이 안전하다.

96 밀봉용기란 약을 취급하거나 저장 중에 내용물이 미생물 등의 침입으로 오염의 염려가 없도록 만든 용기를 말한다. 예로 바이알, 앰플 등이 있다.

97 디기탈리스의 부작용은 서맥이므로 투여 전에 꼭 맥박을 측정하여 60회가 넘으면 투여한다.

94
퇴원한 환자의 병실관리로 적절한 것은?
① 병실은 24시간 밀폐소독한다.
② 깨끗한 홑이불은 다시 사용하여도 무방하다.
③ 병실 안의 모든 물품은 다시 소독하거나 소독수로 닦는다.
④ 병실의 바닥은 비질하여 깨끗이 청소한다.
⑤ 병실 안의 물컵을 한 번도 사용하지 않았을 경우 다음 환자에게 재사용할 수 있다.

95
수술 당일 환자준비 사항으로 옳지 않은 것은?
① 손톱, 발톱의 매니큐어를 지운다.
② 속옷을 벗고 수술가운으로 갈아입도록 한다.
③ 머리핀은 빼고 긴 머리는 양쪽으로 묶어 준다.
④ 귀중품은 잃어버리기 쉬우므로 몸에 지니도록 한다.
⑤ 의치는 제거하여 투명한 그릇에 넣어 보관하도록 한다.

96
약을 취급하거나 저장 중에 내용물이 미생물 등의 침입으로 오염의 염려가 없도록 만든 용기는?
① 기밀용기   ② 밀봉용기
③ 밀폐용기   ④ 개방용기
⑤ 차광용기

97
디기탈리스 투여 전 측정해야 하는 것은?
① 맥박   ② 체온
③ 호흡   ④ 혈압
⑤ 체중

98
혈압측정을 위한 청진기의 위치로 올바른 것은?

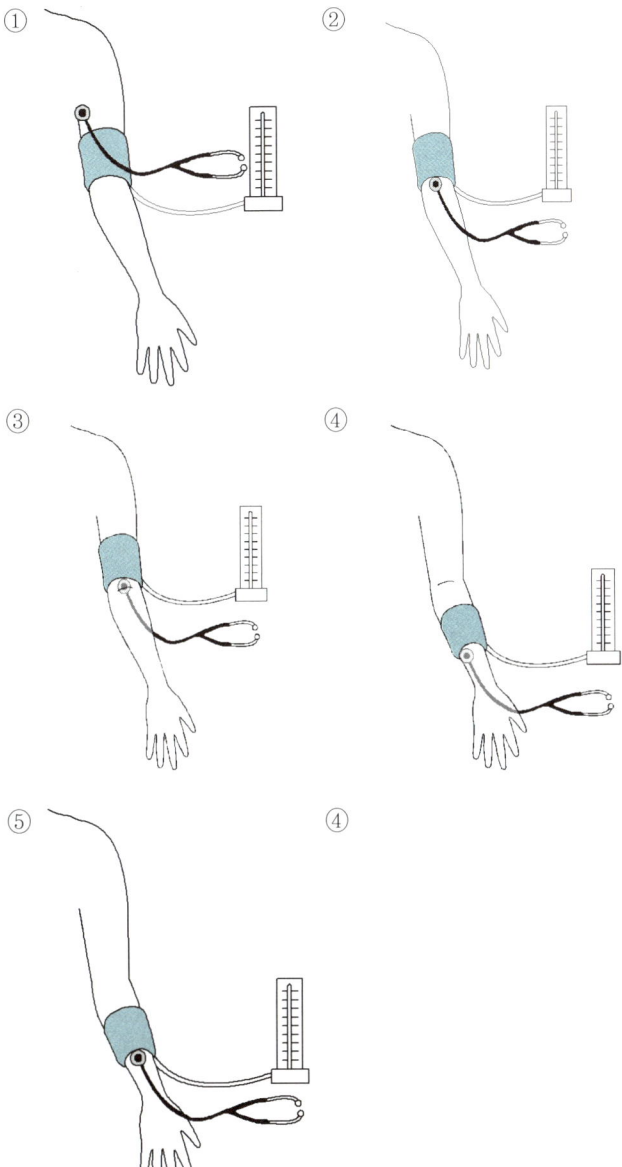

98 혈압 측정 시 상완에 커프를 감은 후 청진기는 상완동맥 위에 위치하도록 한 후 측정해야 한다.

정답
94 ③ 95 ④ 96 ② 97 ① 98 ②

99 환자가 투약을 거부할 경우에는 간호사에게 그 사유를 보고하며, 약을 침상 옆에 두고 가는 일은 없도록 한다.

100 수술 후 수분 섭취와 심호흡을 권장하는 것은 무기폐나 호흡기 합병증을 예방하고 객담의 배출을 용이하게 하기 위함이다.

101 빈맥은 1분간 맥박수가 100회 이상인 경우를 말한다.

99
경구투약 시 주의사항으로 옳지 않은 것은?
① 약제를 희석시킬 경우 미지근한 물에 타서 주도록 한다.
② 투여하지 않은 약을 다시 약병에 넣지 않는다.
③ 환자가 투약을 거부할 경우 침상 옆에 두고 간다.
④ 약은 지시된 시간에 정확하게 투여한다.
⑤ 환자가 요구한다고 정제약을 가루로 만들어 투약하지 않는다.

100
수술 후 환자에게 수분 섭취와 심호흡을 권장하는 이유는?
① 의식의 빠른 회복을 위해
② 통증의 완화를 위해
③ 객담의 배출을 용이하게 하기 위해
④ 심장의 기능을 회복하기 위해
⑤ 혈압을 낮추기 위해

101
45세 여성환자의 혈압이 120/70mmHg, 맥박 130회/분, 액와체온37.2℃, 호흡 18회/분일 때 간호사에게 응급으로 보고해야 할 사항은?
① 저혈압　　② 고체온　　③ 빈맥
④ 서호흡　　⑤ 보고사항 없음

102
객담검사 시 객담 채취는 언제 하는 것이 가장 좋은가?
① 식사 후
② 환자가 편할 때
③ 이른 아침에
④ 양치 후
⑤ 잠자기 전

102 객담검사는 이른 아침에 식염수로 가글 후 시행하는 것이 가장 좋다.

103
멸균상태에 대한 설명으로 옳지 않은 것은?
① 멸균물품이더라도 시야에서 벗어났다면 오염된 것으로 생각한다.
② 멸균된 물품은 젖어 있어도 개방되지 않았다면 멸균된 것으로 생각한다.
③ 멸균물품은 항상 멸균물품과 접촉하여야 멸균상태를 유지할 수 있다.
④ 멸균이 되었더라도 개방한 지 오래되었다면 오염된 것으로 생각한다.
⑤ 멸균물품은 개봉 후 항상 허리 위, 어깨 아래로 위치시킨다.

103 멸균물품이 젖었을 경우 오염으로 생각한다.

104
뇌출혈 수술 후 병실에서 회복 중인 환자가 두통을 호소하였다. 간호로 옳은 것은?
① 즉시 의사에게 보고한다.
② 상체를 30° 올려준다.
③ 따뜻한 차를 제공한다.
④ 뇌압을 측정한다.
⑤ 진통제를 투여한다.

104 뇌출혈로 수술 후 회복 중인 환자가 두통을 호소하는 경우 상체를 30° 올려주는 파울러씨 체위를 취해준다.

정답
99 ③ 100 ③ 101 ③ 102 ③ 103 ② 104 ②

105 혈압이 높게 측정되는 경우
- 커프를 느슨하게 감은 경우,
- 커프의 폭이 좁은 경우,
- 식사 직후나 흡연 직후,
- 누워서 혈압을 측정하는 경우.

105
혈압을 측정할 때 나타날 수 있는 현상에 대한 설명으로 옳은 것은?

① 커프의 폭이 너무 좁은 경우 혈압이 낮게 측정된다.
② 커프를 느슨하게 감은 경우 혈압이 낮게 측정된다.
③ 서서 혈압을 측정하는 경우 혈압이 높게 측정된다.
④ 식사 직후 또는 흡연 직후에 혈압이 낮게 측정된다.
⑤ 팔의 높이가 심장보다 높으면 혈압이 낮게 측정된다.

정답
105 ⑤

제6회 최종모의고사

문항수 : 105문항   시간 : 105분

제1과목 기초간호학 개요

01
지방성분을 소화하는 효소로 옳은 것은?

가. 펩신   나. 트립신
다. 아밀라아제   라. 리파아제

① 가, 나, 다   ② 가, 다
③ 나, 라   ④ 라
⑤ 가, 나, 다, 라

02
인공호흡 시 가장 먼저 해야 할 일은?
① 환자를 보호하기 위해 안전한 곳으로 위치시킨다.
② 환자의 머리를 하지보다 낮게 눕힌다.
③ 환자의 머리를 하지보다 높게 눕힌다.
④ 기도를 막을 수 있는 모든 이물질을 제거한다.
⑤ 환자의 머리를 옆으로 돌려 점액이 입과 코로 흘러나오도록 한다.

03
임종 직전 가장 마지막까지 남아 있는 감각은?
① 시각   ② 청각
③ 통각   ④ 촉각
⑤ 후각

---

01 지방을 분해하는 효소는 리파아제이다. 펩신과 트립신은 단백질을 분해하는 효소이며 아밀라아제는 탄수화물을 분해하는 효소이다.

02 인공호흡 시 가장 먼저 기도를 막을 수 있는 모든 이물질을 제거해야 한다.

03 임종 직전 가장 마지막까지 남아 있는 감각은 청각이다.

정답
01 ④ 02 ④ 03 ②

04 생리식염수를 냉장고에 보관할 필요는 없다.

04
냉장고에 보관해야 하는 약물은?

가. 혈청　　　　　　나. 인슐린
다. 백신　　　　　　라. 생리식염수

① 가, 나, 다　　　② 가, 다
③ 나, 라　　　　　④ 라
⑤ 가, 나, 다, 라

05 E.O gas 멸균법은 산화에틸렌 가스 멸균법으로 세포의 대사과정을 변화시켜 수술 기구, 각종 플라스틱 및 고무제품, 내시경 등 열이나 습기에 예민한 기구의 멸균에 사용된다.

05
플라스틱이나 고무제품을 멸균할 때 사용해야 하는 것은?

① phenol　　　　② H_2O_2
③ $KMnO_4$　　　　④ E.O gas
⑤ alcohol

06 먼저 호흡을 확인한 뒤 심폐소생술을 준비해야 한다.

06
의식이 없는 환자 발견 시 가장 먼저 실시하는 응급처치는?

① 호흡을 확인한다.
② 맥박을 확인한다.
③ 혈압을 측정한다.
④ 신분을 확인한다.
⑤ 청색증 유무를 관찰한다.

07

환자, 보호자 및 방문객에게 감염 예방에 관한 교육을 실시할 때 가장 강조해야 할 사항은?

① 세탁물 소독   ② 손 씻기
③ 마스크 착용   ④ 일회용품 사용
⑤ 음식물 관리

07 교차감염을 예방하기 위해 가장 중요한 것은 손 씻기이다.

08

맛이 불쾌한 물약을 투여하기 전에 불쾌감을 감소시키기 위해 주어야 할 것은?

① 사탕   ② 얼음조각
③ 레몬주스   ④ 뜨거운 물
⑤ 마른 빵 조각

08 얼음조각은 맛이 불쾌한 물약의 불쾌감을 감소시킨다.

09

여성 생식기 검진 시 대상자 준비로 옳은 것은?

가. 쇄석위를 취하도록 돕는다.
나. 질경, 면봉, 압설자, 슬라이드, 윤활제 장갑 등을 준비한다.
다. 질경삽입 시 이완하도록 돕는다.
라. 배뇨하기 전에 검사를 받도록 한다.

① 가, 나, 다   ② 가, 다
③ 나, 라   ④ 라
⑤ 가, 나, 다, 라

09 여성 생식기 검사 전에 배뇨하도록 한다.

10

파상풍의 주요 감염경로는?

① 대화   ② 외상
③ 비말전파   ④ 구강
⑤ 수두의 합병증

10 파상풍의 가장 큰 원인은 외상을 통한 파상풍균의 침투이다.

정답
04 ① 05 ④ 06 ① 07 ② 08 ② 09 ① 10 ②

11 간단한 걷기 정도의 운동을 권장한다.

11
노인의 낙상을 예방하기 위한 방법으로 옳지 않은 것은?
① 바닥에 놓인 장난감이나 장식을 제거한다.
② 미끄러지지 않도록 욕실에 미끄럼 방지처리를 한다.
③ 무거운 물건이나 큰 물건은 들지 않도록 한다.
④ 식사 시 의자는 등받이와 팔걸이가 있는 것으로 한다.
⑤ 정상 보행이 어려운 경우에는 침상에만 누워 있도록 한다.

12 임신 말기 정맥류 간호중재
- 취침 시 다리를 올리도록 한다.
- 낮 동안에는 신축성이 있는 탄력 스타킹이나 붕대를 사용한다.
- 몸을 조이는 의복은 피하며 가볍게 걷는 운동을 한다.
- 다리를 꼬는 자세는 피하고 규칙적인 운동과 따뜻한 물로 좌욕한다.
- 장시간 오래 서 있는 것을 삼가고 굽이 낮은 신발을 신도록 한다.

12
정맥류로 인한 불편감을 호소하는 임신 9개월의 임부에게 실시하는 교육내용으로 옳은 것은?
① 칼슘을 섭취하도록 한다.
② 적당한 굽이 있는 신발을 신도록 한다.
③ 정맥류 부위에 냉찜질을 권장한다.
④ 정맥류 부위에 오일마사지를 권장한다.
⑤ 장시간 오래 서 있지 않도록 한다.

13 임부의 철 결핍성 빈혈은 임신 중 가장 흔한 혈액질환으로 임부 빈혈의 90%가 철 결핍성 빈혈이다.
철 결핍성 빈혈은 태아의 철분 요구량의 증가로 인해 발생한다.

13
임부의 철 결핍성 빈혈에 대한 설명으로 옳은 것은?
① 임신 동안 주사제로 꾸준히 투여해야 한다.
② 골수의 기능저하로 발생한다.
③ 태아의 철분 요구량의 증가로 인해 발생한다.
④ 임부 빈혈 중 약 20%를 차지한다.
⑤ 아연이 풍부한 음식을 섭취해야 한다.

14
요충증 진단을 위한 항문 주위 도말법은 언제 실시하는가?
① 목욕 후
② 배변 후
③ 배변 전
④ 잠자리에 들기 전
⑤ 이른 새벽 기상 직후

15
임신 중 손이나 눈 주위에 부종이 있을 때 받아야 하는 검사는?
① 복부청진
② 골반측정
③ X-선 촬영
④ 요검사
⑤ 혈액검사

16
임신 초기 필요한 영양소로 부족 시 태아의 신경계에 악영향을 미치는 것은?
① 코발라민
② 티아민
③ 엽산
④ 리보플라빈
⑤ 피리독신

17
출산 직후 신생아의 머리를 낮추어 주는 이유는?
① 폐 확장을 돕기 위해
② 쇼크를 예방하기 위해
③ 감염을 예방하기 위해
④ 기도 내 분비물 제거를 위해
⑤ 혈액순환을 원활히 하기 위해

---

14 요충증은 항문 주위 도말법으로 진단하는데 충란 검출을 위해 이른 새벽 기상 직후, 아침 배변 전에 하는 것이 검출률이 높다.

15 손이나 눈 주위에 부종이 있을 경우 요검사를 통해 단백뇨의 유무를 살펴보아야 한다.

16 엽산은 적혈구 생성 및 단백질 대사에 중요한 역할을 하며, 결핍 시 태아의 신경계에 악영향을 미치고 태아의 성장을 지연시키기 때문에 충분히 섭취해야 한다.

17 출생 후 머리를 낮추고 고개를 옆으로 돌려 눕히는 이유는 기도의 유지 및 이물질을 제거하기 위해서이다.

정답
11 ⑤ 12 ⑤ 13 ③ 14 ⑤ 15 ④ 16 ③ 17 ④

18 주사약 준비 시 주사량과 같은 양의 공기를 바이알 속에 넣어야 한다.
이때 공기의 양이 충분하지 않으면 주사약병 내부의 음압으로 약물이 잘 뽑아지지 않는다.

18

바이알을 주사기에 준비할 때 옳은 것은?

① 바이알 속에 공기가 들어가지 않도록 한다.
② 바이알의 크기보다 많은 양의 증류수로 희석한다.
③ 준비한 전량은 한 번에 다 써야 한다.
④ 주사량의 3배의 공기를 바이알 속에 넣는다.
⑤ 주사량과 같은 양의 공기를 바이알 속에 넣는다.

19 제대 부위는 감염이 발생하기 쉬운 곳이므로 75% 알코올로 잘 소독하며 그 부위에 홍반, 부종, 농성 등의 분비물이 있는지 잘 살펴보아야 한다.

19

출생 후 신생아의 제대가 탈락하기 전까지 제대를 관리하는 방법으로 옳은 것은?

① 페놀 용액으로 드레싱한다.
② 드레싱을 갈아주고 파우더를 뿌린다.
③ 매일 드레싱을 갈아 준다.
④ 75% 알코올로 매일 소독한다.
⑤ 머큐로크롬을 바르고 드레싱한다.

20 수유방법
- 수유 전에 기저귀를 교환한다.
- 유방을 바꾸어 가면서 10~20분 동안 충분히 먹인다.
- 수유 후 반드시 가볍게 아기 등을 두들겨 트림을 시킨다.
- 수유가 끝난 뒤 유방에 남은 젖은 모두 짜내야 한다.

20

신생아 모유수유 시 수유방법으로 옳은 것은?

① 유방을 바꾸어 가면서 먹이지 않는다.
② 젖꼭지만 살짝 물게 한다.
③ 신생아를 바닥에 똑바로 눕힌 자세에서 수유한다.
④ 수유 후에는 반드시 트림을 시킨다.
⑤ 수유 후에는 젖은 기저귀를 갈아 준다.

21
신생아에서 가장 감염되기 쉬운 부위로 옳은 것은?
① 제대절단 부위, 위장, 신장
② 위장, 기관지, 눈
③ 제대절단 부위, 눈, 피부
④ 신장, 기관지, 눈
⑤ 제대절단 부위, 눈, 항문

21 신생아의 제대절단 부위, 눈, 피부 등은 가장 감염되기 쉬운 부위이다.

22
치아 내부의 구성요소 중 가장 많이 차지하는 조직은?
① 치수　　　　　② 치근
③ 상아질　　　　④ 법랑질
⑤ 치조골

22 상아질
- 법랑질의 충격을 흡수하여 신경을 보호하는 완충지대이다.
- 치아 내부의 구성요소 중 가장 많이 차지하는 치아조직이다.
- 경도가 약하고 충치 발생이 잘 확대된다.

23
침을 맞는 경락의 부위와 뜸을 놓는 자리로 적당한 곳은?
① 영혈　　　　　② 경혈
③ 유혈　　　　　④ 합혈
⑤ 정혈

23 경혈은 신체 표면에 있는 뜸, 부항, 침 치료의 자극점으로서 경락상 침을 놓거나 뜸을 뜨기에 적당한 자리이다.

24
수욕요법의 치료적 작용으로 옳지 않은 것은?
① 자극과 진정작용　　② 지혈작용
③ 혈액정화 작용　　　④ 해독작용
⑤ 혈액순환 촉진

24 수욕요법의 치료적 작용
- 자극과 진정작용
- 혈액정화 및 혈액순환 촉진
- 해독과 중화·작용
- 산과 염기의 조화

정답
18 ⑤　19 ④　20 ④　21 ③　22 ③　23 ②　24 ②

25 디곡신 등 신체에서 배설이 늦게 되는 약을 사용할 때는 축적작용에 유의한다.

25
배설이 늦게 되는 약을 투여할 경우 주의해야 할 점은?
① 습관　　　　　② 내성
③ 오용　　　　　④ 축적
⑤ 알레르기

26 단백질의 작용
- 조직세포의 생성과 보수
- 혈청 단백질의 형성
- 효소, 호르몬 합성
- 에너지 발생
- 수분 조절, 산과 알칼리의 평형
- 체내 대사작용 조절

26
단백질의 체내작용으로 옳은 것은?
① 혈당으로 저장된다.
② 글리코겐으로 저장된다.
③ 지방산과 글리세롤로 분해된다.
④ 몸 밖으로 배설된다.
⑤ 파괴된 조직을 수선하여 새로운 조직을 형성한다.

27 치아의 조직
- 치근막 : 치아를 치조골에 붙임
- 치관 : 잇몸 바깥으로 나와 있는 치아 부분
- 법랑질 : 치아 맨 바깥층의 조직
- 치근 : 잇몸뼈 안에 있는 조직
- 상아질 : 치아의 내부 구성요소 중 가장 많이 차지함

27
치아를 치조골에 붙이는 역할을 하는 치아조직은?
① 치근막　　　　② 치관
③ 법랑질　　　　④ 치근
⑤ 상아질

28 비타민 B_1의 결핍은 각기병을 일으킨다. 각기병으로 인하여 붓거나 마르고 심장장애, 다발성 신경염이 생긴다.
또한 식욕감퇴, 피로감, 불면 등을 일으킨다.

28
각기병과 다발성 신경염의 결핍 원인은?
① 비타민 B_1　　② 비타민 B_2
③ 비타민 B_6　　④ 니아신
⑤ 비타민 B_{12}

29
영구치 중에서 가장 마지막에 나오는 치아는?
① 지치 ② 견치
③ 제2소구치 ④ 제1대구치
⑤ 하악유중절치

30
한방에 의하면 슬픔은 인체의 어떤 장기를 상하게 하는가?
① 간 ② 위
③ 신장 ④ 폐
⑤ 심장

31
우리 몸의 뼈의 구조 중 혈구를 생산하는 곳은?
① 골수 ② 골조직
③ 골막 ④ 해면골
⑤ 치밀골

32
가로무늬를 나타내는 근으로 운동신경으로 지배되고 대부분의 골격근에 붙는 근육은?
① 평활근 ② 내장근
③ 불수의근 ④ 횡문근
⑤ 세로무늬근

---

29 영구치 중 가장 마지막에 나오는 치아는 지치 즉, 사랑니이다.

30 한방에 의하면 화(노)는 간을 상하게 하고, 희는 마음을 상하게 한다. 생각은 비장을 상하게 하며 슬픔은 폐를 상하게 하고 공포는 신장을 상하게 한다.

31 뼈의 구조 및 기능
- 골수 : 혈구를 생산한다.
- 골조직 : 해면골과 치면골로 구분된다.
- 골막 : 뼈를 보호하며 혈관, 림프관, 신경을 통과시키는 바탕을 제공하고 골절 시에 뼈를 재생시키는 역할을 한다.

32 횡문근은 가로무늬를 나타내는 근으로 운동신경으로 지배되고 대부분 골격근에 붙는다.
의지에 따라서 움직일 수가 있으므로 수의근이라고도 한다.

정답
25 ④ 26 ⑤ 27 ① 28 ① 29 ① 30 ④ 31 ①
32 ④

33 산제나 분제 등은 벌꿀과 같이 물에 약을 타서 먹거나 캡슐에 채워 넣고 삼켜야 한다. 한꺼번에 입속에 털어 넣어 삼키게 될 경우 인두를 자극해 기침을 유발할 수 있다.

34 혈액의 기능
- 산소·영양분·호르몬·노폐물 운반
- 면역·식균작용
- 응고작용
- 체온조절 및 유지
- 체액의 전해질 균형 유지
- 세포환경 유지

35 해조류에는 갑상선에 좋은 영양물질이 들어 있다.

33
산제 등을 한꺼번에 입속에 털어 넣어 삼키면 안 되는 이유로 옳은 것은?
① 혀에 자극을 주기 때문에
② 약이 쓰면 삼키기 어렵기 때문에
③ 목에 달라붙어 삼킬 수 없기 때문에
④ 인두를 자극해 기침을 유발하기 때문에
⑤ 흡수에 방해가 되기 때문에

34
혈액은 우리 몸속에서 다양한 기능을 수행하고 있다. 혈액의 기능에 대한 설명으로 옳은 것은?
① 체액의 전해질 균형을 파괴시킨다.
② 체온을 일정하게 조절·유지시켜 준다.
③ 지혈작용을 통해 혈액을 생성시킨다.
④ 호르몬을 생성하여 인체를 활성화시킨다.
⑤ 이산화탄소를 저장한다.

35
내분비선으로 갑상선 호르몬을 분비하는 갑상선과 관련이 있는 식품은?
① 우유　　　　② 생선
③ 해조류　　　④ 육류
⑤ 과일

제2과목 보건간호학 개요

36
다음 중 괄호 안에 들어 갈 단어를 순서대로 나열한 것은?

> 지역사회간호란 지역사회를 대상으로 (　　) 및 (　　)(을)를 통하여 지역사회 적정기능 수준의 향상에 기여하는 것을 목표로 하는 과학적인 실천이다.

① 간호제공, 보건교육
② 결핵치료, 보건사업
③ 수질오염, 검역실시
④ 모자보건, 혼전교육
⑤ 질병관리, 치료제공

37
국가가 보험료 부담 능력이 없는 저소득층의 의료를 보조해 주는 제도는?
① 공공부조
② 소득의 재분배
③ 강제적 성격
④ 사회연대책임
⑤ 전 국민의 의무 가입

38
지역사회에서 간호조무사가 보건문제에 대해 불평하는 주민을 대할 때 올바른 태도는?
① 우선 흥분을 진정시키라고 말한다.
② 옳지 않은 이야기인 경우 지체 없이 정정해 준다.
③ 관할 임무 외의 불만일 경우에는 관할 부서에 가서 이야기하라고 지시한다.
④ 인내심을 가지고 끝까지 청취한다.
⑤ 주민의 말이 끝나기도 전에 즉각 시정하겠다고 약속한다.

---

36 지역사회간호란 지역사회를 대상으로 간호제공 및 보건교육을 통하여 지역사회 적정기능 수준의 향상에 기여하는 것을 목표로 하는 과학적인 실천이다.

37 공공부조란 '국가와 지방자치단체의 책임하에 생활 유지 능력이 없거나 생활이 어려운 국민의 최저 생활을 보장하고 자립을 지원하는 제도'로 사회보장기본법에 의거하는 사회보장제도이며, 소득보장과 의료보장으로 나뉜다. 그 중에서 의료보장이 의료급여이다.

38 보건문제에 대해 불평하는 주민을 대할 때는 인내심을 가지고 끝까지 청취해야 한다.

정답
33 ④ 34 ② 35 ③ 36 ① 37 ① 38 ④

39
지역사회 보건간호사업을 위해 우선 실시되어야 할 것은?
① 간호목표 설정 ② 보건사업 평가
③ 보건교육 시행 ④ 보건실태 파악
⑤ 보건통계 작성

39 지역사회 간호사업 시 가장 먼저 관할 지역에 관한 모든 정보를 수집하여 보건실태를 파악하여야 한다.

40
보건간호사업의 내용은 어떤 과정으로 선정하는 것이 좋은가?
① 보건복지부장관의 명령에 의해서 선정한다.
② 국회의 결정에 의해서 선정한다.
③ 지역주민이 원하는 것에 의해서 선정한다.
④ 지역사회 진단에 의해서 선정한다.
⑤ 의료인 단체의 투표에 의해서 선정한다.

40 보건간호사업의 내용은 지역사회 진단에 의해서 선정하는 것이 가장 바람직하다.

41
보건교육 준비 시 가장 중요하게 고려해야 할 사항은?
① 교육방법 ② 교육장소
③ 교육기간 ④ 평가기준
⑤ 피교육자의 이해

41 보건교육 준비 시 고려해야 할 사항으로는 장소 및 대상자 결정, 교육내용 결정, 교육방법의 선택, 시행 후 평가, 피교육자의 이해 등이 있는데, 이 중 가장 중요하게 고려해야 할 것은 피교육자의 이해이다.

42
수질오염 사건 중 식욕부진, 구토, 언어장애, 피부장애 등을 일으키는 것으로 일본에서 발생한 가네미 사건의 주요 원인물질은?
① 납 ② 인
③ 메틸수은 ④ 페놀
⑤ 폴리염화비페닐

42 가네미 사건은 1968년 일본에서 발생한 폴리염화비페닐(PCB) 유출 사건이다.

43
가족보건사업의 가장 중요한 목적으로 옳은 것은?
① 개인위생을 적절히 실천하게 하는 것
② 생활 속의 안전과 사고방지의 대책을 강구하는 것
③ 지역사회 내의 모든 건강사업기관을 이용하게 하는 것
④ 가족 스스로 건강문제를 해결할 수 있는 능력을 얻게 하는 것
⑤ 가족 구성원의 건강을 향상시키고 질병을 예방하는 것

43 가족보건사업의 목적은 가족 건강을 유지하고 증진하는 데 있으며, 무엇보다도 가족 스스로 건강관리를 할 수 있는 능력을 갖추도록 하는 데 있다.

44
팀의 협조를 향상시키기 위한 방법으로 옳지 않은 것은?
① 자기가 맡은 역할을 분명히 한다.
② 각자 일의 한계를 명확히 구분하기보다는 서로 같이 할 수 있게 한다.
③ 뚜렷한 공동의 목표를 만든다.
④ 전체의 이익을 우선으로 한다.
⑤ 팀의 다른 인력과 협조체계를 유지한다.

44 각자 일의 한계가 명확히 구분되어 있어야 팀의 협조도 향상된다.

45
어제 점심에 돼지고기를 덜 익혀 먹은 30대 남성이 오늘 오후 4시경 응급실에 방문했다. 주 호소는 복통, 설사, 구토 등이다. 이들에게서 의심할 수 있는 식중독은?
① 장구균 식중독
② 살모넬라 식중독
③ 보툴리누스 식중독
④ 포도상구균 식중독
⑤ 장염비브리오 식중독

45 살모넬라 식중독의 잠복기는 18~48시간이며 주요 증상으로는 설사, 복통, 발열, 구역질, 구토, 현기증 등이 있다.

정답
39 ④ 40 ④ 41 ⑤ 42 ⑤ 43 ④ 44 ② 45 ②

46 기온이 역전되었을 때 대기오염이 가장 잘 발생한다.

47 자동차 배기가스에 함유된 질소화합물과 탄화수소류, 프레온가스 등이 강한 태양광선에 의해 광화학반응을 일으켜 오존층의 파괴를 가져온다.

48 불소용액 양치사업에 필요한 불소용액의 농도는 매일 1회 양치하는 경우에는 양치액의 0.05%로, 주 1회 양치하는 경우에는 양치액의 0.2%로 한다(구강보건법 시행규칙 제10조제2항).

49 직업병이란 근로자들이 그 직업에 종사함으로써 발생하는 질병을 말한다.

46
대기오염이 가장 잘 발생하는 기상조건은?
① 기온이 역전되었을 때
② 눈이 올 때
③ 바람이 많이 불 때
④ 날씨가 흐릴 때
⑤ 비가 많이 올 때

47
오존층 파괴에 대한 설명으로 옳은 것은?
① 강우량이 일정해진다.
② 성층권의 오존 농도가 증가한다.
③ 저항력이 높아지고 피부암 발생을 낮추어 준다.
④ 자동차 배기가스에 함유된 질소화합물 등에 의해 발생한다.
⑤ 인간에게 해로운 자외선 파장이 사라진다.

48
주 1회 불소용액 양치사업에서 필요한 불소용액의 농도는?
① 양치액의 0.05%
② 양치액의 0.1%
③ 양치액의 0.2%
④ 양치액의 0.3%
⑤ 약치액의 0.4%

49
직업병에 대한 정의로 옳은 것은?
① 직업을 가진 사람에게서 발생하는 질병
② 근로자들이 그 직업에 종사함으로써 발생하는 질병
③ 직장에서 발생 가능한 모든 질병
④ 그 직장에 근무하는 동안 발생하는 질병
⑤ 근로자에게 발생하는 치료 불가능한 질병

50
보건계획 시 가장 중요한 것은?
① 대상자와 더불어 계획할 것
② 교육하기 전에 충분히 연습할 것
③ 전문가들의 협조를 구할 것
④ 우선순위에 따라 예산을 책정할 것
⑤ 그 지역에서 이용 가능한 인력과 자원을 조사할 것

50 지역사회 보건계획 시 대상자와 더불어 계획하는 것이 가장 중요하다.

제3과목 공중보건학 개론

51
우리나라가 최근 건강증진사업이 필요한 이유로 가장 적절한 것은?
① 국민의료비 증가로 인한 사회적 부담의 증가
② 3차 예방의 중요성 확대
③ 급성감염병의 발생률 증가
④ 만성질환의 감소
⑤ 질병 유발요인의 감소

51 건강증진사업의 필요성
• 생활양식, 식생활 등의 변화로 인한 새로운 위험요인 증가
• 건강생활습관의 중요성 증가
• 만성질환의 증가
• 난치병의 증가
• 노인인구의 증가
• 낮아진 건강수명
• 질병 유발요인의 다양화에 따른 타 분야와의 협조체계의 필요성 증대
• 국민의료비 증대로 인한 사회적 부담의 증가

52
모자보건이 중요한 이유로 옳지 않은 것은?
① 모자보건의 대상은 전 인구의 50~70%이다.
② 임산부와 영유아는 질병에 취약한 집단이다.
③ 모자보건과 관련된 질환은 대부분 예방이 어렵다.
④ 임산부와 어린이의 질병을 방치하면 사망률이 높다.
⑤ 국민의 자질과 국가 발전에 관련이 있다.

52 모자보건과 관련된 질환은 자원의 투입과 조직적인 노력 등으로 대부분 쉽게 예방이 가능한 질환이다.

정답
46 ① 47 ④ 48 ③ 49 ② 50 ① 51 ① 52 ③

53 감수성은 숙주에 침입한 병원체에 대항하여 감염이나 발병을 저지할 수 없는 상태로 질병이 발생하기 쉬운 상태를 말한다.

53

감수성이 높다는 말이 의미하는 것은?

① 외부로부터 병원체가 침입되었음을 감지하는 능력을 말한다.
② 침입한 병원체에 대항할 저항력이 약하여 질병을 일으키기 쉬운 상태를 말한다.
③ 생체의 항상성을 유지하기 위해 내외적 환경의 자극으로부터 생체를 보호하는 힘을 말한다.
④ 어떤 병원체에 대한 방어기전을 보유하고 있는 것을 말한다.
⑤ 병원체에 대해 충분히 저항성을 가지고 있는 상태를 말한다.

54 기초체온법은 아침에 깨어나서 눈 뜨자마자 누운 채로 측정해야 한다.

54

기초체온법으로 피임하려 할 때 체온을 측정할 시기는?

① 아침에 깨어나서 누운 채로
② 아침에 일어나서 세수한 후
③ 아침식사 후
④ 점심식사 후
⑤ 취침 직전에 안정된 상태로

55 2차 성비는 출생 시 성비를 의미한다.

55

다음 중 2차 성비를 의미하는 것은?

① 태아성비　　　　② 출생 시 성비
③ 출생 후 성비　　④ 노령인구 성비
⑤ 사망성비

56
최근 만성질환이 급속히 증가하게 된 이유로 옳은 것은?

① 질병 원인의 단순화, 생활수준의 향상
② 의학의 발달, 노령인구의 감소
③ 전염병의 증가, 치료의 단기성
④ 평균수명의 증가, 생활양식의 변화
⑤ 산업기술의 발달, 농업의 발달

57
기초대사량에 관한 설명으로 옳은 것은?

① 운동 시 소모되는 에너지의 총계
② 활동에 소요되는 열량
③ 음식물의 소화와 흡수에 소요되는 열량
④ 생명 유지에 필요한 최소한의 열량
⑤ 휴식시간에 필요한 최소한의 열량

58
감염병 예방에 있어 감염원 처리의 제1순위에 해당하는 것은?

① 매개체 서식장소에 살충제를 살포한다.
② 병에 대한 약제를 예방적으로 복용한다.
③ 환자, 보균자를 조기에 발견하여 치료한다.
④ 숙주가 감염의 위협에 노출되지 않도록 감염원과의 접촉을 제한한다.
⑤ 개인위생 계몽교육을 실시한다.

59
세계보건기구는 언제 창설되었는가?

① 1941년 ② 1945년
③ 1948년 ④ 1953년
⑤ 1961년

---

56 만성질환이 급속하게 증가하게 된 이유로 평균수명의 증가, 생활양식의 변화, 산업기술의 발달, 의학의 발달 등이 있다.

57 기초대사량이란 생명 유지에 필요한 최소한의 열량을 의미한다.

58 환자, 보균자를 조기에 발견하여 치료하는 것이 감염원 처리의 제1순위이다.

59 1948년 세계보건기구가 창설되었다.

정답
53 ② 54 ① 55 ② 56 ④ 57 ④ 58 ④ 59 ③

60
다음에서 설명하는 지역응집성에 따른 감염병 발생 양상은?

> 질병유행이 한 지역에 국한되지 않고 최소한 두 국가 이상의 광범위한 지역에 동시에 유행되는 질환

① 산발성(sporadic)　② 토착성(endemic)
③ 주기성(periodic)　④ 유행성(epidemic)
⑤ 범유행성(pandemic)

60 범유행성(pandemic)에 대한 설명이다.
① 지역이나 시간에 따라 질병발생의 응집성(집적성)이 관찰되지 않는 질환
② 특정 지역에 어떤 형태이건 항상 존재하면서 시간적으로 비교적 오랜 기간 동안 발생수준이 일정한 질병
③ 일정한 주기를 가진 질환
④ 어떤 지역에서 일시적으로 평상시 기대되는 발생수준, 즉 토착적 발생 이상으로 발생하는 질환

61
노령화 지수가 증가한다는 것은 무엇을 의미하는가?
① 유년인구 증가　② 노년인구 감소
③ 노년인구 증가　④ 부양비 감소
⑤ 생산인구 증가

61 노령화 지수란 전체 인구수에 대한 65세 이상의 인구 비율을 의미한다.

62
종합병원의 시설조건 중 수용할 수 있는 최저 병상 수는?
① 30병상　② 50병상
③ 70병상　④ 100병상
⑤ 300병상

62 종합병원은 입원환자 100명 이상을 수용할 수 있는 입원실을 갖추어야 한다(의료법 시행규칙 별표3).

63
의료법상 의료기관이 아닌 것은?
① 종합병원　② 병원
③ 치과병원　④ 보건소
⑤ 조산원

63 의료기관
의료인이 공중 또는 특정 다수인을 위하여 의료·조산의 업을 하는 곳을 말한다.
의원, 치과의원, 한의원, 조산원, 병원, 치과병원, 한방병원, 요양병원, 종합병원 등이 포함된다(의료법 제3조).

64

정신건강증진 및 정신질환자 복지서비스 지원에 관한 법률상 '정신건강증진시설'의 정의로 옳은 것은?

① 정신건강증진사업을 수행하는 기관
② 정신질환자를 치료할 목적으로 설치된 기관
③ 정신질환자 복지서비스 지원 사업을 하는 기관
④ 정신질환자를 입소시켜 요양 서비스를 제공하는 시설
⑤ 정신의료기관, 정신요양시설 및 정신재활시설

65

제3급감염병으로 옳은 것은?

① 파상풍, B형간염
② 장티푸스, 에이즈
③ 홍역, A형간염
④ 수족구병, 인플루엔자
⑤ 매독, 콜레라

66

다음 중 MMR백신으로 예방할 수 있는 질병은?

① 홍역, B형 간염, 소아마비
② 유행성 이하선염, 홍역, 백일해
③ 파상풍, 백일해, 디프테리아
④ 홍역, 풍진, 수두
⑤ 홍역, 유행성 이하선염, 풍진

---

64 정신건강증진시설이란 정신의료기관, 정신요양시설 및 정신재활시설을 말한다(정신건강증진 및 정신질환자 복지서비스 지원에 관한 법률 제3조제4호).

65
① 3급 감염병
② 장티푸스:2급 감염병, 에이즈 3급 감염병
③ 2급 감염병
④ 4급 감염병
⑤ 매독,:3급 감염병, 콜레라 : 2급감염병

66 MMR : 홍역, 유행성 이하선염, 풍진을 예방하며 생후 12~15개월에 접종한다.

정답
60 ⑤ 61 ③ 62 ④ 63 ④ 64 ⑤ 65 ① 66 ⑤

67 입원명령을 받은 결핵환자가 입원신청을 할 때 정당한 사유 없이 입원을 거절한 자는 2년 이하의 징역 또는 2천만 원 이하의 벌금에 처한다(결핵예방법 제31조제2항).

68 1인 1회 채혈량(혈액관리법 시행규칙 제12조)
- 전혈채혈 : 400mL
- 성분채혈(적혈구, 혈소판, 혈장 등) : 500mL
- 2종류 이상의 혈액성분을 동시에 채혈하는 다중성분채혈 : 600mL

69 가족계획이란 출산시기, 간격, 자녀수를 결정하여 건강한 자녀를 출산하고 양육하는 것이다.

67
의료기관의 장이 정당한 사유 없이 결핵환자의 입원을 거절한 경우의 벌칙으로 옳은 것은?
① 1년 이하의 징역 또는 1천만 원 이하의 벌금
② 2년 이하의 징역 또는 2천만 원 이하의 벌금
③ 3년 이하의 징역 또는 3천만 원 이하의 벌금
④ 4년 이하의 징역 또는 4천만 원 이하의 벌금
⑤ 5년 이하의 징역 또는 5천만 원 이하의 벌금

68
혈액원이 채혈업무를 할 때 한 번에 한 사람에게서 채혈할 수 있는 최대 양은?
① 전혈 200mL
② 혈장 성분채혈 400mL
③ 혈소판 성분채혈 200mL
④ 전혈 400mL
⑤ 농축적혈구 400mL

69
가족계획의 정의로 옳은 것은?
① 출산시기, 간격, 자녀수를 결정하여 건강한 자녀를 출산하고 양육하는 것
② 자녀를 일찍 낳아 경제적으로 어려움을 최소화하는 것
③ 인구조절을 위하여 자녀수를 줄이는 것
④ 식량조절을 위하여 자녀수를 줄이는 것
⑤ 건강한 자녀를 최대한 많이 낳도록 하는 것

70
항생제 민감성 검사나 투베르쿨린 검사 등을 위한 주사방법은?
① 근육주사
② 피하주사
③ 피내주사
④ 정맥주사
⑤ 동맥주사

70 투베르쿨린 검사나 항생제 검사는 피내주사를 한다.

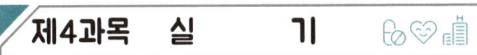
제4과목   실   기

71
수혈을 하고 있는 환자가 두통, 오한, 호흡곤란을 호소하였다. 이때 간호조무사의 적절한 행동은?
① 수혈의 속도를 늦추고 관찰한다.
② 체위를 올려 주고 산소를 낮은 농도로 투여한다.
③ 즉시 수혈을 중단하고 간호사에게 보고한다.
④ 수혈 시 나타날 수 있는 정상적인 증상이라고 안심시킨다.
⑤ 담요를 덮어주고 체온을 측정한다.

71 간호조무사는 즉시 수혈을 중단하고 간호사에게 보고해야 한다.

72
간암 말기로 입원한 40대 대상자가 간호조무사에게 병명을 가르쳐 달라고 계속 요구하고 있다. 이때 간호조무사의 적절한 행동은?
① 능숙한 솜씨로 환자의 검사 결과를 자세히 설명한다.
② 보호자에게 알린 뒤 환자에게 알린다.
③ 모른다고 하고 서둘러 병실에서 나온다.
④ 간호사에게 보고하고 지시에 따른다.
⑤ 다시는 그 병실에 들어가지 않는다.

72 환자는 자신의 질병에 대해 불안감이 크고 진단이나 치료과정에 대해 알고 싶어한다. 이러한 알 권리 고지에 대한 내용은 간호조무사의 업무가 아니므로 간호사에게 보고한 뒤 의사나 간호사에게 직접 물어보도록 환자에게 설명한다.

정답
67 ② 68 ④ 69 ① 70 ③ 71 ③ 72 ④

73 간호조무사는 업무상 알게 된 환자의 비밀을 절대 누설해서는 안 된다.

74 신체검진의 일반적인 순서는 시진, 촉진, 타진, 청진의 순서이다.

75 올바른 혈압의 측정방법
- 커프 크기가 너무 좁은 경우 실제보다 혈압이 높다.
- 커프 크기가 너무 넓은 경우 실제보다 혈압이 낮다.
- 팔을 심장 높이로 지지하지 않은 경우 실제보다 혈압이 높다.
- 혈압계의 커프의 폭은 상박의 직경보다 100% 넓은 것을 사용한다.
- 반복 측정 시 충분히 휴식하지 않은 경우 실제보다 수축기 혈압은 높고 이완기 혈압은 낮다.
- 혈압을 정확하게 측정하기 위해서는 환자를 편하게 눕거나 앉도록 하고 팔을 심장과 같은 높이로 놓아 둔다.

73
환자의 사생활과 관련된 비밀을 알게 된 간호조무사의 올바른 태도는?
① 환자 가족과 친지에게 알린다.
② 신경 쓰지 않는다.
③ 동료끼리 이야기하며 해결점을 찾는다.
④ 의사에게 알린 뒤 상의한다.
⑤ 아무에게도 알리지 않고 절대 비밀이 보장이 되도록 해야 한다.

74
신체검진의 일반적인 순서 중 가장 먼저 해야 할 검진은?
① 시진　　　　　② 촉진
③ 타진　　　　　④ 청진
⑤ 검사

75
올바른 혈압 측정에 대해 설명한 것은?
① 커프 크기가 너무 좁은 경우 실제보다 혈압이 낮다.
② 커프 크기가 너무 넓은 경우 실제보다 혈압이 높다.
③ 팔을 심장 높이로 지지하지 않은 경우 실제보다 혈압이 높다.
④ 혈압계의 커프의 폭은 상박의 직경보다 100% 좁은 것을 사용한다.
⑤ 반복 측정 시 충분히 휴식하지 않은 경우 실제보다 수축기 혈압은 낮고 이완기 혈압은 높다.

76

심장과 관련된 질환자의 요골동맥을 측정하였더니 맥박이 불규칙하며 분당 120회가 측정되었다. 이때 간호조무사가 취해야 할 가장 적절한 행동은?

① 10분 후에 다시 잰다.
② 심첨맥박을 측정하여 맥박의 결손을 파악한다.
③ 똑바로 누워서 안정한 상태로 잰다.
④ 간호사에게 부정맥이라고 보고한다.
⑤ 혈압을 잰 뒤 다시 측정한다.

76 심장에 이상이 있는 환자에게는 정확한 맥박을 측정하기 위해 심첨맥박을 측정한 뒤 맥박의 결손이 발견되면 보고해야 한다.

77

날이 있는 예리한 기계를 응급으로 사용해야 할 때 적절한 소독방법은?

① 0.1% 승홍수에 담가 소독한다.
② 끝은 거즈에 싸서 넣고 자비소독한다.
③ 고압증기 멸균법으로 소독한다.
④ 70~75% 알코올에 소독한다.
⑤ E.O gas로 소독한다.

77 날이 있는 예리한 기계를 응급으로 사용해야 할 때에는 70~75% 알코올에 소독한다.

78

욕창의 원인이 아닌 것은?

① 피부의 습기와 온도
② 장시간 동안 같은 자세로 누워 있음
③ 실금으로 오염된 침구
④ 불량한 영양상태
⑤ 불규칙적인 식습관

78 욕창 발생의 위험요소
- 외부압력
- 마찰과 응전력
- 부동
- 부적절한 영양
- 인지기능 저하
- 노화
- 피부의 습기와 온도

정답
73 ⑤ 74 ① 75 ③ 76 ② 77 ④ 78 ⑤

79 갑자기 체온이 높게 측정되었을 경우 다른 체온계로 다시 잰 뒤 확인하고 보고한다.

80 의치는 공기 중에 두지 말고 물이 들어 있는 그릇에 보관하고 찬물로 세척하는 것이 적절하다. 수술실에 갈 때는 빼놓도록 한다.

81 환자의 진단과 치료의 설명은 의료인의 몫이므로 담당의사에게 묻도록 연결시켜 주어야 한다.

79

체온 측정 시 갑자기 높게 측정된 환자를 발견했을 때 간호로 옳은 것은?

① 즉시 알코올로 목욕시켜 안정시킨다.
② 비상용 해열제를 제공한다.
③ 다른 체온계로 재어 확인한 후 보고한다.
④ 가족에게 알리고 환자를 안정시킨다.
⑤ 얼음주머니를 대준다.

80

의치를 착용한 환자의 간호로 옳은 것은?

가. 의치는 물이 들어 있는 그릇에 보관한다.
나. 의치는 건조한 장소에 보관한다.
다. 수술실에 갈 때는 빼놓도록 한다.
라. 의치는 뜨거운 물로 닦는다.

① 가, 나, 다   ② 가, 다
③ 나, 라   ④ 라
⑤ 가, 나, 다, 라

81

환자가 진단과 치료에 대해 질문할 때 간호조무사의 태도로 가장 옳은 것은?

① 환자에게 아는 대로 이야기한다.
② 비밀리에 알려 준다.
③ 간호사에게 알려 주도록 부탁한다.
④ 친절하고 책임감 있게 이야기한다.
⑤ 담당의사에게 묻도록 한다.

82
병원환경에서 환자에게 불안감을 조성시키는 요소는?

가. 가까운 사람들과의 격리
나. 건강관리요원들의 비인간적 태도
다. 병원용어의 이해 부족
라. 규격화 및 비인간화

① 가, 나, 다
② 가, 다
③ 나, 라
④ 라
⑤ 가, 나, 다, 라

83
업무로 바쁜 가운데 환자가 침요를 갈아 달라고 요구할 때 적절한 행동은?
① 우선 무시한 후 나중에 가서 확인하고 결정한다.
② 환자에게 지금은 해줄 때가 아니니 기다리라고 말한다.
③ 모든 일을 중단하고 갈아주도록 한다.
④ 자신의 상황을 설명한 후 나중에 갈아주겠다고 말한다.
⑤ 다른 사람에게 부탁하도록 말한다.

84
입원 중인 환자에게 약이 잘못 투여된 것을 도중에 알게 되었을 때 적절한 행동은?
① 환자가 눈치채지 못한 경우 모르는 척한다.
② 환자에게 알리고 비밀로 해줄 것을 부탁한다.
③ 원래 주었어야 했던 약을 즉시 복용하도록 한다.
④ 즉시 간호사에게 보고하여 조치를 취할 수 있도록 한다.
⑤ 다음 투약시간에 1.5배의 용량을 투여한다.

---

82 병원환경에서 환자에게 불안감을 일으키는 원인
- 낯선 기구와 소음
- 규격화 및 비인간화
- 사생활의 결여
- 가까운 사람들과의 격리
- 건강관리요원들의 비인간적 태도
- 병원용어의 이해 부족

83 업무가 너무 바쁘고 우선순위에 환자간호를 해결해야 할 일이 있다면 그 상황을 설명하고 나중에 갈아주겠다고 말한 뒤 추후 꼭 갈아주어야 한다.

84 약이 잘못 투여된 것을 알게 되면 간호사에게 즉시 보고하여 응급조치를 취할 수 있도록 한다.

정답
79 ③ 80 ② 81 ⑤ 82 ⑤ 83 ④ 84 ④

85 병실 바닥이나 화장실 바닥에 고인 물은 낙상사고의 위험이 되기 때문에 얼른 닦아서 건조시켜야 한다.

86 물품관리 시 주의사항
- 고무제품 : 장시간 고온·저온환경에 두면 고무가 상할 수 있다. 고무제품은 응달에서 물기 없이 완전히 말려서 두어야 한다.
- 거즈·솜 : 일반의료 폐기물통에 처리한다.

87 반코마이신 내성장구균 환자의 병실을 나서기 전에 장갑과 가운을 벗고 반드시 손을 씻어야 한다.
손을 닦을 때는 반드시 소독제가 포함된 항균 비누나 항균용액을 사용한다.

85
병실이나 화장실 바닥에 용액이나 물이 엎질러졌을 경우 곧바로 닦아야 하는 이유는?

① 미관상 보기 흉하다.
② 특별한 이유는 없다.
③ 병균이 번식하기 쉽다.
④ 낙상사고의 원인이 된다.
⑤ 병실 바닥이 오염되기 쉽다.

86
병원에서 사용하는 모든 물품 및 치료 재료는 그 종류에 따라 별도로 구분되어 관리해야 하는데 그 관리법으로 옳은 것은?

① 고무제품은 섭씨 100℃ 이상에서 끓인 후 건조시켜 보관한다.
② 감염 병실에서 사용한 물품은 깨끗이 씻어 말린 후 일반 병실에서 재사용한다.
③ 고막체온계 커버는 재사용한다.
④ 더운물 주머니는 깨끗하게 헹군 후 찬물을 넣어 보관한다.
⑤ 거즈나 솜은 일반의료 폐기물통에 처리하도록 한다.

87
반코마이신 내성장구균 환자에 대한 감염관리 방법으로 옳지 않은 것은?

① 재사용해야 하는 기구들은 환자의 병실에 둔다.
② 장갑과 가운은 환자의 병실을 나선 후에 벗는다.
③ 설사환자의 경우 병실에 들어갈 때 가운을 착용한다.
④ 1인실이 남아 있지 않을 때에는 동일한 균에 노출된 환자들과 같은 병실을 사용하게 한다.
⑤ 의료기구와 직접 접촉하는 부위는 비닐로 감싼 후에 사용한다.

88
BCG나 PPD 같은 예방접종약의 관리방법으로 옳은 것은?
① 상온에서 3일 동안 보관한다.
② 하루 정도 냉동 보관한다.
③ 직사광선에 노출시킨다.
④ 얼음물에 담가 보관한다.
⑤ 2~5℃ 냉암소에 보관한다.

88 혈청, BCG, PPD, 알부민 등은 2~5℃의 냉암소에 보관하며 기름 종류의 약품은 10℃ 전후로 보관하는 것이 좋다.

89
우리나라는 아직도 결핵의 발병률이 높다. 이에 간호조무사가 주력해야 할 임무는?
① 투베르쿨린 반응검사 및 X-선 촬영을 실시한다.
② 항결핵제 복용방법과 중요성을 교육한다.
③ 결핵환자의 가족과 주변인을 검진한다.
④ 격리수용에 힘쓴다.
⑤ 보균자 색출에 힘쓴다.

89 간호조무사는 보균자를 색출하여 보건소에 신고하여야 한다.

90
독약을 마신 환자를 병원에 데리고 갈 때 가장 중요한 것은?
① 신분증을 가지고 간다.
② 독약이 들어 있던 용기를 가지고 간다.
③ 사용한 해독제를 가지고 간다.
④ 환자의 소지품을 유의해서 챙긴다.
⑤ 환자의 유서를 주의해서 가지고 간다.

90 미리 독약을 파악하고, 독약의 성분을 조사해서 분석하면 치료가 더 빨라 환자의 생명을 살리는 데 큰 도움이 된다.

정답
85 ④ 86 ⑤ 87 ② 88 ⑤ 89 ⑤ 90 ②

91 단순 골절 혹은 복합 골절이 의심되는 경우 구조자는 그 이상의 손상을 방지하도록 특히 주의하여야 한다.
또한 골절환자는 부득이한 경우를 제외하고는 부목을 대기 전에 절대 이동시키지 않는다.

92 에피네프린, 아미노필린은 기관지의 이완과 확장을 돕고 세기관지나 기관지의 평활근을 이완시킴으로써 기관지 경련을 감소시킨다.

93 바이러스가 동일한 경우인 홍역이나 수두는 코호트격리를 할 수 있지만 균주의 특성과 감염력이 다를 수 있는 활동성 폐결핵의 경우 코호트 격리를 할 수 없고 따로 격리하여야 한다.

91
골절환자의 응급처치 시 가장 중요한 것은?
① 골절된 부위를 파악하여 뼈를 신속히 맞추어 준다.
② 동통을 감소시키기 위해 신속히 진통제를 투여한다.
③ 부종을 감소시키기 위해 골절 부위에 얼음찜질을 해 준다.
④ 부득이한 경우를 제외하고는 부목을 대기 전에 절대 이동시키지 않는다.
⑤ 골절 부위가 외부로 노출되었을 경우 세균 감염을 방지하기 위해 즉시 소독을 실시한다.

92
천식환자에게 에피네프린이나 아미노필린을 투여하는 이유로 옳은 것은?
① 관상동맥을 확장시키기 위해
② 혈관의 수축운동을 일으키기 위해
③ 호흡기도의 평활근을 수축시키기 위해
④ 피부혈관의 확장과 수축을 반복시키기 위해
⑤ 기관지의 평활근을 이완시켜 기관지 경련을 감소시키기 위해

93
공기주의 격리지침에 관한 설명으로 옳은 것은?
① 병실 문을 열어 둔다.
② 음압격리실에 환자를 배치한다.
③ 활동성 폐결핵 환자는 코호트 격리를 한다.
④ 간호조무사가 격리실에 들어갈 경우 N84 마스크를 착용한다.
⑤ 의학적으로 필요한 경우 외에 환자에게 병실 밖으로 나가는 것을 허용한다.

94
입원환자의 불안감을 감소시키기 위한 방법으로 옳은 것은?
① 환자와 개인적으로 친밀한 관계를 형성한다.
② 먼저 사소한 비밀을 알려 대화를 유도한다.
③ 병원 규칙을 설명하고 엄격히 규칙을 적용한다.
④ 간호 및 처치에 대해 상세히 설명한다.
⑤ 환자의 질문에만 대답하여 준다.

94 병원환경 및 처치에 대한 설명은 환자의 불안을 줄인다.

95
환자가 퇴원한 병실의 정리에 대한 설명으로 옳지 않은 것은?
① 환자가 사용하지 않은 물건도 오염으로 간주한다.
② 환자의 침대와 주변 물건은 즉시 정리한다.
③ 새로운 홑이불로 침대를 정리한다.
④ 바닥은 비질하여 깨끗이 청소한다.
⑤ 퇴원 후 병실정리를 하는 목적은 전염을 예방하기 위함이다.

95 병실의 바닥청소는 공기오염을 방지하기 위해 비질하지 않고 걸레로 닦는다.

96
약물을 오랫동안 사용하다가 투약을 중지한 경우 그 약물에 대한 갈망과 함께 심한 정신적·신체적 반응이 나타나는 것은?
① 내성현상
② 금단현상
③ 전신증상
④ 상승현상
⑤ 저항현상

96 약물을 오랫동안 사용하다가 투약을 중지할 때 그 약물에 대한 갈망과 함께 심한 정신적·신체적 반응이 나타나는 것을 금단현상이라고 한다.

정답
91 ④ 92 ⑤ 93 ② 94 ④ 95 ④ 96 ②

97 목발은 겨드랑이와 기구 사이에 손가락 2~3개가 들어갈 공간을 확보해야 한다. 지팡이는 건강한 쪽으로 지팡이를 짚어야 하고, 고관절 높이로 드는 것이 적절하다.

97

좌측 무릎 아래를 다친 환자가 지팡이 또는 목발을 사용할 때 적절한 사용법은?

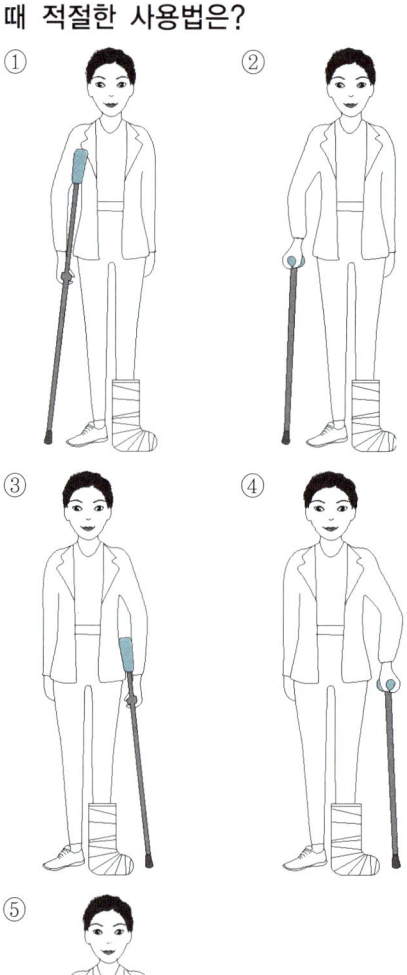

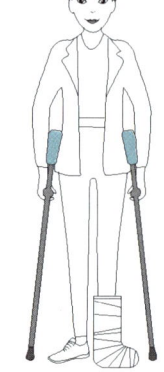

98

노인에게서 약물중독이 쉽게 발생하고 약물의 혈중농도가 높은 상태로 오래 지속되는 원인은?

① 혈액량 소실
② 감각기관 소실
③ 내분비관 기능 소실
④ 신장기능 저하
⑤ 장의 연동운동 지연

99

붕대법 중에서 팔, 손가락, 몸통 등에 주로 적용하며 붕대 너비의 $\frac{1}{3}$씩 겹치면서 감는 붕대법은?

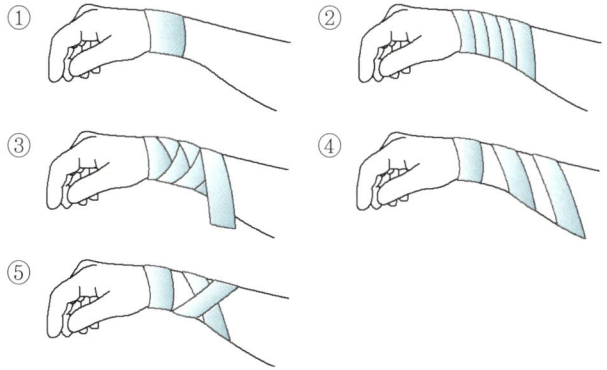

100

위 절제술을 받은 환자가 식후 30분 내에 덤핑 신드롬이 일어나는 경우 적절한 간호방법은?

① 지방 섭취를 제한한다.
② 주로 식전에 나타나기 때문에 관찰한다.
③ 식사 시 수분을 꼭 섭취하도록 교육한다.
④ 음식물이 위액과 잘 섞이지 않은 채 그대로 위장에 머물게 한다.
⑤ 횡와위 상태로 식사하게 하며 식후 20~30분간 누워 있게 한다.

98 노인은 신장의 약물배설 능력 저하로 약물중독이 쉽게 발생할 수 있으며, 약물의 혈중 농도가 높은 상태로 오래 지속된다.

99 나선대는 나선 모양의 붕대법으로 신체에서 굵기가 비슷한 부위 팔, 손가락, 상박, 몸통 등에 사용하거나 다른 붕대법과 연결할 때 사용한다.

100 덤핑 신드롬
- 주로 식후 5~30분 사이에 발생하며 어지러움, 실신, 구토, 심계항진, 발한, 복통, 창백, 설사 등의 증상이 있다.
- 예방하기 위해서는 위를 천천히 비울 수 있게 횡와위로 조금씩 자주 식사하게 하며 식후 20~30분 동안 누워 있도록 해야 한다. 이때 식사와 동시에 수분이나 국물을 섭취하지 않도록 한다.

정답
97 ② 98 ④ 99 ② 100 ⑤

101 낙상 발생 시 활력징후를 측정하고 환자상태를 파악한 후 의사에게 보고해야 한다. 이후 의사의 지시를 따른다.

101
환자가 침대 옆 바닥에 누워있는 것을 발견하였다. 다음 중 가장 먼저 시행할 사항은?
① 활력징후를 측정한다.
② 의사에게 보고한다.
③ 보호자에게 알린다.
④ 환자를 침대 위로 올려준다.
⑤ 수액을 주입한다.

102 아동이 알 수 없는 약을 먹고 쓰러졌다면 가장 먼저 기도를 유지해야 한다.

102
아동이 알 수 없는 약을 먹고 쓰러진 것을 발견한 경우 가장 먼저 해야 하는 처치로 옳은 것은?
① 기도유지   ② 구토 유도
③ 위 세척   ④ 약병 확인
⑤ 구조 요청

103 혈압측정 시 커프의 공기는 완전히 제거한다.

103
혈압측정의 주의사항으로 틀린 것은?
① 혈압측정 전 심한 운동은 피한다.
② 환자의 팔을 심장과 같은 높이로 조절한다.
③ 커프의 공기는 약간 들어 있어도 무방하다.
④ 측정에 실패한 경우 1~2분가량 쉬었다가 재측정한다.
⑤ 혈압을 측정하는 동안 환자의 팔을 잘 지지한다.

104
열상으로 인해 심한 출혈이 있을 경우 우선적으로 시행해야 하는 응급처치 방법으로 옳은 것은?

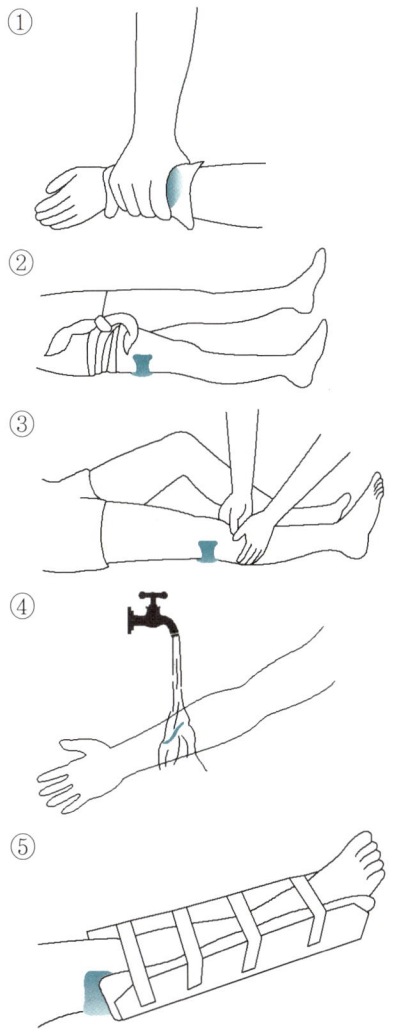

104 심한 출혈이 있을 때 가장 우선되는 응급처치는 직접압박법 (①)이다.
직접압박법을 이용할 수 없는 경우 지압점을 지압(③)하고, 출혈이 심한 경우 최후의 수단으로 지혈대(⑤)를 사용한다.
② 뱀에 물렸을 때 물린 곳에서 심장쪽 위로 적당한 압력으로 묶어 독이 퍼지지 않게 한다.

정답
101 ① 102 ① 103 ③ 104 ①

105 발한이나 호흡으로 인한 수분 손실량은 측정이 불가능하므로 배설량에 포함하지 않지만 심한 발한, 설사, 출혈, 상처배액량은 포함한다.

105
섭취량과 배설량 측정 및 기록에 관한 설명으로 옳은 것은?

① 발한으로 인한 배설량은 측정에 포함한다.
② 식간에 마신 수분은 섭취량으로 측정하지 않는다.
③ 자력배뇨의 경우 배설량에 포함하지 않고, 유치도뇨를 한 경우에만 소변배설량을 측정한다.
④ 섭취량에는 경구적 섭취량만 기록한다.
⑤ 구토와 설사, 상처배액량은 배설량 측정에 포함한다.

정답
105 ⑤

제7회 최종모의고사

문항수 : 105문항   시간 : 105분

제1과목 기초간호학 개요

01
현대간호의 경향으로 옳은 것은?
① 환자 위주 - 개인간호 - 재활간호
② 질병 위주 - 전인간호 - 치료간호
③ 환자 위주 - 전인간호 - 재활간호
④ 질병 위주 - 재활간호 - 개인간호
⑤ 질병 위주 - 전인간호 - 치료간호

02
간호란 환자의 육체적 고통을 제거하는 것만이 아니라 정신적·육체적·정신적 건강상태를 유지·증진시키는 것이다. 간호의 3대 요소로 옳은 것은?
① 봉사, 윤리, 인격
② 봉사, 사랑, 정신
③ 지식, 정신, 기술
④ 지식, 기술, 사랑
⑤ 지식, 사랑, 윤리

03
입원해 있는 환자의 이상 증상을 발견했을 경우 간호조무사의 태도로 옳은 것은?
① 간호사에게 보고한다.
② 기록한 후 관찰한다.
③ 활력징후를 측정한다.
④ 우선 필요한 간호를 한다.
⑤ 환자 보호자에게 알린다.

---

01 현대간호는 환자 위주, 전인간호, 재활간호를 그 특성으로 하고 있다.

02 간호의 3대 요소 : 지식, 기술, 사랑

03 환자 상태에 이상 증상을 발견했을 때는 얼른 간호사에게 보고해야 한다.

정답
01 ③ 02 ④ 03 ①

04 병원 물품의 재고가 불충분할 경우 진료가 적시에 원활히 이루어질 수 없다. 반면 과다한 재고는 병원의 수익성과 유동성에 악영향을 미치므로 적정 재고 유지로 재고 관련 비용을 최소화해야 한다.

05 간호기록
- 법적 문제가 발생했을 경우 의료인 보호의 근거를 제공한다.
- 건강 요원들 간에 환자 정보를 교환할 수 있는 의사소통의 매개이다.
- 대상자에게 제공된 치료나 간호의 질을 점검하고 평가하는 근거자료이다.
- 교육과 연구의 중요한 근거자료가 된다.
- 기록된 환자 정보로부터 적절한 간호계획을 세우고 환자에게 일관되고 지속적인 간호를 제공할 수 있다.
- 환자, 질병, 치료에 대한 임상 교육자료로 활용된다.
- 병원 행정 및 국가 보건정책에 기여하는 통계자료가 된다.

06 고막 체온계의 사용법
- 성인의 경우 귀를 후상방으로, 소아의 경우 후하방으로 잡아당긴다.
- 삼출성 중이염이 있을 경우 액와 체온계나 이마 체온계를 사용한다.
- 노인의 경우 귀를 후상방으로 잡아당긴다.
- 고막 체온계의 덮개를 알코올 솜으로 닦는다.
- 5~10초 동안 측정한다.

04
병원 물품의 재고를 관리해야 하는 이유로 옳은 것은?
① 위생적으로 사용할 수 있다.
② 환자의 만족도를 증대시킬 수 있다.
③ 관련 비용을 최소화할 수 있다.
④ 원가를 절감할 수 있는 최종 단계이다.
⑤ 일률적으로 고정주문기간 시스템을 운용한다.

05
간호기록의 목적과 중요성에 관한 설명으로 옳지 않은 것은?
① 교육과 연구의 중요한 근거자료가 된다.
② 환자, 질병, 치료에 대한 임상 교육자료로 활용된다.
③ 대상자에게 제공된 치료나 간호의 질을 점검하고 평가하는 근거자료이다.
④ 법적 문제가 발생했을 경우 병원, 의사, 간호사, 환자 보호의 근거를 제공한다.
⑤ 의료수가의 결정 기준이나 병원 수익을 위한 진료비 산정의 근거자료이다.

06
고막 체온계의 측정방법으로 옳은 것은?
① 1분간의 측정 시간이 필요하다.
② 고막 체온을 측정하기 전에 외이도를 알코올 솜으로 닦는다.
③ 삼출성 중이염이 있는 경우 단시간에 측정할 수 있다.
④ 노인의 경우 후하방으로 귓바퀴를 잡아 당겨 삽입한다.
⑤ 소아는 후하방, 성인은 후상방으로 귓바퀴를 잡아당겨 측정한다.

07

항문체온의 주의점 및 특성에 대한 설명으로 옳지 않은 것은?

① 직장, 회음부 수술환자일 경우 항문체온이 제한된다.
② 항문 체온 측정 시 대상자에게 배에 힘을 주게 한다.
③ 항문체온을 측정하는 경우에도 기록하여야 한다.
④ 구강체온을 할 수 없는 경우 항문으로 체온을 잰다.
⑤ 반드시 정확한 체온을 재야 할 경우에만 측정한다.

07 항문체온의 주의점
- 직장, 회음부 수술환자, 심장질환자 등의 경우 항문체온을 제한한다.
- 항문체온 측정 시 대상자의 배에 힘을 주지 않게 한다.
- 항문체온을 측정한 경우에도 기록해야 한다.
- 반드시 정확한 체온을 재야 할 경우에만 항문으로 측정한다.

08

혈압을 높이는 요인은?

① 수면   ② 금식   ③ 운동
④ 출혈   ⑤ 이뇨제 복용

08 혈압 상승 요인
- 식후 즉시, 운동 후, 흡연 후
- 방광 팽만 시
- 혈관벽의 탄력성 감소 시
- 혈압계의 커프가 좁은 경우

09

다음 중 기가 출입하는 문으로 기가 모이는 곳은?

① 낙맥   ② 사혈   ③ 경혈
④ 어혈   ⑤ 경맥

09 경혈은 기가 출입하는 문으로 기가 모이는 곳이다. 침, 뜸, 부항치료의 자극점이 된다.

10

소독용액이 담겨 있는 뚜껑이 있는 용기를 멸균적으로 다루는 방법으로 옳은 것은?

① 용액을 따른 것은 오염된 것으로 간주하지 않는다.
② 뚜껑을 바닥에 놓아야 할 경우 멸균된 내면이 아래로 가게 한다.
③ 멸균된 용액을 용기에 따랐다가 사용하지 않은 경우 다시 병에 붓는다.
④ 사용 예정인 경우에는 뚜껑을 미리 열어 놓는다.
⑤ 뚜껑을 열어서 뚜껑의 멸균된 내면이 아래를 향하게 잡는다.

10 소독용액을 따를 때 주의사항
- 뚜껑이 열린 소독 용기 위로 물건을 건네지 않는다.
- 용액을 따른 것은 오염된 것으로 간주하여 멸균된 용액을 용기에 따랐다가 다시 부어 채우지 않는다.
- 병이나 병마개의 가장자리는 오염된 것으로 간주하여 용액을 조금 따라 버린 후 쓴다.
- 뚜껑을 바닥에 놓아야 할 경우에는 멸균된 내면이 위로 향하게 한다.
- 뚜껑을 열어 멸균된 내면이 아래로 향하게 잡는다.
- 필요할 때에만 열고 가능한 빨리 닫는다.

정답
04 ③ 05 ⑤ 06 ⑤ 07 ② 08 ③ 09 ③ 10 ⑤

11 습기로 인해 녹스는 것을 방지하기 위해 고압증기 멸균기를 사용하지 않을 때는 완전히 잠그지 않아야 한다.

11
고압증기 멸균기를 사용하지 않을 때는 완전히 잠그지 않아야 한다. 그 이유는?
① 다음 사람이 쉽게 사용하도록 배려하기 위해
② 수술 시 사용하기 쉽게 하기 위해
③ 모든 면이 잘 소독되도록 하기 위해
④ 날이 있는 기구는 날이 상할 수 있기 때문
⑤ 습기로 인해 소독기 내부가 녹이 슬기 때문

12 역격리(보호격리)란 감염에 민감한 사람을 위해 주위 환경을 무균적으로 유지하는 것이다.
이는 환자가 저항력이 낮아서 다른 환자나 병원 직원으로부터 감염되는 것을 막기 위함이다.

12
화상환자나 백혈병환자를 보호격리시키는 목적은?
① 외과적 무균술을 시행하여 모든 비병원성균과 병원성균을 제거하기 위함이다.
② 건강한 사람이 스스로 감염을 관리할 수 있도록 환경을 조성하기 위함이다.
③ 세균을 일정한 범위 밖으로 나가지 못하게 하기 위함이다.
④ 감염병환자나 보균자로부터 감염병이 전파되는 것을 막기 위함이다.
⑤ 감염에 민감한 사람을 위해 주위 환경을 무균적으로 유지하기 위함이다.

13 격리실에서 사용 중인 가운을 격리실 밖에 걸어 두고자 할 때는 오염된 부분을 안으로 들어가게 하여 걸어두어야 한다.
즉, 오염된 면이 밖으로 노출되지 않도록 하여 일반 환경을 보호한다.

13
격리실에서 사용 중인 가운을 격리실 밖에 걸어 두고자 할 때 감염관리 차원에서 보관방법으로 옳은 것은?
① 오염된 부분은 안으로 들어가게 하여 걸어둔다.
② 가운을 잘 접어 세탁실에 넣어둔다.
③ 환자와 접촉이 없었다면 오염되지 않았다고 간주한다.
④ 비닐에 포장한 후 서랍에 넣어 보관한다.
⑤ 오염된 부분은 밖으로 하여 걸어둔다.

14
주삿바늘이나 수술용 칼날, 파손된 유리 재질의 시험기구 등을 버리는 폐기물은?
① 손상성폐기물   ② 조직물류폐기물
③ 일반의료폐기물   ④ 병리계폐기물
⑤ 격리의료폐기물

14 손상성폐기물(폐기물관리법 시행령 별표 2) : 주삿바늘, 봉합바늘, 수술용 칼날, 한방침, 치과용 침, 파손된 유리 재질의 시험기구

15
장출혈의 유무를 검사하기 위해 대변검사를 하려고 한다. 옳지 않은 간호중재는?
① 철분제제가 들어가는 것은 피한다.
② 검사 3일 전부터 붉은색 야채를 피한다.
③ 채취 시 소변이나 혈액이 섞이지 않도록 한다.
④ 검사실로의 운반이 지연되는 경우 냉장 보관한다.
⑤ 검사 전날 자정부터 금식하도록 한다.

15 잠혈 유무를 검사하기 위해서는 검사 3일 전부터 붉은색 야채, 육류 식사는 피하여야 한다.
또한 철분제제는 대변색을 검게 하므로 피하도록 한다. 채변 시에는 소변이나 혈액 등이 섞이지 않도록 한다.

16
전신 화상환자에게 적합한 침상은?
① 개방침상   ② 크래들 침상
③ 수술환자 침상   ④ 수술 후 침상
⑤ 골절환자 침상

16 크래들 침상의 목적
• 위 침구의 무게가 환자에게 가해지지 않도록 하기 위해서 사용된다.
• 피부상처, 개방상처, 화상환자에게 주로 사용된다.

17
객담의 채취는 언제 하는 것이 가장 적절한가?
① 이른 아침에   ② 잠자기 전에
③ 아침 식사 후에   ④ 점심 식사 후에
⑤ 구강간호 후에

17 객담의 채취는 이른 아침 폐나 기관지에 농축된 병원체가 고여 있을 때 채취하는 것이 가장 정확하다.

정답
11 ⑤   12 ⑤   13 ①   14 ①   15 ⑤   16 ②   17 ①

18 통목욕 시 낙상을 예방하는 방법
- 환자가 앉은 상태에서 옷을 입힌다.
- 목욕 후 남은 비눗물은 깨끗이 버린다.
- 환자를 등받이 있는 의자에 앉히고 목욕을 시킨다.
- 욕조에 들어가고 나올 때 건강한 쪽부터 움직이게 한다.
- 환자 이동 시 마비가 있는 쪽을 지지하며 이동해야 한다.

19 통증
- 실제적·잠재적 조직손상이나 이와 관련된 감각적이고 불쾌한 경험을 말한다.
- 내성에 따라 통증을 느끼는 정도가 다르다.
- 피로하면 통증에 대한 감수성이 높아진다.
- 수술 후에는 통증의 강도가 커진다.
- 노인은 면역체계가 약해 통증을 느끼는 강도가 더 크다.
- 진통제를 복용할 경우 통증이 약해진다.
- 주위를 다른 곳으로 돌리면 통증이 덜하다.
- 불안과 공포 등의 정서상태는 통증에 대한 반응을 증가시킨다.

20 수근관 증후군 수술 후 간호중재
- 시간마다 손가락 색깔, 모세혈관, 온도감을 측정한다.
- 수술 부위의 혈액순환을 관찰한다.
- 수술 직후부터 손가락 운동을 실시한다.
- 손과 팔을 24시간 동안 올리고 있게 한다.
- 부목으로 굴곡을 방지하고 필요시 손목 보호대를 착용한다.
- 얼음찜질과 진통제로 통증을 관리한다.
- 4~6주간 무리한 운동을 금지한다.
- 스테로이드는 단기간만 투여한다.
- 신경혈관계의 합병증을 관찰한다.

---

18 편마비환자가 통목욕 시 낙상을 예방하기 위한 방법은?
① 옷을 입힐 때는 환자를 일어서게 한다.
② 목욕 후 남은 비눗물은 그대로 둔다.
③ 환자를 등받이 없는 의자에 앉히고 목욕을 시킨다.
④ 욕조에 들어가고 나올 때 불편한 쪽부터 움직이게 한다.
⑤ 이동 시 마비가 있는 쪽을 지지하며 이동해야 한다.

19 통증에 대한 설명 중 옳은 것은?
① 내성에 따라 통증을 느끼는 정도가 다르다.
② 수술 후에는 통증에 대한 강도가 약해진다.
③ 피로하면 통증에 대한 감수성이 낮아진다.
④ 주위를 다른 곳으로 돌렸을 때는 통증이 더 심하다.
⑤ 불안과 공포 등의 정서상태는 통증에 대한 반응을 감소시킨다.

20 수근관 증후군으로 수술한 환자의 간호중재로 옳은 것은?
① 수술 부위의 혈액순환을 관찰한다.
② 더운물 찜질을 하고 진통제를 투여한다.
③ 손목 보호대를 착용하지 못하게 한다.
④ 1주 후부터 운동의 강도를 점차 높여 실시한다.
⑤ 장기간 스테로이드를 투여하고 신경혈관계의 합병증을 관찰한다.

21
체중감소, 창백, 전신쇠약, 식욕부진 등의 증상을 보이는 악성빈혈 시 치료를 위한 약물로 적절한 것은?
① 철분
② 엽산
③ 비타민 C
④ 비타민 B_{12}
⑤ 칼슘

22
흉곽수술 후 환측 팔운동의 재활은 언제부터 시작하는 것이 적절한 가?
① 봉합사 제거 후
② 봉합 부위 치유 후
③ 수술 후 2주일 뒤
④ 되도록 빠른 시일 내에
⑤ 고형식을 먹기 시작한 후

23
폐경기 여성의 골다공증 예방법으로 적절한 것은?
① 나트륨 섭취를 증가시킨다.
② 충분한 칼슘을 섭취하도록 한다.
③ 유제품의 섭취를 제한시킨다.
④ 체중부하운동을 제한시킨다.
⑤ 에스트로겐 요법을 제한시킨다.

24
다음 중 당뇨환자가 항상 휴대해야 하는 것은?
① 과자, 피하주사기
② 인슐린 약병, 사탕
③ 피하주사기, 사탕
④ 피하주사기, 당뇨환자 증명카드
⑤ 사탕, 당뇨환자 증명카드

---

21 악성빈혈은 적혈구 생성에 관여하는 비타민 B_{12}가 부족하여 나타나는 만성적인 빈혈 상태로 체중감소, 창백, 전신쇠약, 식욕부진 등의 증상을 보인다.

22 수술 후 신체의 기능을 회복시키기 위해 재활운동은 꼭 필요하며 흉곽수술 후 환측의 팔운동은 되도록 빠른 시일 내에 시작해야 한다.

23 골다공증 예방법
- 충분한 칼슘을 섭취하도록 한다.
- 칼슘이 몸에 흡수되는 것을 돕는 비타민 D를 섭취한다.
- 의사 처방하에 에스트로겐을 투여한다.
- 근육과 뼈에 힘을 주는 체중부하운동을 한다.
- 적절한 체중을 유지한다.
- 우유 등의 유제품을 섭취한다.

24 당뇨환자는 갑자기 저혈당에 빠질 수 있기 때문에 사탕을 휴대하고 만약 저혈당으로 의식을 잃었을 경우 구급대원이나 다른 사람들에게 자신이 당뇨환자라는 것을 알려주기 위해 당뇨환자 증명카드를 지니고 있어야 한다.

정답
18 ⑤ 19 ① 20 ① 21 ④ 22 ④ 23 ② 24 ⑤

25 수혈 중 생리식염수는 수혈 부작용 시 정맥 확보를 위해 사용된다. 생리식염수는 등장성 용액으로 적혈구의 용혈을 막아준다.

26 덤핑 신드롬
- 위 절제술 후 나타나는 증후군으로 섭취한 음식물이 소장 내로 급속히 이동하는 것이다.
- 오심, 구토, 현훈, 발한, 심계항진 등이 나타난다.
- 한 번에 섭취하는 음식물의 양을 줄이고, 고단백·고지방·저탄수화물·저수분 식이를 유지한다.
- 식사 시 자세는 횡와위나 측위를 취하고 식후에는 가능한 누워 있도록 한다.
- 식전 1시간, 식사 시, 또는 식후 2시간까지 수분 섭취를 제한한다.

27 긴박뇨는 소변량과 관계없이 요의를 긴박하게 느끼는 것이다.

25
수혈 중 생리식염수를 사용하는 이유는?
① 쇼크를 예방하기 위해
② 수혈 부작용 시 정맥 확보를 위해
③ 부족한 혈량을 보충하기 위해
④ 혈액응고를 방지하기 위해
⑤ 수액 세트 내 이물질을 제거하기 위해

26
위 절제술을 받은 환자의 덤핑 신드롬을 예방하기 위한 간호중재는?
① 충분히 수분을 섭취하게 한다.
② 고지방 식이를 제공한다.
③ 식사 시 자세는 복위를 취한다.
④ 식후에 똑바로 앉아 있게 한다.
⑤ 국물과 함께 밥을 먹도록 한다.

27
배뇨문제와 관련한 용어의 설명으로 옳지 않은 것은?
① 핍뇨 – 소변량이 시간당 30cc 이하인 상태
② 무뇨 – 소변량이 하루에 100cc 이하인 상태
③ 다뇨 – 소변량이 하루에 3L 이상인 상태
④ 긴박뇨 – 배뇨의 수의적 조절에도 불구하고 소변이 누출되는 상태
⑤ 야뇨증 – 밤에 자면서 잠자리에 소변을 보는 경우

28
부종이 심한 환자에게 제한해야 하는 영양소는?
① 지방, 수분
② 단백질, 수분
③ 나트륨, 탄수화물
④ 단백질, 탄수화물
⑤ 수분, 나트륨

28 부종이 심한 환자는 수분과 나트륨 섭취를 제한해야 한다.

29
지방성분을 소화시키는 효소는?
① 담즙, 트립신
② 펩신, 에렙신
③ 염산, 리파아제
④ 아밀라아제, 트립신
⑤ 담즙, 리파아제

29 담즙은 지방을 유화시키고 리파아제는 지방을 지방산과 글리세롤로 분해시킨다.

30
담즙에 대한 설명으로 옳은 것은?
① 담낭에서 생성되며 지방을 소화한다.
② 간에서 생성되며 지방을 소화한다.
③ 담낭에서 생성되어 십이지장으로 배설한다.
④ 수용성 비타민과 철분, 수분 흡수를 촉진한다.
⑤ 담즙은 단백질을 소화하는 기능을 가지고 있다.

30 담즙
- 간에서 생성되며 담즙산과 담즙색소, 콜레스테롤이 주성분이다.
- 담낭에 저장된 후 필요에 따라 총담관에서 십이지장으로 하루 500~800cc 정도 배출된다.
- 지방의 소화와 흡수 및 지용성 비타민과 철분, 칼슘의 흡수를 촉진한다.

31
구강 내에서 접근하기 힘든 부위가 손상되었을 때 이를 감지할 수 있는 기구는?
① 탐침
② 핀셋
③ 치경
④ 브라켓
⑤ 커튼플라이어

31 탐침(익스플로러)은 접근하기 어려운 구강의 손상 부위를 감지하는 기구로 충치의 깊이나 치아의 동요도 등을 검사한다.

정답
25 ② 26 ② 27 ④ 28 ⑤ 29 ⑤ 30 ② 31 ①

32 아말감은 치과 치료에 널리 쓰이는 재료 중 하나이며, 합금과 수은, 은, 구리, 아연, 주석 등을 혼합한 것으로 은의 함유율이 65%이다.

33 지지제란 다른 치료를 하기 전 신체반응이 회복되기까지 신체기능을 지지해 주는 목적으로 사용한다. 저혈압환자에게 노르에피네프린을 투여하여 혈압을 상승시킬 수 있다.

34 길항작용이란 두 가지 이상의 약물을 병용할 때 약물의 작용이 감소 또는 상쇄되는 것을 말한다.

35 약물 투여 후 즉각적으로 나타나는 알레르기 반응을 아나필락시스 반응이라고 하며 가쁜 호흡, 천명음, 저혈압, 빈맥 등의 증상이 나타난다. 치료하지 않을 경우 생명에 위협을 가한다.

32
아말감 충전방법에서의 은의 함유율로 옳은 것은?
① 50% ② 65% ③ 75%
④ 80% ⑤ 85%

33
저혈압환자에게 투여하는 노르에피네프린은 어떤 목적으로 투여되는가?
① 지지제   ② 대용제
③ 치료제   ④ 진해제
⑤ 완화제

34
길항작용의 의미로 적절한 것은?
① 두 가지 이상의 약물을 병용하여 얻은 효과가 개개의 약물 작용의 합보다 클 경우를 말한다.
② 약물을 계속 복용할 경우 같은 치료 효과를 얻기 위해 사용량을 증가시켜야 하는 현상을 말한다.
③ 두 가지 이상의 약물을 병용할 때 각 약물의 작용이 감약·상쇄됨을 말한다.
④ 약물을 반복 투여하는 경우 나타나는 병적인 반응을 말한다.
⑤ 두 가지 이상의 약물을 병용하여 얻은 효과가 개개의 약물이 나타내는 작용의 합에 해당함을 말한다.

35
약물 투여 직후에 급격한 호흡수 증가, 천명음, 빈맥 등의 심각한 증상이 나타났다면 약물의 어떤 효과를 말하는가?
① 독작용   ② 길항작용
③ 부작용   ④ 내성작용
⑤ 아나필락시스 반응

제2과목 보건간호학 개요

36
사업장에서 근로자를 모집할 경우 건강진단을 실시하는 궁극적인 목적은?
① 경영자의 건강수준을 파악하기 위해
② 급여를 효과적으로 책정하기 위해
③ 작업장에 부적합한 근로자를 색출하고 신체적·심리적으로 알맞은 작업에 종사시키기 위해
④ 감독자의 성향에 따라 근로자를 배출하고 분류하기 위해
⑤ 직업병 예방을 통해 생산성을 향상시키기 위해

36 작업장에 부적합한 근로자를 색출하고 신체적·심리적으로 알맞은 작업에 배치시키기 위해 건강진단을 실시한다.
또한 직업병의 유무를 색출하고 건강상태를 관찰하며 집단의 건강수준을 파악할 수 있다.

37
효과적인 보건교육을 위해서 유의해야 할 사항은?
① 지역사회보건과 병행하여 교육한다.
② 학습목표의 난이도를 높인다.
③ 교육자의 입장을 중심으로 한다.
④ 전문적인 용어를 많이 사용한다.
⑤ 목표는 광범위하게 잡는 것이 좋다.

37 효과적인 보건교육방법
• 욕구를 불러일으키고 동기부여를 제공한다.
• 배운 결과가 유익하다는 신념을 갖도록 한다.
• 실천하도록 한다.
• 주위를 집중시키고 흥미를 갖게 한다.
• 지역사회보건과 병행하여 교육한다.

38
산업피로의 결과로 옳은 것은?
① 결근율 저하
② 산업재해 예방
③ 적응능력의 증가
④ 재해발생 증가
⑤ 생활조건의 개선

38 산업피로의 결과 생산성이 저하되고, 재해발생 건수가 증가된다.

정답
32 ② 33 ① 34 ③ 35 ⑤ 36 ③ 37 ① 38 ④

39
보건교육 시 가장 먼저 실시해야 하는 것은?
① 설문지 조사　　② 교육의 난이도 확인
③ 주민의 요구 파악　　④ 교육평가 기준의 설정
⑤ 기준 및 지침의 확인

39 보건교육 시 대상 지역사회나 주민에 대한 예비조사를 시행하여 주민의 희망사항을 파악해야 한다.

40
다음 중 건강상태지표에 포함되는 것은?
① 의료보험급여, 주택환경
② 영아사망률, 교육수준
③ 식량유용성, 국민소득
④ 평균수명, 모성사망률
⑤ 출생률, 의료보장률

40 건강상태지표(WHO)
- 영아사망률, 유아사망률
- 평균수명, 모성사망률
- 사인별 사망률, 발생률, 유병률

41
보건교육의 계획 시 고려해야 할 사항으로 옳지 않은 것은?
① 보건교육의 계획은 보건사업 전체의 일부분으로 수행되어야 한다.
② 주민들에 대한 예비조사 없이 바로 실시한다.
③ 대상 주민의 종교, 전통, 습관, 행동규범 등 문화적 배경에 대한 이해가 필요하다.
④ 대상 주민과 함께 계획하고 필요한 인적, 물적 자원을 조사한다.
⑤ 필요한 경비는 우선순위에 따라 배정하도록 한다.

41 보건교육의 계획
- 보건교육의 계획은 보건사업 전체의 일부분으로 수행되어야 한다.
- 주민들에 대한 예비조사를 실시하고 주민의 희망사항을 파악하는 것이 중요하다.
- 대상 주민의 종교, 전통, 습관, 행동규범 등 문화적 배경에 대한 이해가 필요하다.
- 대상 주민과 함께 계획하고 필요한 인적, 물적 자원을 조사한다.
- 대상 주민의 실정에 맞는 보건교육을 실시한다.
- 필요한 경비는 우선순위에 따라 배정하도록 한다.
- 보건교육 후 반드시 사업에 대한 평가를 실시한다.

42
상담자가 담배가 해롭다는 것을 인정하지만 당장 금연을 하고자 하는 것이 아니라면 금연프로그램 단계 중 어디에 속하는가?

① 계획이전단계　② 계획단계
③ 준비단계　　　④ 행동단계
⑤ 유지단계

42 보건소 금연프로그램
- 계획이전단계 : 담배를 끊고 싶다는 생각이 전혀 없는 상태
- 계획단계 : 담배가 해롭다는 것을 인정하지만 당장 금연을 하고자 하는 것은 아닌 단계
- 준비단계 : 금연을 준비하는 단계
- 행동단계 : 금연으로 몰입하는 과정으로 금연을 시작한 지 1개월 이내인 상태
- 유지단계 : 적어도 1개월 이상 금연을 지속하고 있는 단계

43
일차보건의료사업의 필수 사업내용이 아닌 것은?

① 특수한 치료의 시행
② 가족계획을 포함한 모자보건
③ 식량 공급과 적절한 영양 증진
④ 안전한 식수 제공과 기본 위생관리
⑤ 흔한 질병과 상해에 대한 면역 수준의 증강

43 일차보건의료사업의 필수 사업내용(WHO)
- 지방 풍토병 예방과 관리
- 가족계획을 포함한 모자보건
- 식량 공급과 적절한 영양 증진
- 안전한 식수 제공과 기본 위생관리
- 필수 의약품의 공급
- 정신보건의 증진
- 흔한 질병과 상해에 대한 면역 수준의 증강
- 만연한 보건의료 문제에 대한 교육과 예방 및 관리

44
다음 중 우리나라 4대 보험에 속하는 것은?

① 건강보험, 국민연금, 사회보험, 생명보험
② 산재보험, 고용보험, 손해보험, 생명보험
③ 산재보험, 건강보험, 국민연금, 고용보험
④ 산재보험, 건강보험, 국민연금, 손해보험
⑤ 고용보험, 국민연금, 생명보험, 산재보험

44 4대 사회보험 : 국민건강보험, 고용보험, 국민연금, 산업재해보상보험

정답
39 ③　40 ④　41 ②　42 ②　43 ①　44 ③

45 건강보험은 각 개인의 경제적 능력에 따라 일정한 부담으로 재원을 조성하고, 개별 부담과 관계없이 필요에 따라 균등한 급여를 제공함으로써 질병에 걸렸을 때 가계의 경제적 부담을 경감시켜 주는 소득재분배 기능을 한다.

45
우리나라 건강보험제도의 특성으로 옳은 것은?
① 산업재해로 인한 보상은 건강보험에서 지불한다.
② 직장이나 지역가입자의 보험료 부과방식이 동일하다.
③ 우리나라 국민건강보험은 1종, 2종, 3종으로 분류한다.
④ 사회공동의 연대책임을 통한 소득재분배 효과가 있다.
⑤ 공정한 원리로 보험료를 낸 비율에 따라 서비스를 제공받는다.

46 매립법은 공정이 간단하여 고형폐기물의 대부분을 처리할 수 있으나 매립한 후 지하로 오염물질이 침투되어 지하수 오염을 일으킬 수 있다.

46
고형폐기물의 대부분을 처리하는 방법으로 공정이 간단하여 우리나라에서 가장 많이 사용되는 것은?
① 퇴비법　　　② 매립법
③ 소각법　　　④ 퇴비처리법
⑤ 가축사료화

47 환기란 오염된 공기를 작업장으로부터 제거하고 신선한 공기로 치환하는 것이다.

47
고온다습하고 냄새가 심한 유해물질 작업장에서 산업간호조무사가 가장 우선적으로 행해야 하는 작업환경관리는?
① 격리　　　② 개선
③ 환기　　　④ 대치
⑤ 보호구 착용

48

대형드릴을 많이 사용하는 근로자에게 나타나는 질환으로 손가락이 창백해지는 질환은?

① VDT 증후군 ② 레이노씨병
③ 일시적 난청 ④ 경견완증후군
⑤ 국소 피부질환

48 레이노씨병(레이노드증후군)은 지속적인 진동과 추위에 노출되면서 손가락에 혈액순환 장애가 발생하는 것으로 심한 경우 손가락 괴사가 올 수 있다.

49

미나마타병의 원인물질은?

① 납 ② 구리
③ 질소 ④ 수은
⑤ 카드뮴

49 수은에는 금속수은, 무기수은, 메틸수은 등이 있으며 그중에서도 메틸수은은 미나마타병의 원인물질로서 특히 어패류에 많이 존재한다.
미나마타병은 구내염, 근육진전, 중추신경장애, 단백뇨 증의 증상을 보인다.

50

다음 중 브레인스토밍의 장점으로 옳은 것은?

① 특정 주제에 밀도 있는 접근이 가능하다.
② 단시간에 많은 양의 교육내용을 전달할 수 있다.
③ 동기 유발이 용이하며 학습목표에 쉽게 도달할 수 있다.
④ 교육대상자들에게 비판하는 능력을 키워 준다.
⑤ 문제를 다각도로 분석하여 창의적인 아이디어를 많이 얻을 수 있다.

50 브레인스토밍은 참여자 전원이 다양한 의견을 교환하면서 문제를 다각도로 분석하며 새로운 사고, 창의적인 생각을 얻을 수 있다는 장점이 있다.

정답
45 ④ 46 ② 47 ③ 48 ② 49 ④ 50 ⑤

제3과목 공중보건학 개론

51 가정방문 전 준비활동
- 대상자와 관련된 기록과 보고서 등을 자세히 검토한다.
- 방문 대상자에게 미리 연락하여 방문 날짜와 시간을 적절하게 계획한다.
- 필요한 물품을 준비하고 방문가방을 정리한다.
- 방문 대상자가 사는 곳을 확인하고 교통수단을 미리 점검한다.

51
보건소 간호조무사의 효과적인 가정방문 전 준비활동으로 적절한 것은?
① 지역사회의 지도자를 파악한다.
② 방문활동에 대해 평가한다.
③ 가족의 적극적인 참여를 유도한다.
④ 방문 대상자와 함께 활동계획을 작성한다.
⑤ 방문 대상자에 대한 기록이나 보고서를 검토한다.

52 보건간호기록의 목적은 환자 및 가족에게 계속적이고 지속적인 간호를 제공하기 위함이다.

52
보건간호기록의 중요한 목적은?
① 활동성과의 측정 기준으로 삼기 위해
② 법적 문제가 생긴 경우 의료인을 보호하기 위해
③ 환자 및 가족에게 계속적인 간호를 제공하기 위해
④ 환자의 개인 생활 모두를 기록하여 환자의 이해를 돕기 위해
⑤ 법적 문제가 생긴 경우 기관을 보호하기 위해

53 모자보건수첩에 포함되어야 하는 사항
(모자보건법 시행규칙 제3조제2항)
- 임산부 또는 영유아의 인적 사항
- 산전·산후 관리 사항
- 임신 중의 주의사항
- 임산부 또는 영유아의 정기검진 및 종합검진
- 영유아의 성장발육과 건강관리상의 주의사항
- 예방접종에 관한 사항

53
모자보건법상 모자보건수첩에 기록되어야 하는 사항으로 옳지 않은 것은?
① 임산부 또는 영유아의 인적 사항
② 산전·산후 관리 사항
③ 임신 중의 주의사항
④ 예방접종에 관한 사항
⑤ 임산부 부모의 인적 사항

54
보건소 영유아 클리닉의 건강관리 내용으로 옳은 것은?
① 구강치료 ② 질병치료
③ 척추치료 ④ 정서적 장애치료
⑤ 예방접종 관리

55
임산부를 위한 건강관리실을 설치할 때의 조건으로 옳은 것은?
① 대상자가 쉽게 찾을 수 없는 곳으로 정한다.
② 버스정류장에서 되도록 먼 곳으로 정한다.
③ 비밀이 보장될 수 있도록 대상자가 생활하는 곳과 동 떨어진 곳으로 정한다.
④ 대상자들의 편의를 위해 아래층에 설치한다.
⑤ 종교단체에서 운영하는 건물에 설치한다.

56
0~14세 인구가 65세 이상 인구의 2배에 미치지 못하며, 인구 재생산력이 감소하는 인구유형은?
① 종형 ② 별형
③ 호로형 ④ 항아리형
⑤ 피라미드형

57
인구동태에 가장 큰 영향을 주는 요소는?
① 출생과 사망 ② 결혼과 전출
③ 출생과 이혼 ④ 결혼과 이혼
⑤ 결혼과 사망

---

54 영유아 건강관리 내용
- 영유아 예방접종 관리
- 식이와 영양상담 및 이유식 지도
- 영유아 구강상태 관찰
- 영유아 성장발육 평가
- 영유아 건강상담
- 보건교육 실시

55 임산부건강관리실의 장소
- 대상자가 쉽게 찾을 수 있고 교통이 편리한 곳이어야 한다.
- 가능한 대상자가 생활하는 곳의 중심에 위치하며 보건정보도 수시로 쉽게 수집할 수 있도록 한다.
- 이동 건강관리실일 경우 종교 및 정치와 관련이 없는 지역이나 건물에 설치하는 곳이 좋다.
- 대상자의 편의를 위해 아래층에 설치한다.

56 항아리형은 사망률이 낮고 정체적이지만 출생률이 사망률보다 낮아 인구가 감소하는 감소형 인구구조이다.

57 인구동태란 어느 일정 기간 내의 인구변동 상황, 즉 1년간의 출생·사망·결혼, 이혼, 사산 등 인구의 자연적 변동상황의 통계나 상태를 가리킨다.
특히 출생 및 사망은 인구동태에 가장 큰 영향을 주는 요소이다.

정답
51 ⑤ 52 ③ 53 ⑤ 54 ⑤ 55 ④ 56 ④ 57 ①

58 류마티스 관절염 증상
- 아침에 일어나면 관절이 뻣뻣해지는 경직현상이 나타난다.
- 손, 손목, 발, 발목 등 작은 관절에 대한 대칭적인 염증이 나타난다.
- 혈청에 류마티즘 양성인자가 검출된다.
- 병의 경과는 서서히 진행되며 파괴적이다.

58
류마티스 관절염환자에게 주로 나타나는 증상은?
① 허리 통증이 심하다.
② 증상은 빠르게 진행된다.
③ 골절이 잘 일어나며 무릎 관절의 변형이 심하다.
④ 아침에 관절이 뻣뻣해지는 경직현상이 있다.
⑤ 척추나 무릎에 비대칭적 염증이 나타난다.

59 만성질환의 특성
- 직접적인 요인은 존재하지 않는다.
- 호전과 악화를 반복하면서 점점 악화된다.
- 기능장애를 동반한다.
- 연령 증가에 따라 유병률과 발생률이 증가한다.
- 발생률보다 유병률이 높다.
- 잠재기간이 길고 발생시점이 불분명하며 개인차가 있다.
- 장시간에 걸친 치료 및 재활이 필요하다.
- 생활습관과 관련이 있다.

59
다음 중 만성질환의 특성으로 옳지 않은 것은?
① 기능장애를 동반한다.
② 직접적인 요인은 존재하지 않는다.
③ 호전과 악화를 반복하면서 점점 악화된다.
④ 유병률보다 발생률이 높다.
⑤ 장시간에 걸친 치료와 재활이 필요하다.

60 고혈압 예방방법
- 규칙적인 생활
- 체중 조절, 스트레스 관리
- 이뇨제 사용 및 혈관확장제 투여
- 저지방, 저염분 식이
- 운동요법, 금연, 금주

60
고혈압환자의 예방 및 치료법에 대한 설명으로 옳지 않은 것은?
① 규칙적인 운동을 한다.
② 약을 꾸준하게 복용한다.
③ 정상체중을 유지하도록 한다.
④ 고지방, 고염식이를 권장한다.
⑤ 정상적인 혈압 측정과 검진을 받는다.

61
대사증후군의 예방법으로 옳은 것은?
① 고지방 식이
② 체중 조절
③ 활동 제한
④ 고열량 식이
⑤ 고탄수화물 식이

61 대사증후군을 가진 사람들은 규칙적인 운동으로 체중을 감량하고, 생활습관을 개선하여 건강한 식이를 유지해야 한다.
탄수화물 및 포화지방을 적게 섭취하여 불포화지방을 보충하는 식이요법으로 예방효과를 기대할 수 있다.

62
만성퇴행성질환의 관리 목표로 가장 적절한 것은?
① 잠재기간 규명
② 충분한 수면 제공
③ 발생시점의 명확화
④ 질병의 유병률 감소
⑤ 질병의 직접적 원인 규명

62 만성퇴행성질환의 관리 목표
- 질병의 유병률 감소
- 건강수명 연장
- 기능장애 지연
- 질환의 중증도 완화 등

63
생후 6개월에서 5세까지의 영유아들에게 주로 발생하며 장내 바이러스에 의해 감염되는 질환은?
① 콜레라
② 뎅기열
③ 성홍열
④ 장티푸스
⑤ 수족구병

63 수족구병은 생후 6개월에서 5세까지의 영유아들에게 주로 발생하며 장바이러스의 일종인 콕사키A 바이러스에 의해 감염되는 질환으로 주로 놀이방이나 유치원 등 보육시설을 통해 확산된다.
특징적인 증상으로는 손, 발, 입 안에 수포성 발진이 나타난다.

64
감염률이 높은 임질의 전파방법은?
① 수혈을 통해서
② 태반을 통해서
③ 오염된 주사기에 찔려서
④ 기침이나 재채기에 의해서
⑤ 직접적인 성적 접촉에 의해서

64 임질은 임균에 의해서 주로 요도염이나 자궁경부염을 일으키는 성 전파성 질환으로 성병 중 발생빈도가 가장 높다.
합병증으로 남녀 불임증, 질식분만 시 신생아 안염 발생 등이 있으며 성 접촉으로 직접 전파된다.

정답
58 ④ 59 ④ 60 ④ 61 ② 62 ④ 63 ⑤ 64 ⑤

65 유구조충(갈고리촌충)
- 돼지고기를 생식하는 사람에게 많이 발병
- 충란 → 돼지 사료에 오염 → 돼지의 근육이나 기타 조직에 서식 → 불충분히 조리된 고기 섭취 시 감염

66 정신질환자에 대해서는 입원 또는 입소가 최소화되도록 지역 사회 중심의 치료가 우선적으로 고려되어야 하며, 정신건강증진시설에 자신의 의지에 따른 입원 또는 입소가 권장되어야 한다(정신건강증진 및 정신질환자 복지서비스 지원에 관한 법률 제2조제5항).

67 제4급감염병(감염병의 예방 및 관리에 관한 법률 제2조제5호)
제1급감염병부터 제3급감염병까지의 감염병 외에 유행 여부를 조사하기 위하여 표본감시 활동이 필요한 감염병

65
돼지고기를 덜 익혀 섭취함으로써 감염되는 기생충은?
① 회충
② 요충
③ 유구조충
④ 간흡충
⑤ 아메바성 이질

66
정신건강증진 및 정신질환자 복지서비스 지원에 관한 법률의 기본이념 및 목적과 거리가 먼 것은?
① 입원 중인 정신질환자는 다른 사람들과 자유로이 의견교환을 할 수 있도록 보장되어야 한다.
② 모든 정신질환자는 정신질환이 있는 경우에 강제적 입원이 이루어져야 한다.
③ 미성년자인 정신질환자에 대해 특별히 치료, 보호 및 필요한 교육을 받을 권리가 보장되어야 한다.
④ 모든 정신질환자는 최적의 치료와 보호를 받을 권리를 보장받는다.
⑤ 모든 정신질환자는 인간으로서의 존엄과 가치를 보장받는다.

67
유행 여부를 조사하기 위하여 표본감시 활동이 필요한 감염병은?
① 제1급감염병
② 제2급감염병
③ 제3급감염병
④ 제4급감염병
⑤ 성매개감염병

68
바이러스성 호흡기질환으로 치료제로 타미플루가 사용되는 질환은?

① 신종인플루엔자
② 조류인플루엔자
③ 중동호흡기증후군
④ 신종감염병증후군
⑤ 중증급성호흡기증후군

68 신종인플루엔자
- A형 인플루엔자 바이러스가 변이를 일으켜 생긴 새로운 바이러스이다.
- 확진이나 추정, 의심이 되는 환자에게 항바이러스제 치료를 하며 타미플루(오셀타미버)로 치료한다.

69
다음 중 의료인으로 짝지어진 것은?

① 치과의사, 한의사, 간호사, 간호조무사
② 의사, 치과의사, 한의사, 간호사, 조산사
③ 의사, 치과의사, 한의사, 수의사
④ 의사, 치과의사, 수의사, 간호조무사
⑤ 의사, 치과의사, 한의사, 간호사, 간호조무사

69 의료법에 의한 의료인은 보건복지부장관의 면허를 받은 의사, 치과의사, 한의사, 조산사 및 간호사를 말한다(의료법 제2조제1항).

70
결핵관리종합계획에 포함되어야 할 사항으로 옳지 않은 것은?

① 결핵에 관한 조사·연구
② 결핵에 관한 홍보 및 교육
③ 결핵예방 및 관리를 위한 기본시책
④ 다제내성 결핵의 예방 및 관리
⑤ 결핵환자 가족에 대한 보호 및 관리

70 결핵관리종합계획의 내용(결핵예방법 제5조제2항)
- 결핵예방 및 관리를 위한 기본시책
- 결핵환자 및 결핵의사환자와 잠복결핵감염자의 치료 및 보호·관리
- 결핵에 관한 홍보 및 교육
- 결핵에 관한 조사·연구 및 개발
- 다제내성 결핵의 예방 및 관리

정답
65 ③ 66 ② 67 ④ 68 ① 69 ② 70 ⑤

제4과목 실기

71
혈소판에 대한 설명으로 옳은 것은?
① 식균작용
② 혈액응고
③ 산소 운반
④ 면역작용
⑤ 이산화탄소 운반

71 혈구
• 적혈구 : 산소 운반
• 백혈구 : 식균작용
• 혈소판 : 혈액응고

72
승모판의 위치는 어디인가?
① 대퇴정맥
② 대동맥 입구
③ 폐동맥 입구
④ 좌심방과 좌심실 사이
⑤ 우심방과 우심실 사이

72 좌심방과 좌심실 사이의 판막을 승모판이라고 한다.

73
항생제를 일정한 간격으로 투여하는 이유는?
① 약효 증대
② 흡수 촉진
③ 내장 보호
④ 혈중농도 유지
⑤ 위장자극 감소

73 항생제를 일정한 간격으로 유지해야 혈중농도를 유지할 수 있다.

74
교통사고 환자가 귀, 코 등에 출혈이 있고 동공의 크기가 다르며 무의식 상태를 보일 때 어느 부위의 골절이 의심되는가?
① 대퇴
② 비골
③ 두개골
④ 하악골
⑤ 늑골

74 두개골 골절로 인하여 의식을 잃어 동공의 크기가 달라지고 반신불수 상태가 올 수 있다.
또한 귀, 코 혹은 입으로 출혈이 있다면 뇌압 상승을 의심해야 한다.

75
비출혈 응급환자 발생 시 대처방법으로 적절하지 않은 것은?
① 코를 풀게 하여 코 안의 이물질을 제거한다.
② 안정을 취하게 하고 구강호흡을 하게 한다.
③ 목덜미와 콧등에 얼음찜질을 해준다.
④ 코피가 비인두로 넘어가 기도흡인이 되지 않도록 환자의 머리를 앞으로 숙이고 의자에 앉힌다.
⑤ 콧등을 엄지와 인지로 단단히 잡고 최소 4~5분 정도 누른다.

76
일반격리 시 가운을 착용하는 방법으로 옳지 않은 것은?
① 가운을 입기 전에 먼저 소독장갑을 낀다.
② 가운을 입을 때는 안쪽 면을 잡고 입는다.
③ 등에서 가능한 많이 여민 후 허리끈을 맨다.
④ 벗을 때는 손을 씻을 때까지 안쪽이 닿지 않게 한다.
⑤ 가운을 입은 경우에는 가운의 소매를 덮도록 장갑을 올린다.

77
익수자를 물 바깥으로 데리고 나온 후 실시할 수 있는 응급처치의 순서는?
① 흉부압박 → 인공호흡 → 기도개방
② 흉부압박 → 기도개방 → 인공호흡
③ 인공호흡 → 기도개방 → 흉부압박
④ 기도개방 → 인공호흡 → 흉부압박
⑤ 인공호흡 → 흉부압박 → 기도개방

---

75 비출혈 시 응급처치
- 구강호흡을 하도록 한다.
- 목덜미와 콧등에 얼음찜질을 한다.
- 한동안 코를 풀지 않게 한다.
- 환자의 머리를 앞으로 숙이고 의자에 앉힌다.
- 콧등을 엄지와 인지로 단단히 잡고 최소한 4~5분 정도 누른다.

76 먼저 가운을 입고 소독장갑을 낀다.

77 익수 시 심정지의 원인은 저산소증이다. 먼저 기도를 개방하고 인공호흡한 후 흉부압박의 순서로 심폐소생술을 한다.

정답
71 ② 72 ④ 73 ④ 74 ③ 75 ① 76 ① 77 ④

78 멸균장갑을 끼기 전에 손의 오염을 방지하기 위해 손을 들고 있어야 한다.

79 양수의 기능
- 외부 자극으로부터 태아를 보호한다.
- 태아의 운동을 자유롭게 한다.
- 태아의 체온을 균일하게 유지시켜 준다.
- 난막과 태아 체부와의 유착을 방지한다.
- 분만 시 산도를 깨끗하고 윤활하게 해준다.

80 임신 7개월 이후에 무통성 질 출혈을 동반한다면 전치태반을 의심해야 한다.

81 고혈압, 단백뇨, 부종이 있을 경우 임신중독증이라고 하며 경련이 동반되면 자간전증이 된다.

78
수술실에서 손 소독 직후 간호사가 손을 들고 있는 이유는?
① 손을 말리기 위해
② 소독가운을 입기 위해
③ 손의 오염을 방지하기 위해
④ 다른 사람이 손을 닦게 하기 위해
⑤ 손 소독이 끝났다는 것을 알리기 위해

79
양수의 기능으로 옳은 것은?
① 호르몬을 생성한다.
② 태아에게 산소를 공급한다.
③ 난막과 태아 체부와의 유착을 방지한다.
④ 태아에게 영양을 공급한다.
⑤ 외부 자극으로부터 자궁을 보호한다.

80
임신 8개월에 갑작스러운 무통성 질 출혈 증상이 나타났다. 이때 의심해 볼 수 있는 질환은?
① 전치태반　　　　② 자궁 외 임신
③ 절박유산　　　　④ 자궁경관무력증
⑤ 태반조기박리

81
임신 자간전증을 조기 발견하기 위해서 실시하는 검사는?
① 체중 및 당뇨검사　② 흉부 방사선검사
③ 혈압, 단백뇨검사　④ 혈색소 및 매독검사
⑤ 혈압측정 및 체중검사

82
임신 30주 임부가 가슴이 쓰리고 타는 것 같다고 호소하고 있을 때 적절한 간호중재는?
① 우유 섭취를 제한한다.
② 무릎을 반듯하게 펴고 누우라고 한다.
③ 껌을 씹게 하거나 뜨거운 차를 마시게 한다.
④ 허리가 조이는 옷을 입힌다.
⑤ 가능한 한 음식을 많이 먹도록 한다.

82 가슴앓이의 간호중재
- 상체를 반듯하게 하고 무릎을 구부리게 한다.
- 허리가 조이지 않는 옷을 입도록 한다.
- 우유를 조금씩 먹게 한다.
- 식사를 조금씩 자주하게 한다.
- 가스형성 식이 또는 지방성 식이는 피한다.
- 껌을 씹게 하거나 뜨거운 차를 마시게 한다.

83
우측 하복부에 갑작스러운 통증과 질 출혈을 동반한 35세 환자가 응급실을 내원하였다. 이 환자는 월경을 두 달 동안 하지 않았다고 한다. 어떤 질환을 의심할 수 있는가?
① 절박유산　　② 전치태반
③ 자궁 외 임신　　④ 포상기태
⑤ 자궁경관무력증

83 자궁 외 임신의 증상
- 갑작스러운 날카로운 복통, 견갑통
- 저혈압, 빈맥, 창백함
- 빈혈, 골반의 압통
- 무월경, 양이 적고 흑갈색의 비정상적인 출혈
- 배꼽 주위가 청색으로 변함
- 심한 출혈로 인한 쇼크

84
신생아 황달로 광선요법을 받고 있는 환아에게 제공할 수 있는 간호중재는?
① 눈의 보호를 위해 안대를 제공한다.
② 얼음물 주머니를 눈 위에 올린다.
③ 상지만 노출시키고 체위를 변경한다.
④ 보육기의 온도를 평상시보다 높인다.
⑤ 피부의 보호를 위해서 옷을 입혀야 한다.

84 신생아 광선요법
- 탈수 증상을 관찰한다.
- 눈의 손상을 방지하기 위해 눈가리개를 착용한다.
- 옷을 벗기고 광선을 쪼이기 위해 체위 변경을 자주 해준다.
- 구강으로 수분을 보충한다.
- 온도를 적절히 조절한다.
- 고체온을 관찰하기 위해 체온을 자주 측정한다.

정답
78③　79③　80①　81③　82③　83③　84①

85 자간증 임부의 경련 시 간호
- 환자를 좌측위로 눕혀 분비물 흡입을 방지한다.
- 혀를 깨무는 것을 방지한다.
- 침대의 난간을 올리고 억제대는 사용하지 않는다.
- 산소를 공급하고 요배설량을 시간당 측정한다.
- 폐수종 유무를 사정한다.

86 항문기는 성적 호기심이 항문에 집중되어 항문 부위가 쾌락 추구의 근원이 되는 시기이다.
이 시기에 유아는 대소변 가리기 훈련으로 부모와의 갈등과 조절을 경험하게 된다.

87 신생아 간호 시에는 특히 호흡 유지에 가장 유의해야 한다.

88 요오드는 갑상선 호르몬의 구성성분으로 기초대사를 촉진시킨다.
결핍될 경우 어린이에게는 크레틴증, 성인에게는 점액수종이 나타난다.

85
자간증 임부가 경련을 일으킬 때 적절한 간호중재는?
① 폐수종 유무를 사정한다.
② 찬물 찜질을 한다.
③ 머리를 받쳐 준다.
④ 환자를 똑바로 눕힌다.
⑤ 환자를 건드리거나 만지지 않는다.

86
프로이트의 발달이론 중 아동이 소변과 대변을 보유하고 방출하는 데서 쾌감을 경험하며, 부모가 배설물을 조절하도록 강요할 때 갈등이 생기는 시기는?
① 구강기　　　② 항문기
③ 남근기　　　④ 잠재기
⑤ 생식기

87
신생아 간호 시 가장 유의해야 할 점은?
① 호흡 유지　　② 영양공급
③ 쇼크 방지　　④ 위생상태 유지
⑤ 정상 심박동 유지

88
어린이에게 부족할 경우 크레틴증이 발생하고, 성인에게 부족할 경우 점액수종이 생기는 무기질은?
① 아연　　　② 요오드
③ 구리　　　④ 철분
⑤ 마그네슘

89
인공수유 관리방법으로 옳은 것은?
① 트림은 우유를 먹기 전에 시켜 준다.
② 남은 우유는 냉장고에 보관하면 다음 날에도 먹일 수 있다.
③ 우유병을 거꾸로 들었을 때 방울이 1cm 간격으로 떨어지는 정도가 적합하다.
④ 우유병은 1일 1회 소독하는 것이 가장 적당하다.
⑤ 우유의 적합한 온도는 손목 안쪽에 떨어뜨려 따뜻한 정도이다.

89 인공우유 수유 시 주의사항
- 우유를 먹인 후에 트림을 시키고 남은 우유는 버려야 한다.
- 우유의 젖꼭지 구멍은 적당하게 뚫어 너무 많은 양이 나오지 않도록 해야 한다.
- 우유병은 매회 소독해야 한다.

90
파상풍 환아 간호 시 어둡게 하는 이유는?
① 눈에 자극을 줄이기 위해
② 경련을 방지하기 위해
③ 외상을 방지하기 위해
④ 전해질 균형을 맞추기 위해
⑤ 숙면을 취하도록 하기 위해

90 파상풍 환아는 주위를 어둡게 하여 자극을 줄이고 경련을 방지해야 한다.

91
6개월 된 영아에게 고형 식이를 주는 이유는?
① 철분을 보충하기 위해
② 단백질을 보충하기 위해
③ 지방을 보충하기 위해
④ 열량을 보충하기 위해
⑤ 올바른 식습관을 가르치기 위해

91 생후 6개월이 되면 태아기 때 저장되어 있던 철분이 고갈되고 성장속도가 빨라지기 때문에 고형 식이를 주어야 한다.

정답
85 ① 86 ② 87 ① 88 ② 89 ⑤ 90 ② 91 ①

92 모자보건 대상자 : 가임기 여성(15~49세), 영유아(0~6세 미만)

93 손가락이나 발가락 등 붕대를 감는 말단 부위는 노출시키고 색이나 감각, 온도, 부종 등을 관찰한다.

94 코약을 점적할 때는 환자를 앙와위로 눕히고 베개를 어깨 밑에 괴어 머리가 침상에 닿게 해야 한다.

95 호흡기는 유해물질의 침입경로 중 가장 위험한 경로로 침입을 막기 위해 유해물질의 농도 범위와 대상에 따라 사용하는 마스크를 달리 한다.

92
다음 중 모자보건에 해당되지 않는 사람은?
① 미숙아 ② 신생아
③ 임산부 ④ 영유아
⑤ 학령기 아동

93
상처를 지지하고 고정하기 위해 붕대법을 시행하려고 한다. 옳지 않은 것은?
① 붕대는 목적에 맞게 골라 말단부터 감는다.
② 붕대가 오염되거나 젖은 경우에는 교체한다.
③ 붕대를 감는 말단 부위가 노출되지 않도록 주의한다.
④ 분비물이 충분히 흡수될 수 있도록 두껍게 감는다.
⑤ 상처 위에서 붕대를 감기 시작하거나 끝내지 않아야 한다.

94
부비동염환자의 코에 약을 넣어주려고 한다. 옳지 않은 것은?
① 지시된 양의 약을 사골 상비갑개 중앙에 넣어준다.
② 약이 비강의 아래에 떨어지면 입으로 숨을 쉬게 한다.
③ 약을 다 넣을 때까지 삼키거나 들이마시지 않아야 한다.
④ 투약 후 5~10분간 머리를 낮게 하는 자세를 유지시킨다.
⑤ 사골동에 점적하는 경우 머리를 과신전시킨 후 머리를 옆으로 돌린 자세를 취하게 한다.

95
유해물질의 침입경로 중 가장 위험한 경로는?
① 점막 ② 소화기
③ 호흡기 ④ 피부
⑤ 비뇨기

96
다음 중 항생제 반응검사 및 투베르쿨린 반응검사 등에 적합한 주사법은?

① 피내주사   ② 경구투약   ③ 정맥주사
④ 피하주사   ⑤ 근육주사

97
유치도뇨관을 유지하고 있는 환자의 소변주머니 위치로 올바른 것은?

①
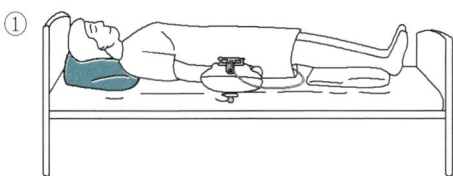

②
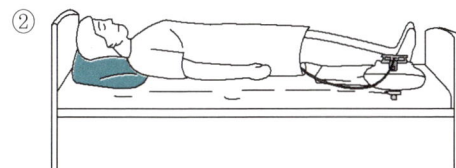

③
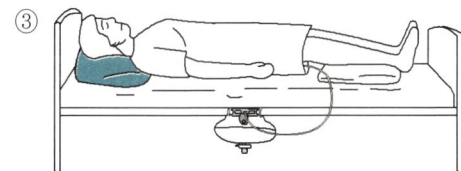

④
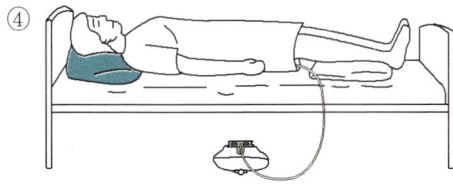

⑤
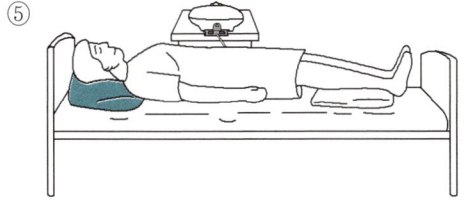

96 피내주사는 질병의 진단이나 알레르기 반응검사, 항생제 반응검사 및 투베르쿨린 반응검사 시 사용한다.

97 소변주머니는 감염의 위험을 줄이기 위하여 환자의 방광 밑 그리고 바닥에 닿지 않도록 한다.
따라서 침대에 걸쳐 있는 ③이 정답이다.

정답
92 ⑤   93 ③   94 ⑤   95 ③   96 ①   97 ③

98

장기간 누워서 생활하고 있는 여성의 회음부 간호를 진행하려고 한다. 진행 순서로 옳은 것은?

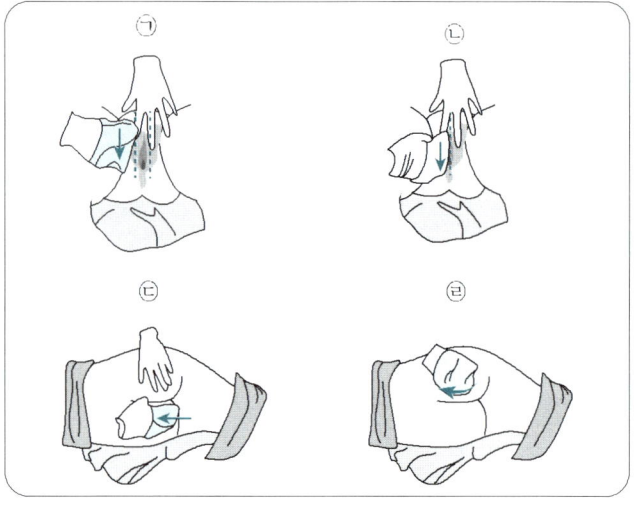

① ㉠ - ㉡ - ㉢ - ㉣
② ㉠ - ㉡ - ㉣ - ㉢
③ ㉡ - ㉠ - ㉢ - ㉣
④ ㉡ - ㉠ - ㉣ - ㉢
⑤ ㉢ - ㉣ - ㉠ - ㉡

98 남녀의 회음부 간호 시 성기-항문-엉덩이 순으로 한다.
특히 여성의 경우 대음순, 소음순 순서로 닦아내고 옆으로 눕혀 항문, 엉덩이 순으로 닦도록 한다.

99

다음 중 특수 구강간호 대상자로 볼 수 없는 경우는?
① 의식이 없는 경우
② 의치를 사용하는 경우
③ 장시간 금식한 경우
④ 산소요법을 받는 경우
⑤ 비위관을 삽입한 경우

99 특수 구강간호는 무의식환자나 편마비환자, 탈수환자, 기관 내 삽입 환자, 안면마비환자, 산소요법 시행 환자, 장기간 금식하는 환자 등에게 필요하다.

100

침상목욕의 순서로 옳은 것은?
① 얼굴 → 가슴 → 복부 → 다리 → 음부
② 얼굴 → 가슴 → 복부 → 음부 → 다리
③ 얼굴 → 다리 → 음부 → 복부 → 가슴
④ 얼굴 → 다리 → 가슴 → 복부 → 음부
⑤ 다리 → 음부 → 복부 → 가슴 → 얼굴

100 침상목욕의 순서
얼굴 → 목 → 귀 → 팔 → 가슴 → 복부 → 발 → 다리 → 등 → 음부

101
환자의 낙상주의법으로 옳지 않은 것은?
① 휠체어 등 이동장치의 잠금장치를 잠그도록 한다.
② 응급벨과 침상난간 사용법을 교육한다.
③ 침상난간은 넘어질 위험이 있으므로 오른쪽 난간은 내린다.
④ 수면 전에는 화장실에 다녀오도록 한다.
⑤ 조명을 적절한 밝기로 유지한다.

102
일반적으로 맥박을 측정하는 부위는 어느 곳인가?
① 요골동맥
② 경동맥
③ 대퇴동맥
④ 상완동맥
⑤ 슬와동맥

103
벌에 쏘였을 경우 응급처치로 옳은 것은?
① 핀셋으로 벌침을 제거한다.
② 쏘인 부위 아래를 지혈대로 묶는다.
③ 벌침이 제거되었는지 확인한 후 온찜질한다.
④ 다리를 올리는 자세를 취해준다.
⑤ 쇼크증상이 나타나는지 관찰한다.

104
치매노인이 물건을 잃어버렸다고 하며 계속 찾고 있는 경우 간호조무사의 행동으로 옳은 것은?
① 병실로 돌려보낸다.
② 원래 없었다고 말해준다.
③ 새 물건을 보호자에게 사오도록 한다.
④ 자주 찾는 물건을 미리 준비해 두고 찾아준다.
⑤ 누가 가져가는 것을 보았는지 물어본다.

---

101 침상난간은 항상 양쪽 모두 올려져 있어야 한다.

102 일반적으로 요골동맥에서 맥박을 측정한다. 심폐소생술에는 경동맥을 측정한다.

103 벌에 쏘인 경우 칼이나 카드로 벌침을 제거해야 하며 핀셋이나 손가락은 사용하면 안 된다.
쏘인 후 30분 동안 쇼크증상이 나타나는지 관찰하도록 한다.

104 자주 찾는 물건을 미리 준비해 두고 찾아주거나, 물건을 자주 숨기는 곳을 파악해 둔다.

정답
98 ① 99 ② 100 ① 101 ③ 102 ① 103 ⑤
104 ④

105 마약성 진통제는 호흡을 억제할 수 있으므로 호흡양상을 잘 살피고 주기적으로 체위변경을 하여 호흡 증진을 돕는다.

105
마약성 진통제 투여 후 노인의 체위를 변경하는 이유로 옳은 것은?
① 피부 통합성 증진
② 심리적 안정 도모
③ 호흡 증진
④ 욕창 방지
⑤ 관절 강직 예방

정답
105 ③

제8회 최종모의고사

문항수 : 105문항   시간 : 105분

제1과목 기초간호학 개요

01
현대 간호의 경향으로 오늘날 전인간호가 요구되는 이유가 아닌 것은?
① 육체적 간호요구를 충족시키기 위해서
② 교육적 간호요구를 충족시키기 위해서
③ 전인격적 간호요구를 충족시키기 위해서
④ 정신, 심리, 정서적 간호요구를 충족시키기 위해서
⑤ 환자 중심의 간호로 병원행정의 질을 높이기 위해서

02
24시간 간호를 통해 입원환자를 도와주고 타 부서와도 협업하여 전인간호가 수행되도록 하는 간호전달방법은?
① 사례관리방법
② 일차간호방법
③ 전담적 간호방법
④ 기능적 간호방법
⑤ 독자적 간호방법

03
수술이나 어떤 검사를 할 때 환자나 보호자에게 설명하고 동의를 구해야 하는 의무는?
① 최선의 의무
② 선행의 의무
③ 비밀누설 금지의무
④ 설명 및 동의의무
⑤ 확인의무

---

01 전인간호
- 전인간호란 육체, 감정, 정신의 일체를 간호하는 것이다.
- 교육적·전인격적·육체적·정신·심리·정서 및 영적 간호요구의 충족을 위해 요구된다.

02 전담간호는 간호사가 24시간 간호를 통해 대상자의 전체 간호에 대한 책임을 지는 간호전달방법이다. 타 부서와도 협업하여 전인간호가 수행되도록 한다.

03 설명 및 동의의무는 의료행위에 대한 환자의 자율성 원칙을 존중하는 것으로 환자의 자기 결정권을 보호하는 것이다.

정답
01 ⑤   02 ③   03 ④

04 환자에게 심리적으로 안정을 줄 수 있는 간호조무사의 최선의 일은 정숙하고 신뢰성 있는 태도를 유지하는 것이다.

05 근무시간 관리는 병동 수간호사의 업무이기 때문에 근무시간을 변경하고자 할 때는 병동 수간호사에게 사유를 설명하고 근무시간을 변경해야 한다.

06 간호조무사의 복장은 간호사의 복장과 구별하도록 되어 있다.

04

환자에게 심리적으로 안정을 주기 위해 간호조무사가 할 수 있는 최선의 일은?
① 개인의 비밀 공유
② 환자의 경제적 상황 조사
③ 간단한 환자 진료 및 치료
④ 환자의 병상생활에서의 무관심
⑤ 정숙하고 신뢰성 있는 태도

05

병동에서 근무하는 간호조무사가 부득이한 사정으로 근무시간을 변경하고자 할 때 바람직한 방법은?
① 간호과장에게 미리 서류를 직접 제출한다.
② 최대한 빨리 병동 수간호사에게 사유를 설명하고 근무시간을 변경한다.
③ 동료 간호조무사에게 대신 근무를 부탁하고 바꾼다.
④ 간호조무사는 부득이한 사정일지라도 근무시간을 변경할 수 없다.
⑤ 우선 급한 일을 처리한 후에 보고한다.

06

간호조무사의 복장으로 갖추어야 할 조건이 아닌 것은?
① 항상 깨끗해야 한다.
② 항상 단정해야 한다.
③ 복잡한 디자인은 피한다.
④ 간호사의 복장과 통일한다.
⑤ 노출은 피하도록 한다.

07
간호조무사의 업무가 아닌 것은?
① 각종 검사물을 직접 채취한다.
② 환자에게 음식을 먹여 준다.
③ 병실환경을 청결하게 유지한다.
④ 환자의 침상을 정돈해 준다.
⑤ 검사물을 검사실로 가져간다.

07 각종 검사물을 직접 채취하는 것은 의료인, 임상병리사의 업무이다.

08
동맥혈 가스분석의 천자 부위 및 방법에 대한 설명 중 옳은 것은?
① 보통 대퇴동맥에서 많이 채혈한다.
② 채혈 검사물에 공기가 섞이도록 한다.
③ 채혈 후 바늘 끝에 고무마개를 하여 공기를 차단시킨다.
④ 검사물은 채혈 즉시 상온상태에서 검사실로 보낸다.
⑤ 헤파린으로 주사기를 통과시키지 않는다.

08 동맥혈 가스분석의 천자 부위 및 방법
- 보통 요골동맥, 상완동맥, 대퇴동맥에서 채혈하며 요골동맥이 접근하기 쉬워 가장 많이 이용된다.
- 요골동맥에 도관을 삽입하여 유치해 둘 경우 헤파린으로 주사기를 한 번 통과한 후 채혈한다.
- 채혈 후 바늘 끝에 고무마개를 하여 공기를 차단시킨다.
- 보통 2.5cc의 혈액이면 충분히 검사할 수 있고 검사물은 채혈 즉시 얼음상자 안에 넣어 검사실로 보낸다.

09
수술실에서 멸균된 부위로 생각할 수 없는 부위는?
① 소독된 가운
② 소독된 장갑
③ 멸균된 소독포를 씌운 부분
④ 소독된 마스크를 착용한 얼굴
⑤ 소독된 가운을 입은 사람의 가슴과 허리 사이

09 마스크를 착용한 얼굴은 멸균 부위가 아니다.

정답
04 ⑤ 05 ② 06 ④ 07 ① 08 ③ 09 ④

10 호흡 활력징후 측정 시 환자가 인식하지 않도록 측정해야 한다.

11 저산소증의 주요 증상
- 차고 축축한 피부
- 비강 기관지 확장
- 맥박수 증가
- 활동량 감소
- 호흡곤란 및 호흡의 깊이와 수 증가
- 흉골하의 함몰과 늑간의 확장
- 집중능력 및 의식수준의 감소
- 심장의 부정맥, 혈압 상승
- 혈액 내의 부적당한 가스교환으로 인한 청색증

12 내과적 무균술
- 감염 회로를 차단하여 병원체의 수를 감소시키거나 전파를 방지하는 방법
- 비위관 삽입, 관장액 주입, 배액관 비우기, 직장 튜브 삽입, 장루 교환, 귀 점적 투여, 보호격리 시 적용

13 유행성 이하선염의 합병증으로는 고환염, 난소염, 췌장염이 있다.

10
환자가 인식하지 않도록 측정해야 하는 활력징후는?
① 체온
② 호흡
③ 맥박
④ 혈압
⑤ 맥압

11
일반적인 저산소증의 주요 증상으로 옳은 것은?
① 건조한 피부
② 비강 기관지 축소
③ 활동량 증가
④ 맥박수 감소
⑤ 호흡의 깊이와 수 증가

12
내과적 무균법이 적용되는 경우는?
① 보호격리 시
② 피내주사
③ 정맥주사
④ 흉곽 배액관 교환
⑤ 개방창상 드레싱 교환

13
유행성 이하선염(볼거리)을 앓고 있는 5세 남아에게서 발생 가능한 합병증은?
① 췌장염
② 위염
③ 중이염
④ 편도선염
⑤ 뇌염

14
기도 흡인 시 주의사항으로 옳은 것은?
① 성인의 흡인압은 100~120mmHg, 영아의 흡인압은 50~95mmHg를 유지한다.
② 카테터를 생리식염수에 담그기 전에 흡인기를 켠다.
③ 30초 동안 흡인을 하고 카테터를 제거한다.
④ 일반적으로 12시간마다 카테터와 용액을 교환한다.
⑤ 흡인 사이에 환자에게 심호흡과 기침을 금하도록 한다.

14 기도 흡인 시 주의사항
- 성인의 흡인압은 100~120mmHg, 아동은 95~110mmHg, 영아는 50~95mmHg을 유지한다.
- 카테터를 생리식염수에 담근 후에 흡인기를 켠다.
- 5~10초 동안 흡인하고 카테터를 제거한다.
- 총 흡인시간은 5분을 넘지 않도록 한다.
- 일반적으로 8시간마다 카테터와 용액을 교환한다.
- 흡인 사이에 환자에게 심호흡과 기침을 하도록 권한다.

15
급격한 전신반응인 아나필락시스의 원인물질은?
① 수세미, 고추, 땅콩
② 오이, 알코올, 벌침
③ 호박, 페니실린, 무, 배추
④ 호박, 땅콩, 아몬드, 오이
⑤ 혈청, 페니실린, 벌침, 땅콩

15 아나필락시스는 항원-항체 면역반응이 원인이 되어 발생되는 급격한 전신 반응으로 원인물질에는 혈청, 페니실린, 벌침, 땅콩 등이 있다.

16
대퇴골 골절 시 뼈의 일부가 돌출된 환자에게 적절한 응급처치는?
① 멸균 거즈로 상처를 덮어 준다.
② 대퇴부를 당겨서 반듯하게 펴 주고 소독한다.
③ 견인부목을 사용해서는 안 된다.
④ 조직손상 부위를 손대지 말고 그대로 개방해 둔다.
⑤ 골절된 뼈를 신속히 맞추고 돌출된 뼈를 원래 상태로 넣어 준다.

16 뼈가 돌출되어 조직손상이 있을 경우 멸균 거즈로 상처를 덮어 주고 긴 견인부목을 사용하여 고정한다.

정답
10② 11⑤ 12① 13① 14④ 15⑤ 16①

17 드레싱의 목적
- 미생물 감염으로부터 상처의 오염을 방지하고 병원균을 방어함
- 부위를 고정하고 상처의 가장자리를 서로 가까이함
- 상처 부위에 압박을 주고 상처의 배설물 흡수를 도움
- 소독된 거즈 등을 수술 또는 상처 부위에 덮어 보호함
- 상처 부위로부터의 배액 흡수를 도움

18 욕창 예방법
- 매 2시간마다 체위를 변경시키고 욕창 부위에 압력이 가지 않게 한다.
- 옆으로 누울 경우 무릎 사이에 베개를 끼워 준다.
- 상처 배액물이나 요실금 등 습기로부터 피부를 보호해 준다.
- 피부에 가해지는 압력을 완화시키기 위해 변압침요, 진동침요, 공기침요, 물침요 등을 사용할 수 있다.

19 바인더 사용 시 주의사항
- 견고하고 균일한 압박이 가해지도록 착용하고 단단히 고정시킨다.
- 바인더 밑의 피부 표면을 자주 관찰한다.
- 바인더 말단 부위의 신경, 맥관상태는 자주 사정해야 한다.
- 바인더가 불편을 주면 즉시 제거하거나 다시 고쳐 착용해야 한다.

17
수술 부위나 상처 부위를 소독 솜으로 닦고 거즈로 교체해 주는 드레싱의 목적은?
① 통증을 완화시키기 위해
② 외관상 보기 좋지 않으므로
③ 욕창을 예방하기 위해
④ 혈액순환을 원활히 하기 위해
⑤ 상처 부위의 감염을 예방하기 위해

18
90세의 노인이 뇌졸중으로 중환자실로 입원하였다. 정신이 혼미하여 체위를 스스로 변경하지 못해 지속적인 눌림으로 인한 욕창이 발생하였다. 더 이상의 진행을 막기 위해 취해야 할 간호로 옳은 것은?
① 매 2시간마다 체위를 변경시킨다.
② 몸에 꼭 맞는 옷을 입힌다.
③ 수분 섭취를 제한한다.
④ 천골 부위에 베개를 끼워 준다.
⑤ 옆으로 누울 경우 도넛 모양의 베개를 대어 준다.

19
바인더 사용 시 주의해야 할 사항으로 옳은 것은?
① 바인더는 느슨하게 하는 것이 적절하다.
② 바인더가 불편을 줄 경우 일단 지켜본다.
③ 바인더는 적용 피부 표면에 마찰이 없도록 고정시켜야 한다.
④ 한 번 착용하면 동일한 압박을 주기 위하여 고쳐 착용하지 않는다.
⑤ 바인더 중간 부위의 신경이나 맥관상태를 자주 사정한다.

20
괄호 안에 들어갈 말이 순서대로 나열된 것은?

> 식균작용을 하는 것은 (　)이고 혈액응고에 관여하는 것은 (　)이다.

① 적혈구, 혈장
② 적혈구, 백혈구
③ 적혈구, 혈소판
④ 백혈구, 혈소판
⑤ 백혈구, 적혈구

20 식균작용을 하는 것은 백혈구이고 혈액응고에 관여하는 것은 혈소판이다.

21
타액에 들어 있는 탄수화물을 분해하는 소화효소로 옳은 것은?

① 펩신
② 프티알린
③ 가스트린
④ 리파아제
⑤ 에렙신

21 타액에는 효소인 프티알린이 있으며, 프티알린은 전분을 말타아제로 분해한다.

22
약물의 과량 투여로 인하여 치료작용보다 독작용이 더 많이 일어날 경우 약물의 용량으로 옳은 것은?

① 중독량
② 치사량
③ 극량
④ 상용량
⑤ 최소유효량

22 중독량 : 약물의 과량 투여로 치료작용보다 독작용이 더 많이 나타날 때의 양

23
'두 가지 이상의 약물 병용효과는 각 약물의 작용의 합보다 크다'는 약물의 병용효과 중 어떤 것을 의미하는가?

① 상승작용
② 길항작용
③ 부작용
④ 내성작용
⑤ 상가작용

23 상승작용 : 병용효과가 개개의 약물이 나타내는 작용의 합보다 크다.

정답
17 ⑤　18 ①　19 ③　20 ④　21 ②　22 ①　23 ①

24 평활근은 자율신경에 의해 지배되는 불수의근으로 주로 소화관, 방광, 혈관 등 내장의 벽들을 구성한다.

24
평활근에 대한 설명으로 옳은 것은?
① 심장은 평활근이다.
② 주로 내장의 벽들을 구성한다.
③ 가로무늬를 나타내는 근이다.
④ 자율신경에 의해 지배되지 않는 불수의근이다.
⑤ 의지대로 움직일 수 있어 수의근이라고도 한다.

25 내분비선과 호르몬
- 뇌하수체 후엽 : 항이뇨호르몬, 옥시토신
- 뇌하수체 전엽 : 갑상선자극호르몬, 생장호르몬
- 갑상선 : 티록신, 칼시토닌
- 부신 : 코르티코이드, 알도스테론, 에피네프린
- 난소 : 에스트로겐, 프로게스테론
- 정소 : 테스토스테론

25
내분비선과 분비되는 호르몬이 바르게 짝지어진 것은?
① 뇌하수체 전엽 – 항이뇨호르몬
② 뇌하수체 후엽 – 갑상선자극호르몬
③ 갑상선 – 에피네프린
④ 부신 – 부신피질자극호르몬
⑤ 난소 – 프로게스테론

26 철분은 산소를 운반하고 결핍될 경우 허약, 철분결핍성 빈혈 등을 일으킨다.

26
철분은 헤모글로빈의 구성성분이다. 철분이 체내에서 하는 작용은?
① 산소의 운반을 돕는다.
② 포도당의 저장을 돕는다.
③ 뼈의 형성을 돕는다.
④ 얼굴의 색소를 결정한다.
⑤ 신경전도작용을 돕는다.

27
칼슘길항제로 고혈압, 허혈성 심질환, 부정맥에 사용되는 항부정맥 약물로 옳은 것은?
① 하이드랄라진　② 페니실린
③ 와파린　④ 베라파밀
⑤ 모르핀

27 베라파밀은 칼슘길항제로 고혈압, 허혈성 심질환, 부정맥에 사용되는 항부정맥 약물이다.

28
다음 중 기초대사율을 저하시키는 요인으로 옳은 것은?
① 감염　② 운동
③ 긴장　④ 불안
⑤ 나이

28 나이가 증가함에 따라 기초대사량은 차츰 줄어든다.

29
다음 식이 중 저잔여물 식이의 적응증은?
① 고혈압　② 결핵
③ 당뇨　④ 화상
⑤ 위궤양

29 저잔여물 식이란 장관 내에 잔여물을 많이 남기는 음식물과 섬유질을 제한하는 식이로 궤양성 장염과 위궤양이 적응증이다.

30
치조골 또는 악골 내에 인체 친화적인 매개체를 넣어 교합력을 부담함으로써 자연치와 같은 역할을 하는 것은?
① 임플란트　② 치아 미백
③ 브릿지　④ 틀니
⑤ 크라운

30 임플란트는 치조골 또는 악골 내에 인체 친화적인 매개체를 넣어서 교합력을 부담함으로써 자연치와 같은 역할을 한다.

정답
24 ② 25 ⑤ 26 ① 27 ④ 28 ⑤ 29 ⑤ 30 ①

31
솜 또는 거즈 등을 상악에는 치열과 협벽 사이, 하악에는 혀 아래로 삽입해서 타액을 흡수시키는 방법은?
① 흡입법　　② 방습법
③ 마취법　　④ 간이방습법
⑤ 양치법

31 간이방습법이란 솜 또는 거즈 등을 상악에는 치열과 협벽 사이, 하악에는 혀 아래로 삽입해서 타액을 흡수시키는 방법을 말한다.

32
음양의 개념 중 음증에 속하는 상태는?
① 체온이 높다.
② 땀을 잘 흘린다.
③ 더위를 잘 탄다.
④ 기초대사가 약간 높다.
⑤ 수축기와 확장기의 혈압이 낮다.

32 음증의 특징
- 체온이 약간 낮다.
- 기초대사가 약간 낮다.
- 땀을 잘 흘리지 않는다.
- 추위를 잘 탄다.
- 설사를 잘하고 입안에 침이 잘 고인다.
- 갈증이 별로 없다.
- 수축기와 확장기의 혈압이 낮다.

33
다음 중 추나요법의 효과로 옳지 않은 것은?
① 경락의 소통　　② 음양의 조화
③ 통증의 경감　　④ 기와 혈의 소통
⑤ 식욕 저하

33 추나요법의 효과
- 통증 경감
- 음양조화·조절
- 경락의 소통
- 기와 혈의 활성화
- 근육의 균형 회복
- 근 경련상태 개선

34
음식물을 삼킬 때 기도로 넘어가는 것을 방지하는 기관은?
① 후두개　　② 성문
③ 윤상연골　　④ 성대
⑤ 갑상연골

34 후두개는 평소에 열려 있어 공기의 유통이 자유로우나 음식을 삼킬 때 후두로 들어가지 않도록 후두의 입구를 닫는 역할을 한다.

35
혈액 내 혈구세포 중 이물질의 식균작용, 항체 형성을 통해 감염에 저항하는 신체세포는?
① 혈소판
② 혈장
③ 백혈구
④ 적혈구
⑤ 헤모글로빈

35 백혈구의 기능
- 면역기능 : 외부 물질이나 감염성 질환에 대항하여 신체를 보호
- 식균작용 : 체내에 들어온 세균을 처리

제2과목 보건간호학 개요

36
군집독을 제거하기 위해 필요한 것은?
① 산소공급
② 환기
③ 항독소 투여
④ 항생제 투여
⑤ 인공호흡

36 군집독이란 일정한 공간에 다수인이 밀집되어 있거나 산소가 불충분한 실내에 장시간 밀폐되어 있을 때 실내 환기가 불량하여 두통, 불쾌감, 권태, 현기증, 구토 등의 신체 증상을 초래하는 것을 말한다.
예방과 처치로는 실내 환기가 가장 중요하다.

37
건강증진의 개념으로 가장 적절한 것은?
① 특정 질환에 대한 치료 과정이다.
② 건강에 관한 가치관의 변화 과정이다.
③ 예방활동을 통한 건강능력의 증진이다.
④ 건강에 관한 지식 습득을 위한 과정이다.
⑤ 건강 잠재력의 개발과 발휘를 통한 건강수준의 향상이다.

37 건강증진이란 건강잠재력의 개발과 발휘를 통한 건강수준의 향상이다.

정답
31 ④ 32 ⑤ 33 ⑤ 34 ① 35 ③ 36 ② 37 ⑤

38 포름알데히드는 새집증후군을 일으키는 대표적인 실내 오염물질로 눈과 코의 자극, 어지럼증, 피부질환 등을 일으킨다.

39 온실효과를 초래하는 주된 물질은 이산화탄소이며 이외에도 메탄, 염화불화탄소, 아산화질소 등이 있다.
온실효과로 인해 지구온난화, 해수면 상승, 엘니뇨 현상 등이 야기된다.

40 가족간호는 가족에게 제공되어야 하기 때문에 간호서비스에 대한 요구는 개인이나 가족의 필요에 기초를 둔다.

38
새집증후군을 일으키는 대표적인 실내오염물질은?
① 라돈
② 아황산가스
③ 일산화탄소
④ 포름알데히드
⑤ 오존

39
이산화탄소의 증가로 인한 해수면의 상승과 엘니뇨 현상, 지구온난화 등을 일으키는 원인이 되는 현상으로 옳은 것은?
① 기온역전
② 오존층 파괴
③ 온실효과
④ 라니냐 현상
⑤ 침강성 역전현상

40
간호조무사가 가족에게 제공해야 할 간호서비스에 대한 요구는 누구에 의해 결정되는가?
① 정부의 시책
② 전문가의 자문
③ 지역 유지들의 요구
④ 개인 및 가족의 요구
⑤ 보건복지부장관의 지시

41
보건소 간호조무사의 업무내용이 아닌 것은?
① 보건 계몽활동을 보조한다.
② 가정기록지를 보관한다.
③ 치료적 상담을 시행한다.
④ 보건소의 환경정리를 담당한다.
⑤ 물품 청구 및 관리를 보조한다.

41 치료적 상담을 시행하는 것은 의료인의 업무이다.

42
유해물질인 벤젠을 해결하기 위한 관리방법으로 가장 기본적이고 우선적인 것은?
① 대치
② 격리
③ 희석
④ 환기
⑤ 보호구 착용

42 대치는 덜 유해하고 위험한 물질로 대신 사용하는 것을 말한다.
예로 벤젠이라는 유기용제 대신 톨루엔이나 크실렌을 사용한다.

43
모성사망의 정의는?
① 임신, 분만, 사산으로 인한 사망
② 임신, 분만, 수유로 인한 사망
③ 임신, 유산, 산욕으로 인한 사망
④ 임신, 유산, 임신중독으로 인한 사망
⑤ 임신, 분만, 산욕의 합병증으로 인한 사망

43 모성사망이란 임신, 분만, 산욕의 합병증으로 인한 사망을 말한다.

정답
38 ④ 39 ③ 40 ④ 41 ③ 42 ① 43 ⑤

44 억압이란 불안에 대한 1차적인 방어기제로 극도로 위협적이고 고통스러운 생각이나 경험을 의식에서 제외시키는 정신적 과정이다.

45 전치란 공격적인 행동을 덜 위협적이고 힘이 없는 사람이나 사물에게 이동시키는 것이다.

46 대변자(옹호자)의 역할은 개인, 가족, 지역사회를 대신하여 그들의 입장에서 의견을 제시함으로써 조직이나 보건의료기관으로부터 건강소비자로서의 권리를 찾을 수 있도록 지지해 주는 것이다.

47 가정방문은 상황에 가장 적합한 실제적이며 효율적인 보건교육을 실시할 수 있는 방법으로 지역사회 간호활동 중 가장 많은 비중을 차지하고 있다.

44

어린 시절 아동학대를 받은 김 씨는 성인이 된 지금까지 그 사실을 기억하지 못하고 있다. 이때 작용하는 방어기제는?

① 억압　　　　　② 전치
③ 격리　　　　　④ 승화
⑤ 반동형성

45

암 진단을 받은 45세 김 씨는 매일 80세 노모를 신경질적으로 대하고 있다. 이때 사용된 방어기제는?

① 억압　　　　　② 전치
③ 격리　　　　　④ 승화
⑤ 반동형성

46

독거노인 한 씨는 기초수급자로서 보조금을 지원받을 수 있는데, 어떤 절차를 거쳐야 하는지 전혀 모르고 있어 도움이 필요한 상태이다. 이때 간호조무사의 역할로 옳은 것은?

① 촉진자　　　　② 관리자
③ 옹호자　　　　④ 간호제공자
⑤ 관찰자

47

상황에 가장 적합하고 실제적이며 효율적인 보건교육을 실시할 수 있는 방법으로 옳은 것은?

① 전화상담　　　② 가정방문
③ 서면상담　　　④ 기관방문
⑤ 집단강연회

48
행위별 수가제에 대한 설명으로 옳은 것은?
① 의사의 권한이 축소된다.
② 과잉진료를 예방할 수 있다.
③ 의료서비스의 질이 상승된다.
④ 입원의 재원일수가 단축된다.
⑤ 불필요한 검사를 줄일 수 있다.

48 행위별 수가제
- 의료인이 제공하는 서비스 하나하나에 대해 가격이 책정됨
- 약제, 진료 재료별로 비용을 지불하여 양질의 의료서비스를 받을 수 있음
- 총 의료비의 상승과 과잉진료·과잉투약의 단점이 있음

49
가정방문의 목적으로 옳은 것은?
① 비전염성 질환의 치료를 위해
② 편안한 대화 분위기 조성을 위해
③ 가족의 경제상태를 파악하기 위해
④ 가족을 단위로 한 건강관리를 위해
⑤ 가족에게 적합한 간호법을 직접 시범하기 위해

49 가정방문은 가정의 실정에 맞는 서비스 제공과 가족을 단위로 한 건강관리에 목적이 있다.

50
폐결핵의 가장 흔한 감염경로는?
① 매개곤충을 통한 감염
② 환자와의 접촉을 통한 감염
③ 주사기 등 기구에 의한 감염
④ 기침이나 재채기에 의한 비말감염
⑤ 결핵균에 오염된 식품의 섭취에 의한 감염

50 폐결핵은 비말감염으로 기침이나 재채기를 통해 감염된다.

정답
44 ① 45 ② 46 ③ 47 ② 48 ③ 49 ④ 50 ④

제3과목 공중보건학 개론

51 공중보건학의 범위
- 환경보건 : 환경위생, 식품위생, 환경보건과 환경오염, 산업보건
- 질병관리 : 역학, 감염병 관리, 기생충 질병 관리, 만성질병 관리
- 보건관리 : 인구보건, 가족보건, 모자보건, 보건행정, 보건영양, 학교보건, 보건교육, 보건통계
- 의료보장제도 : 국민건강보험제도, 의료급여 제도, 산업재해보상보험제도

51
공중보건학의 범위에 포함되지 않는 것은?
① 환경위생   ② 질병치료
③ 식품위생   ④ 보건행정
⑤ 의료보장제도

52 보건소의 국민건강증진사업(국민건강증진법 제19조제2항)
- 보건교육 및 건강상담
- 영양관리
- 신체활동장려
- 구강건강의 관리
- 질병의 조기발견을 위한 검진 및 처방
- 지역사회의 보건문제에 관한 조사·연구
- 기타 건강교실의 운영 등 건강증진사업에 관한 사항

52
우리나라 국민건강증진법에서 제시한 보건소 건강증진사업의 내용으로 옳지 않은 것은?
① 보건교육 및 건강상담
② 영양과 구강건강의 관리
③ 지역사회의 보건문제에 관한 조사
④ 건강교실의 운영 등 건강증진사업
⑤ 질병치료의 악화방지를 위한 검진

53 지역사회 간호사업의 원칙
- 사업기간 및 소요 인력과 예산범위를 결정한다.
- 지역의 요구를 반영하고 사업의 평가를 사업의 전 과정에서 시행한다.
- 업무 지침을 준수하며 관련 법령을 고려해야 한다.
- 지역사회주민의 적극적인 참여가 요구된다.
- 지역사회 내의 여러 단체를 이용한다.
- 그 지역 전체에 사업이 침투되어야 한다.

53
지역사회 간호사업 시 고려해야 할 기준으로 거리가 먼 것은?
① 사업기간 및 소요 인력을 고려하여야 한다.
② 예산의 범위를 결정해야 한다.
③ 지역 내 의료기관 수를 기준으로 계획해야 한다.
④ 관련 법규를 고려하여 시행하여야 한다.
⑤ 지역사회 내 여러 단체를 이용해야 한다.

54
병원체가 감염된 숙주에게 현성 질병을 일으키는 능력을 무엇이라고 하는가?
① 증식력
② 독력
③ 면역력
④ 병원력
⑤ 감염력

54 병원력이란 병원체가 감염된 숙주에게 현성 질병을 일으키는 능력을 말한다.

55
우리나라 국민건강증진종합계획에 제시된 건강생활 실천 분야 중 금연사업으로 실시되고 있지 않은 것은?
① 흡연율 모니터링 체계 구축
② 금연 클리닉 확대 운영
③ 흡연시설 확충
④ 흡연 규제 강화
⑤ 금연 상담전화 정착

55 금연 건강생활 실천사업
- 금연 홍보
- 금연 클리닉
- 금연 상담전화 정착
- 흡연 규제 강화
- 공공건물의 담배자판기 제거
- 금연시설 확충
- 흡연율 모니터링 체계 구축
- 흡연예방 교육, 금연교육 프로그램 개발

56
지역사회에 1차적 예방이 대두된 이유는?
① 감염병의 유행
② 노인인구의 증가
③ 건강행위의 관심 증가
④ 정부의 계획에 따른 추진
⑤ 소득증대로 인한 여가시간 증대

56 1차적 예방이란 건강한 개인을 대상으로 질병이나 특정 건강문제가 발생하기 이전에 질병을 예방하는 것이다. 건강행위에 대한 관심이 증가되면서 점차 1차적 예방의 중요성이 강조되었다.

57
2차적 예방인 집단검진을 실시하는 이유로 옳은 것은?
① 재활서비스 제공
② 비감염성 질환 예방
③ 사회생활 복지 향상
④ 조기발견 및 조기치료
⑤ 사회복귀 훈련의 준비

57 2차적 예방이란 질병 초기의 사람들을 가능한 한 빨리 찾아내고 적절한 치료를 받도록 함으로써 질병을 조기에 차단하여 원래의 건강상태를 찾도록 하는 것이다.

정답
51 ② 52 ⑤ 53 ③ 54 ④ 55 ③ 56 ③ 57 ④

58 바이러스 감염병의 종류
인플루엔자, 간염, 일본뇌염, 천연두, 풍진, 홍역, 수두, 유행성 이하선염, 소아마비, 광견병, 뉴캐슬병, 림프구성 맥락수막염, 묘슬병 등

59 지역사회 간호사업은 지역주민과 서로 수평적 관계를 유지해야 한다.

60 지역사회 간호사업을 실시하고자 할 때는 그 지역에 대한 철저한 사회·문화적 조사가 필요하다.

61 사회보장(사회보장기본법 제3조제1호)
출산, 양육, 실업, 노령, 장애, 질병, 빈곤 및 사망 등의 사회적 위험으로부터 모든 국민을 보호하고 국민 삶의 질을 향상시키는 데 필요한 소득·서비스를 보장하는 사회보험, 공공부조, 사회서비스를 말한다.

58
바이러스가 원인이 되어 발병하는 감염성 질환은?
① 천연두, 소아마비, 백일해
② 인플루엔자, 일본뇌염, 유행성 이하선염
③ 풍진, 뇌척수막염, 성홍열
④ 디프테리아, 천연두, 수두
⑤ 소아마비, 뇌척수막염, 성홍열

59
지역사회 간호사업의 기본원리로 옳지 않은 것은?
① 지역사회주민의 적극적인 참여가 있어야 한다.
② 지역주민과 서로 수직적 관계를 유지해야 한다.
③ 양질의 사업으로 과학적이고 합리적이어야 한다.
④ 가지고 있는 자원과 기술로 최대의 효과를 달성할 수 있어야 한다.
⑤ 정치, 사회, 문화, 환경 등 모든 요소를 포괄적으로 고려하여야 한다.

60
지역사회 보건사업 및 지역사회 간호사업이 실패하는 가장 중요한 원인은?
① 인력자원 부족
② 과학적 기술 부족
③ 간호요원의 참여 부족
④ 경제적 자원 부족
⑤ 사회·문화적 인식 부족

61
질병, 장애, 노령, 실업, 사망 등의 사회적 위험으로부터 모든 국민을 보호하기 위한 제도로 옳은 것은?
① 재해보험
② 건강보험
③ 사회보장
④ 의료보장
⑤ 연금보험

62
근로자의 건강진단을 실시하는 가장 중요한 이유는?
① 직업병환자의 추후관리
② 직업 적합성 여부 파악
③ 재활치료의 여부 판단
④ 작업장의 개선과 향상
⑤ 일반 질병의 검출 파악

62 근로자에게 건강진단을 실시하여 근로자의 일에 대한 적합성 확인, 작업이 근로자의 건강에 불리한 영향을 미치는지의 여부 발견, 사후 배치 및 건강수준의 평가 등을 알 수 있다.

63
병실에서 HEPA 마스크나 N95 마스크를 착용해야 하는 감염병은?
① 파상풍
② 에이즈
③ 콜레라
④ 에볼라 바이러스
⑤ 메르스

63 HEPA 마스크, N95 마스크는 공기감염이나 비말감염을 예방할 수 있는 마스크이다.

64
의료법의 목적으로 옳은 것은?
① 병원의 운영사업을 규명하기 위함이다.
② 의료인의 업무를 규정하고 그에 따른 직업적 보호와 벌칙을 정하기 위함이다.
③ 의료인과 이에 준하는 의료인의 업무를 규명하기 위함이다.
④ 국민 건강에 위해가 되는 감염병의 발생과 유행을 방지하여 국민보건을 향상·증진시키기 위함이다.
⑤ 국민의료에 필요한 사항을 규정함으로써 국민의 건강을 보호하고 증진하기 위함이다.

64 의료법은 모든 국민이 수준 높은 의료혜택을 받을 수 있도록 국민의료에 필요한 사항을 규정함으로써 국민의 건강을 보호하고 증진하는 데에 목적이 있다(의료법 제1조).

정답
58 ② 59 ② 60 ⑤ 61 ③ 62 ② 63 ⑤ 64 ⑤

65

10대 임신율이 높은 지역사회의 1차적 예방의 중재방안으로 옳은 것은?

① 미혼모 시설 운영 확대
② 청소년을 위한 산전관리 서비스
③ 산전관리를 위한 재정적 지원
④ 가족역할 변화에 대한 가족교육
⑤ 10대를 위한 피임서비스 이용계획 프로그램 운영

65 1차적 예방에는 예방접종, 산전간호, 건강유지, 질병예방, 건강증진, 보건교육 등이 있으며 건강을 저해하는 요소를 제거하는 것이 중요하다.

66

정신재활시설의 종류에 해당하는 것은?

① 생활시설
② 복귀시설
③ 감금시설
④ 요양시설
⑤ 의료시설

66 정신재활시설의 종류(정신건강증진 및 정신질환자 복지서비스 지원에 관한 법률 제27조) : 생활시설, 재활훈련시설, 생산품판매시설, 중독자재활시설, 종합시설

67

구강보건법에 명시된 구강보건사업 기본계획 수립의 내용으로 옳은 것은?

① 질병관리청에서 계획한다.
② 기본계획은 3년마다 수립한다.
③ 구강보건사업의 효율적 추진이 목표이다.
④ 수립절차 등에 필요한 사항은 대통령령으로 정한다.
⑤ 수돗물불소농도조정사업은 별도로 계획하고 수립한다.

67 구강보건사업 기본계획 수립(구강보건법 제5조)
- 보건복지부장관은 구강보건사업의 효율적인 추진을 위하여 5년마다 구강보건사업에 관한 기본계획을 수립하여야 한다.
- 기본계획에 포함되어야 하는 사업
  - 구강보건에 관한 조사·연구 및 교육사업
  - 수돗물불소농도조정사업
  - 학교 구강보건사업((초등학생 치과주치의 사업을포함한다))
  - 사업장 구강보건사업
  - 노인·장애인 구강보건사업
  - 임산부·영유아 구강보건사업
  - 구강보건 관련 인력의 역량강화에 관한 사업
  - 그 밖에 구강보건사업과 관련하여 대통령령으로 정하는 사업
- 기본계획의 수립절차 등에 필요한 사항은 보건복지부령으로 정한다.

68

결핵예방법에 관한 설명으로 옳은 것은?

① 결핵예방법은 결핵의 예방차원에서만 의료를 실시하여 국민건강증진에 기여한다.
② 결핵예방법은 결핵으로 생기는 개인적·사회적 피해를 방지하여 국민건강증진에 이바지한다.
③ 잠복결핵 감염자란 결핵균이 인체에 침입하여 임상적 특징이 나타나는 자로서 결핵균 검사에서 양성으로 확인된 자를 말한다.
④ 전염성 결핵환자란 임상적·방사선학적 또는 조직학적 소견성 결핵에 해당하지만 결핵균 검사에서 양성으로 확인되지 아니한 자를 말한다.
⑤ 결핵의사환자란 결핵환자 중 객담의 결핵균 검사에서 양성으로 확인되어 타인에게 전염시킬 수 있는 환자를 말한다.

68 결핵예방법은 결핵을 예방하고 결핵환자에 대한 적절한 의료를 실시함으로써 결핵으로 생기는 개인적·사회적 피해를 방지하여 국민의 건강증진에 이바지함을 목적으로 한다(결핵예방법 제1조).
③은 결핵환자, ④는 결핵의사환자, ⑤는 전염성 결핵환자에 대한 설명이다.

69

혈액관리법에서 혈액제제에 해당되지 않는 것은?

① 농축적혈구   ② 전혈
③ 신선동결혈장 ④ 농축혈소판
⑤ 농축혈색소

69 혈액제제 혈액관리법 제2조제8호)
- 혈액을 원료로 하여 제조한 약사법 규정에 의한 의약품
- 전혈, 농축적혈구, 신선동결혈장, 농축혈소판, 기타 보건복지부령이 정하는 혈액관련 의약품

70

구강보건법상 학교구강보건사업에 속하지 않는 것은?

① 구강건강관리   ② 구강검진
③ 구강조기치료   ④ 불소용액 양치
⑤ 구강위생관리 지도

70 학교 구강보건사업의 내용(구강보건법 제12조)
- 구강보건교육
- 구강검진
- 칫솔질과 치실질 등 구강위생관리 지도 및 실천
- 불소용액 양치와 치과의사 또는 치과의사의 지도에 따른 치과위생사의 불소 도포
- 지속적인 구강건강관리
- 그 밖에 학생의 구강건강 증진에 필요하다고 인정되는 사항

정답
65 ⑤ 66 ① 67 ③ 68 ② 69 ⑤ 70 ③

제4과목 실기

71
다음 중 대장에 해당되는 것은?
① 회장, 맹장, 결장
② 공장, 회장, 직장
③ 공장, 맹장, 직장
④ 맹장, 결장, 직장
⑤ 십이지장, 공장, 회장

71 대장은 맹장·결장·직장, 소장은 십이지장·공장·회장으로 구분한다.

72
HIV감염의 위험요인으로 옳은 것은?

> 가. 오염된 혈액이나 바늘 나. 자궁경부암
> 다. HIV양성모체 라. 잦은 호흡기계 감염

① 가, 나, 다
② 가, 다
③ 나, 라
④ 라
⑤ 가, 나, 다, 라

72 HIV감염의 위험요인은 오염된 혈액이나 바늘, HIV양성모체, 감염자와의 성관계 등이다.

73
인슐린 투여 후 나타날 수 있는 저혈당 증상이 아닌 것은?
① 빈맥
② 혼돈
③ 두통
④ 갈증
⑤ 발한

73 인슐린 투여 후 나타나는 저혈당 증상으로는 빈맥, 혼돈, 두통, 발한 등이 있다.

74
심폐소생술 시 뇌순환 상태나 맥박을 확인하기 위한 일반적인 성인의 맥박 측정 부위로 옳은 것은?
① 심첨부위
② 대퇴동맥
③ 상완동맥
④ 경동맥
⑤ 요골동맥

74 영아인 경우 상완동맥에서 소아 및 성인의 경우 경동맥에서 촉진한다.

75
출혈이 심한 부상자의 응급처치로 옳은 것은?
① 지혈대 사용, 마취제 복용, 출혈부위 압박
② 수액 공급, 호흡 측정, 기도 유지
③ 혈관결찰, 체위 교정, 기도 유지
④ 기도 유지, 맥박 측정, 지혈대 사용
⑤ 출혈부위 압박, 지혈대 사용, 수액 공급

75 출혈이 심한 부상자인 경우 즉시 출혈을 막고 소독된 거즈나 깨끗한 헝겊을 두껍게 접어서 상처 바로 위로 붕대를 단단히 감는다. 즉 출혈부위 압박, 지혈대 사용, 수액 공급이 필요하다.

76
눈에 산 또는 화학약품이 들어갔거나 화학약품으로 인해 손목에 화상을 입은 경우의 처치법으로 옳은 것은?
① 가장 먼저 화학물질을 중화하여야 한다.
② 옥시풀로 씻어내고 눈을 감고 있게 한다.
③ 식염수나 흐르는 물로 최대한 빨리 씻어 낸다.
④ 물집을 터트리고 손수건을 대고 있는다.
⑤ 드레싱을 한 뒤 바셀린을 손등에 발라준다.

76 산 또는 화학약품으로 인한 화상의 처치
• 가능한 한 빠른 시간 안에 모든 산, 알칼리, 부식성 제제를 물로 닦아내야 한다.
• 산이나 알칼리 물질에 접촉한 후 1~2분 이내에 물을 부어 화학물질을 씻어 내 조직 손상을 최소화하여야 한다.
• 수압은 가능한 한 낮게 유지하며 물 세척은 20분 이상 실시한다.
• 절대로 화학물질을 중화시키려고 하면 안 된다.

77
고온환경에서 작업 중 통증을 수반한 열경련환자의 응급처치 내용은?

가. 수분을 공급한다.
나. 서늘한 곳에 눕히고 쉬게 한다.
다. 0.9%의 생리식염수를 마시게 한다.
라. 앙와위 자세로 눕히고 금식시킨다.

① 가, 나, 다   ② 가, 다
③ 나, 라   ④ 라
⑤ 가, 나, 다, 라

77 열경련은 수분과 전해질의 불균형으로 발생한다. 열경련이 일어날 경우 먼저 0.9%의 생리식염수를 마시게 한 뒤 서늘한 곳에 눕히고 쉬게 한다. 수분을 공급하고 얼른 119를 불러 병원으로 이송한다.

정답
71 ④ 72 ② 73 ④ 74 ④ 75 ⑤ 76 ③ 77 ①

78 동상 응급처치
- 하지 손상 시 걷지 못하도록 한다.
- 조이는 옷은 풀어주고 호흡상태에 따라 인공호흡을 한다.
- 젖은 의복을 벗기고 따뜻한 담요로 몸 전체를 감싸 준다.
- 마사지를 피하고 침해된 부위는 상승시킨다.
- 동상 부위를 체온으로 따뜻하게 한다.
- 귀나 코, 안면 등은 따뜻한 손을 얹어 피부 색깔과 감각이 돌아오도록 한다.
- 건조한 열이나 전열구 등에 의한 방사열을 사용하는 것은 피한다.
- 동상 부위를 즉시 38~40℃ 정도의 따뜻한 물에 20~40분간 담근다.

79 임종의 단계
- 부정단계 : 자신의 죽음에 대해 강하게 부정하며 기적을 오랫동안 포기하지 않음
- 분노단계 : 분노와 적개심을 갖고 가족과 주위 의료인에게 쉽게 분개함
- 협상단계 : 조금은 인정하고 후회하며, 조금만 더 연장시켜 주기를 바람
- 우울단계 : 죽음이 불가피하다는 것을 인식하고, 깊은 슬픔에 잠김
- 수용단계 : 죽음을 인정하고 평화롭게 죽음을 기다림

80 가진통
- 통증이 매우 불규칙적이다.
- 걸어다니면 통증이 완화된다.
- 이슬이 보이지 않는다.
- 자궁경부가 닫혀 있다.

78
추운 겨울 날씨에 동상에 걸린 사람이 응급실에 내원하였다. 올바른 응급처치는?

① 동상 부위를 마사지한다.
② 전열구 등 방사열로 몸을 따뜻하게 한다.
③ 동상에 걸린 부위를 탄력 붕대로 감는다.
④ 조이는 옷은 풀어주고 담요로 몸을 감싸 준다.
⑤ 동상 부위를 5~10℃의 미지근한 물에 담근다.

79
임종 시 수용의 단계 중 시한부 선고를 받은 환자가 진단을 받아들이지 않고 자신의 상태를 재확인하려고 노력하는 심리 단계는?

① 부정단계　　　　② 분노단계
③ 협상단계　　　　④ 우울단계
⑤ 수용단계

80
가진통에 대한 설명으로 옳은 것은?

① 이슬이 비친다.
② 통증의 주기가 짧다.
③ 자궁경부가 열려 있다.
④ 진통이 규칙적으로 찾아온다.
⑤ 산책으로 통증을 완화할 수 있다.

81
투약 시 일반적인 주의사항으로 옳지 않은 것은?
① 한 병에서 다른 병으로 약을 옮기지 않는다.
② 약은 정확하게 따르고 남은 것은 버린다.
③ 수술 후에는 수술 전에 투여하던 약을 그대로 준다.
④ 약물이 뿌옇게 흐려지거나 색깔이 변한 경우 약국에 반납해야 한다.
⑤ 투약을 잘못하였을 때는 간호사와 의사에게 보고하여 응급처치를 받도록 한다.

81 수술 후에는 수술 전에 주던 약을 주지 말고 새로운 지시를 받아 투약한다.

82
일산화탄소 중독환자에게 실시할 수 있는 우선적인 응급처치는?
① 흉부압박을 시도한다.
② 개구기를 입에 넣어 준다.
③ 구토반사를 자극하여 토하게 한다.
④ 턱을 신전시키고 혀를 잡아당긴다.
⑤ 환기시키고 인공호흡을 실시한다.

82 일산화탄소 중독 시 응급처치
- 중독 장소 밖으로 옮겨 신선한 공기를 마시게 한다.
- 고압산소탱크를 이용하여 100% 산소를 공급한다. 호흡이 정상으로 회복될 때까지 실시한다.
- 인공호흡을 실시하고 혈압·체온을 유지한다.
- 뇌부종 감소를 위해 만니톨을 투여한다.

83
구강 대 구강의 인공호흡 시 환자의 머리를 뒤로 젖히는 이유는?
① 흉곽의 대칭적 팽창을 위해
② 음식물이 기도로 넘어가는 것을 막기 위해
③ 환자가 점액을 흡입하는 것을 방지하기 위해
④ 혀를 뒤로 당겨 혀가 기도를 폐쇄시키는 것을 막아 기도를 개방하기 위해
⑤ 인공호흡 시 공기가 위로 들어가는 것을 막기 위해

83 혀를 뒤로 당김으로써 혀가 기도를 폐쇄시키는 것을 막아 기도를 개방하기 위해서이다.

정답
78 ④ 79 ① 80 ⑤ 81 ③ 82 ⑤ 83 ④

84 초산부일 경우 자궁경관이 완전히 개대되었을 경우 분만실로 옮기고, 경산부는 자궁경관이 6~8cm 정도 개대되었을 때 분만실로 옮긴다.

85 회음절개술은 아두 만출 시 회음열상을 방지하기 위해 시행한다.

86 파상풍 환아 간호 시에는 특히 호흡상태를 주의 깊게 관찰하고 경련 발생을 줄이기 위해 방안을 어둡게 하여 호흡근의 마비를 예방하도록 한다.

87 생후 3개월(12주)이 되면 엎드린 자세에서 가슴을 들고 어깨를 펴며 목을 가눌 수 있다.

84
둘째 아이를 분만하기 위해 병원에 입원한 산모를 분만실로 이동시켜야 하는 시기로 옳은 것은?
① 이슬이 보일 때
② 진통이 시작될 때
③ 자궁경부 소실이 있을 때
④ 자궁경관이 10~11cm 정도 개대되었을 때
⑤ 자궁경관이 6~8cm 정도 개대되었을 때

85
회음절개술의 목적으로 옳은 것은?
① 회음열상 방지 ② 회음부 감염 예방
③ 분만진통 경감 ④ 원활한 태반 만출
⑤ 자연배뇨 유도

86
파상풍 환아의 간호내용으로 옳은 것은?
① 광선요법을 시행한다.
② 1시간마다 체위를 변경한다.
③ 방안을 밝게 하여 깨어있게 한다.
④ 골절 예방을 위해 팔과 다리를 압박한다.
⑤ 방안을 어둡게 하고 호흡근의 마비를 방지한다.

87
신생아가 목을 가눌 수 있는 시기는?
① 생후 4주   ② 생후 5주
③ 생후 6주   ④ 생후 8주
⑤ 생후 12주

88
분만 후 산모에게 침상 산후운동과 조기이상을 강조하는 이유는?
① 자궁퇴축을 촉진시키기 위해
② 신진대사를 원활하게 하기 위해
③ 근력과 뼈의 약화를 예방하기 위해
④ 소화를 촉진시키고 변비를 예방하기 위해
⑤ 혈액응고인자에 의한 혈전증을 예방하기 위해

88 분만 후 며칠 동안은 혈액응고인자와 섬유소원이 활성화되어 있으므로 부동은 혈전증을 유발할 수 있다.
그러므로 산후운동과 조기이상을 적극적으로 권장해야 한다.

89
열이 38℃인 8개월 된 영아가 응급실에 내원하였다. 올바른 응급처치는?
① 일단 해열제를 먹인다.
② 구강으로 정확하게 체온을 잰다.
③ 75% 알코올 솜으로 마사지한다.
④ 체온보다 2℃ 낮은 미온수로 닦아 준다.
⑤ 열을 내리기 위해 페니실린을 투여한다.

89 38℃ 이상의 영아인 경우 2℃ 낮은 미온수로 15~20분 동안 닦아 준다.

90
시각장애가 있는 75세 환자와의 의사소통 방법으로 적절한 것은?
① 대상자의 뒤에 서서 이야기한다.
② 방해되지 않도록 조용히 들어와 이야기한다.
③ 소리를 최대한 크게 내어 또박또박 설명한다.
④ 병실에 들어왔음을 알리고 자기소개를 한다.
⑤ 되도록 보호자 혹은 간병인에게 이야기한다.

90 시각장애가 있는 환자와의 의사소통
- 대상자에게 직접 이야기한다.
- 대상자의 정면에서 이야기한다.
- 병실에 들어왔음을 알리고 자기를 소개한다.
- 대상자가 이해할 수 있는 언어로 적절한 소리를 내어 천천히 정확하게 말한다.

정답
84 ⑤ 85 ① 86 ⑤ 87 ⑤ 88 ⑤ 89 ④ 90 ④

91 소아는 성인에 비해 급성적으로 탈수가 오기 쉽다. 탈수 시 수분과 전해질 공급이 필요하기 때문에 우선 정맥주사를 실시하여야 한다.

92 영구치 중 제일 먼저 나오는 치아는 제1대구치이다.

93 유치와 영구치가 같이 있는 시기를 혼합 치열기라고 한다.

91

심한 설사로 인해 탈수 증상이 온 영아가 응급실에 내원하였다. 이 영아에게 우선시되는 간호중재는?

① 염분, 지방 공급
② 철분, 열량 공급
③ 수분, 전해질 공급
④ 단백질, 전해질 공급
⑤ 단백질, 무기질 공급

92

저작, 소화 등의 기능을 수행하고 있는 치아에 대한 설명으로 옳지 않은 것은?

① 치수에는 혈관이나 신경이 존재한다.
② 15~16세경 영구치가 완성된다.
③ 일반적으로 상아질은 법랑질보다 다소 무르다.
④ 영구치 중 제일 먼저 나오는 치아는 제3대구치이다.
⑤ 상아질은 강도가 약해 충치가 되면 쉽게 썩는다.

93

유치의 성장에 대한 설명으로 옳지 않은 것은?

① 생후 6개월경 입안으로 나온다.
② 영구치와 유치가 서로 분리되는 시기를 혼합 치열기라고 한다.
③ 만 6세부터 빠지기 시작하여 12세 때 완전히 빠진다.
④ 영구치에는 절치, 견치, 소구치, 대구치가 있다.
⑤ 어린이의 건강뿐 아니라 성격 형성 및 성장에 영향을 받는다.

94
한방에서 강조하는 환자 간호의 중요한 측면은?
① 실내의 기온
② 휴식과 운동
③ 탕약과 복용방법
④ 규칙적인 식생활
⑤ 환자의 마음가짐

94 한방에서는 환자의 마음가짐을 가장 강조한다.

95
찰과상이란 무엇인가?
① 피부가 긁힌 것이다.
② 피부가 분리된 것이다.
③ 피부가 감염된 것이다.
④ 피부가 찢어진 것이다.
⑤ 피부가 통과된 것이다.

95 피부가 긁힌 상태를 찰과상이라고 한다.

96
장기간 열에 노출되어 체온조절중추에 손상이 초래된 질환은?
① 화상
② 동상
③ 열경련
④ 열피로
⑤ 열사병

96 장기간 열에 노출되어 체온조절중추에 손상을 초래하는 질환을 열사병이라고 한다.

97
임종을 앞둔 환자에게 시행하는 호스피스간호의 목적으로 옳지 않은 것은?
① 통증 조절
② 동통 경감
③ 편안함 제공
④ 질병 치료
⑤ 사회적·정서적지지

97 호스피스간호의 목적은 환자의 질병의 증상 및 통증을 조절함으로써 편안함을 제공하기 위함이다.

정답
91 ③ 92 ④ 93 ② 94 ⑤ 95 ① 96 ⑤ 97 ④

98 구법(뜸)은 혈 부위를 뜨겁게 자극함으로써 질병을 예방하고 치료한다. 중혈작용, 면역작용, 반사작용, 유도작용, 신진대사 작용, 혈액순환 작용, 진통 및 진정 등의 억제작용, 지각신경·운동신경 등의 기능을 회복시키는 흥분작용 등이 있다.

99 구개열이 있는 환아는 입으로 지속적으로 손이가 추가적인 손상이 발생할 수 있다. 또한 최소한의 억제만 시행하고 활동성을 높여야 하기 때문에 ④의 팔꿈치 억제대가 적절하다.

98

구법(뜸)의 작용에 해당되는 것은?

① 오한, 배출, 면역, 유도
② 반사, 면역, 흥분, 배출
③ 배출, 유도, 흥분, 면역
④ 억제, 반사, 유도, 배출
⑤ 면역, 반사, 유도, 중혈

99

다음 중 구개열이 있는 5세 영아에게 적용 가능한 억제대로 적절한 것은?

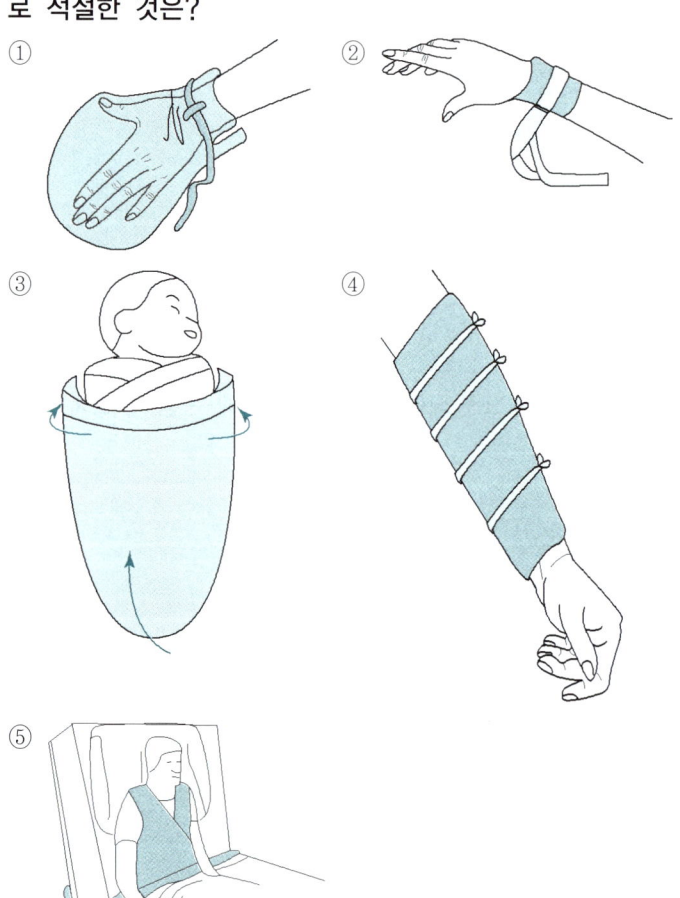

100
자동제세동기의 순서로 올바른 것은?

1
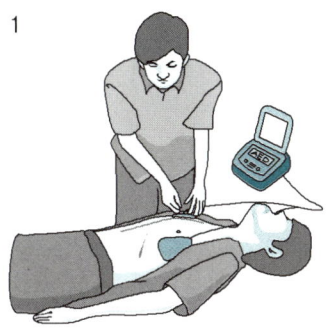

2
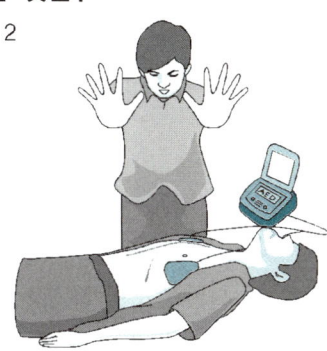

3
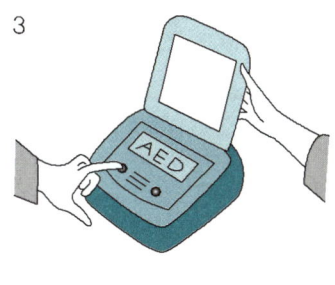

4
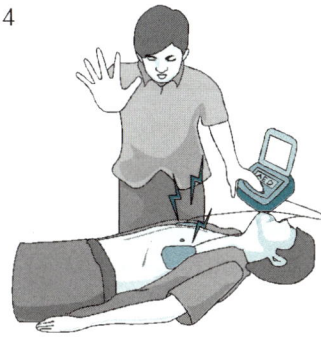

5
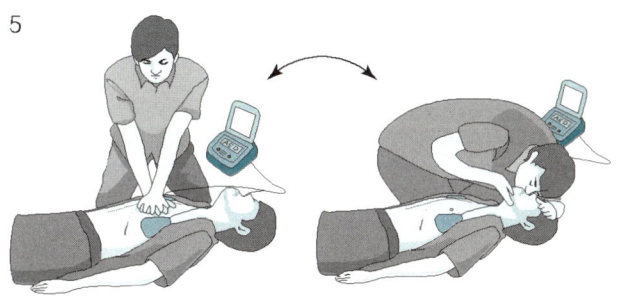

① 1-2-3-4-5
② 1-3-2-4-5
③ 1-3-5-2-4
④ 3-1-5-4-2
⑤ 3-1-2-4-5

100 자동제세동기 사용 시 순서는 전원 켜기-패드 부착-심장리듬분석-심장충격(제세동)-심폐소생술 재시행이다. 따라서 맞는 답은 ⑤이다.

정답
98 ⑤ 99 ④ 100 ⑤

101 검사가 시작되면 소변을 보도록 한 후, 첫 소변은 버린다. 예를 들어 오전 7시부터 다음날 오전 7시까지 24시간 소변을 모으고자 한다면 첫날 오전 7시에 나온 소변은 버리고 그 이후부터 다음날 오전 7시까지 나오는 소변을 모은다.
검사 종료 시에 요의가 없어도 마지막 배뇨를 하도록 하며 중간에 수집을 놓쳤다면 검사를 다시 시행하도록 한다.
검사물은 채취후 즉시 검사실로 보내고 지연 시에 냉동보관한다.

102 병실의 바닥청소는 공기오염을 방지하기 위해 비질하지 않고 걸레로 닦는다.

103 호흡은 환자가 안정된 후 1분간 측정하며, 측정은 환자가 알지 못하게 한다. 단, 호흡곤란 등의 문제가 있는 경우 반드시 측정해야 한다.

101
24시간 소변수집 검사를 시행하는 방법으로 옳은 것은?
① 검사가 시작되면 소변을 보도록 한 후, 첫 소변은 버린다.
② 검사 종료 시 요의가 없으면 배뇨하지 않아도 된다.
③ 다른 검사가 함께 처방된 경우 일부 소변을 덜어내어도 무방하다.
④ 검사물은 냉장보관한 후 검사실에 보낸다.
⑤ 중간에 1회 수집을 놓쳤어도 결과에 지장이 없다.

102
환자가 퇴원한 병실의 정리에 대한 설명으로 옳지 않은 것은?
① 환자가 사용하지 않은 물건이라도 오염으로 간주한다.
② 환자의 침대와 주변 물건은 즉시 정리한다.
③ 새로운 홑이불로 침대를 정리한다.
④ 바닥은 비질하여 깨끗이 청소한다.
⑤ 퇴원 후 병실정리를 하는 목적은 전염을 예방하기 위함이다.

103
정확한 호흡측정을 위한 방법으로 옳은 것은?
① 걷기운동 직후 측정한다.
② 환자에게 호흡측정에 대해 설명한 후 측정한다.
③ 환자가 모르게 측정한다.
④ 30초간 측정한다.
⑤ 호흡곤란을 호소하는 환자는 편안해질 때까지 측정하지 않는다.

104
장내의 가스배출을 위해 시행하는 관장의 종류로 옳은 것은?
① 윤활관장
② 구풍관장
③ 청정관장
④ 정체관장
⑤ 결장세척

105
설사가 심한 아동에게 제공해야 할 간호로 가장 중요한 것은?
① 처방에 따른 지사제 투여
② 수분과 전해질 공급
③ 배변 양상 관찰
④ 혈압 측정
⑤ 금식

104 장내 가스배출을 위한 관장은 구풍관장이다.
청정관장은 장의 연동운동을 촉진하여 배변을 유도하는 것이다.
정체관장은 치료 약물을 장내에 오래 보유하게 하는 것이다. ②

105 아동이 심한 설사를 하는 경우 탈수로 인해 수분과 전해질이 손실되므로 충분한 수액을 공급해야 한다.

정답
101 ① 102 ④ 103 ③ 104 ② 105 ②

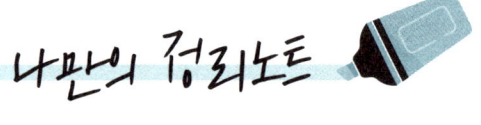

제9회 최종모의고사

문항수 : 105문항 시간 : 105분

제1과목 기초간호학 개요

01
의사가 자신의 부도덕한 행위에 간호조무사에게 참여를 요청할 경우 옳은 태도는?
① 의사가 법적 책임을 진다고 약속한 경우 협조한다.
② 의사의 지시를 따라야 하기 때문에 참여한다.
③ 참여에 거부할 권리가 있음을 알아야 한다.
④ 의학적 원칙만 지킬 경우 법적인 문제는 없다.
⑤ 대가적 급부를 주기로 한 경우 참여해야 한다.

02
병원의 기능 중 간호행정은 누구를 중심으로 실시하고 평가해야 하는가?
① 의료인 중심 ② 환자 중심
③ 행정가 중심 ④ 병원직원 중심
⑤ 의료법규 중심

03
환자의 질병이나 감염상태와 관계없이 병원에 입원한 모든 환자에게 적용하는 감염관리 원칙은?
① 표준예방지침 ② 절대안정
③ 멸균술 ④ 격리법
⑤ 무균법

---

01 간호조무사는 의사가 부도덕한 행위에 참여할 것을 부탁했을 경우 거부할 권리가 있다.

02 병원의 간호행정은 환자를 중심으로 기획을 세우고 실시·평가해야 한다.

03 표준예방지침이란 질병이나 감염상태와는 관계없이 병원에 입원한 모든 대상자에게 적용되는 감염관리의 기본원칙을 말한다.

정답
01 ③ 02 ② 03 ①

04 간호조무사는 환자와의 원만한 의사소통을 위해 환자의 이야기를 주의 깊게 경청해야 한다.
또한 간호조무사로서의 품위를 잃지 않도록 항상 자각해야 한다.

05 고압증기 멸균 시 날이 날카로운 기구는 날이 무뎌지는 것을 방지하기 위해 끝을 거즈로 싸거나 기구를 완전히 거즈에 싸서 넣는다.
또한 멸균 표시지(품명과 날짜)는 방포 겉에 기입한다.

06 멸균상태
- 무균이란 멸균된 상태이다.
- 멸균 물품과 오염된 물품이 접촉했을 때는 오염된 상태로 간주한다.
- 젖은 상태는 멸균적이지 않다.
- 습기는 모세관 현상으로 멸균 물품을 오염시킨다.

04
환자와의 원만한 의사소통을 취하기 위해 간호조무사로서의 적절한 행동은?
① 서로의 개인문제를 터놓고 이야기한다.
② 가벼운 농담을 섞어서 이야기한다.
③ 자신의 의견을 모두 솔직하게 이야기한다.
④ 환자가 하는 이야기를 주의 깊게 들어준다.
⑤ 모든 환자들이 자는 시간에 대화를 나누도록 한다.

05
고압증기 멸균을 이용하여 의료용품을 멸균하고자 할 때 포장방법으로 옳은 것은?
① 기구에 날이 있을 경우 기름종이에 싸서 넣는다.
② 뚜껑이 있을 경우 반드시 잠근다.
③ 멸균 표시된 것은 방포 안쪽에 붙인다.
④ 나사가 있을 경우 완전히 조인 후 포장해야 한다.
⑤ 품명과 날짜는 방포 겉에 붙인다.

06
멸균된 물품의 무균상태를 유지하는 무균술에 대한 지침으로 옳은 것은?
① 무균상태란 소독된 상태를 의미하는 것이다.
② 멸균 물품과 오염된 물품이 접촉했을 때는 소독상태로 간주한다.
③ 멸균 물품과 멸균 물품이 접촉했을 때만 멸균상태로 본다.
④ 멸균포를 개방하지 않았다면 멸균포가 젖어 있어도 멸균상태로 본다.
⑤ 습기와 멸균 물품의 오염상태는 관련이 없다.

07

소독의 정의로 옳은 것은?
① 미생물의 성장을 억제시키는 것이다.
② 아포를 포함한 모든 미생물을 파괴하는 것이다.
③ 무생물 표면에 있는 이물질을 제거하는 것이다.
④ 미생물의 증식이나 발육을 저지하나 완전히 사멸시키지는 못하는 것이다.
⑤ 아포를 제외한 표면에 있는 모든 미생물을 파괴하는 것이다.

07 소독은 무생물의 표면에 있는 특정한 바이러스, 세균, 병원성 진균을 파괴하거나 비가역적으로 불활성화시킬 수 있다. 그러나 세균의 아포는 파괴하지 못한다.

08

외과적 소독 물품을 다룰 때 주의사항으로 옳은 것은?
① 무균적 거즈를 펴놓은 위로 손이 가도록 한다.
② 소독 후 2주가 경과되어도 멸균상태가 유지된다.
③ 무균적 거즈는 소독 겸자로 꺼내 사용하고 거즈통은 바로 닫는다.
④ 소독 물품을 미리 풀어놓을 경우 비닐로 덮는다.
⑤ 멸균 물품의 소독 날짜가 최근인 것은 앞으로 배치한다.

08 외과적 소독 물품 사용 시 주의사항
- 무균적 거즈를 펴놓은 위로 손이 가지 않도록 한다.
- 멸균 유효날짜(소독 후 2주)가 경과된 거즈는 다시 멸균해야 한다.
- 무균적 거즈는 소독 겸자로 꺼내 사용하고 거즈통은 사용 후 바로 닫는다.
- 소독 물품을 미리 풀어놓을 경우 멸균포로 덮어 놓는다.
- 멸균 물품의 소독 날짜가 최근인 것은 뒤로 배치하여 놓는다.

09

MRI(자기공명영상) 촬영 전 준비해야 할 사항으로 옳은 것은?
① 얼굴에 화장을 한 경우 지우지 않아도 된다.
② 검사실에 들어가기 전 모든 금속물질을 제거한다.
③ 몸에 부착되어 있는 금속물은 상황에 따라 제거하지 않아도 된다.
④ 틀니나 보청기 등은 큰 문제가 되지 않으므로 부착하여도 무방하다.
⑤ 임신 3개월인 경우 차단장치를 부착하고 검사한다.

09 MRI 촬영 전 준비해야 할 사항
- 검사실에 들어가기 전 모든 금속물질, 자성 물질(머리핀, 장신구, 시계, 동전, 틀니, 보청기, 신용카드) 등을 제거한다.
- 화장은 실제가 아닌 허상을 만들기 때문에 지우고 들어간다.
- 임신 초기 3개월 이내에는 위험성이 높기 때문에 검사를 받지 않는 것이 바람직하다.

정답
04 ④　05 ⑤　06 ③　07 ⑤　08 ③　09 ②

10 방부란 직접 세균을 죽이지 않고 세균의 생활환경이나 서식을 불리하게 하여 유해한 미생물의 증식이나 발육을 저지하는 것이다.

11 방수포가 필요한 환자
• 분만 후의 산모
• 설사환자
• 요실금이나 변실금환자
• 관장환자
• 수술 후 분비물이 많은 환자
• 상처배액환자
• 전신마취 수술 후 환자

12 방사통(연관통)은 통증 부위에서 멀리 떨어진 다른 부위에서 통증을 느끼는 것을 의미한다.

13 똑바로 누워 있는 앙와위환자에게 욕창이 가장 잘 발생하는 부위는 천골부와 견갑부이다.

10
생활환경이나 서식을 부적합하게 하여 미생물의 증식이나 발육을 저지시키는 것은?
① 멸균   ② 무균
③ 세척   ④ 방부
⑤ 소독

11
다음 중 방수포가 필요하지 않은 경우는?
① 요실금환자   ② 변실금환자
③ 설사환자   ④ 상처배액환자
⑤ 안면마비환자

12
공사장에서 일하던 중 허리를 다쳐 추간판 탈출로 입원한 40대 남성이 요통 증상과 함께 대퇴 아래까지 뻗치는 통증을 호소한다면 이러한 통증의 종류는?
① 방사통   ② 표재성 통증
③ 심인성 통증   ④ 환상통
⑤ 삼차 신경통

13
앙와위로 누워 있는 무의식환자의 욕창 호발 부위는?
① 천골, 견갑골   ② 측두부, 늑골부
③ 장골부, 경골부 ④ 대전자, 요추부
⑤ 천골, 좌골결절

14

교통사고로 인해 척추손상을 입은 30대 중반의 남자 환자가 하반신 마비상태로 입원하였다. 이 환자에게 족저굴곡 예방을 위해 발판 형태의 발 지지대를 대어 주었다. 며칠 뒤 간호조무사가 환자의 자세를 살펴보니 양 발끝이 벌어져 있었다. 이 상태를 해결하기 위해 환자에게 필요한 보조기구는?

① 크래들
② 삼각대
③ 대전자 두루마리
④ 모래주머니
⑤ 손 두루마리

14 대전자 두루마리란 다리의 외회전을 방지하기 위해 사용하는 보조기구이다.

15

20대 환자가 치질수술 후 좌욕을 실시하려고 한다. 좌욕의 방법으로 옳은 것은?

① 좌욕을 하는 동안 혼자 있게 하지 말아야 한다.
② 좌욕은 1시간 이상 하는 것이 효과가 높다.
③ 세숫대야에 쪼그려 앉는 것이 올바른 자세이다.
④ 세숫대야에 반 정도의 물을 채운 다음 낮은 의자 위에 올려놓고 엉덩이를 충분히 담근다.
⑤ 하루에 한 번만 실시하면 된다.

15 치질수술 후 좌욕의 방법
- 좌욕을 하는 동안 환자의 허약감과 피로감에 주의하여 옆에서 관찰한다.
- 좌욕은 1회 5~10분 정도가 적당하고 하루 3~4회 꾸준히 하는 것이 적절하다.
- 세숫대야에 쪼그려 앉지 말아야 하고 그대로 걸터앉아야 한다. 쪼그려 앉는 경우 혈액이 아래로 몰려 혈액순환에 방해가 된다.
- 세숫대야에 2/3 정도 물을 채운 다음 낮은 의자 위에 올려놓고 엉덩이를 충분히 담근다.
- 좌욕 시 물의 온도는 약 40~43℃로 따뜻하게 유지한다.

16

보호격리법에 대한 설명으로 옳은 것은?

① 모든 환자에게 적용하는 외과적 무균법의 하나이다.
② 세균을 일정한 범위 안으로 제한하는 것이다.
③ 전염병환자나 보균자로부터 전염병이 전파되는 것을 막는 것이다.
④ 감염에 취약한 사람을 위해 주위를 무균적으로 유지하는 것이다.
⑤ 건강한 사람이 스스로 감염을 관리할 수 있도록 도와주는 것이다.

16 보호격리란 감염에 민감한 사람을 위해 주위 환경을 무균적으로 유지하는 것이다.
예 백혈병환자, 화상환자 등

정답
10 ④ 11 ⑤ 12 ① 13 ① 14 ③ 15 ① 16 ④

17 감염병환자 간호 후 소독수가 들어 있는 대야의 미지근한 물에 손을 씻은 후 흐르는 물에 다시 씻는다.

18 혈액 속의 헤모글로빈은 산소와 결합하여 산소를 전신으로 운반한다.

19 좌약은 보통 체온에 녹게 만들어졌기 때문에 실온에 보관해야 한다. 온도가 낮은 곳에서는 약의 효과가 떨어진다.

20 췌장액에 들어 있는 소화효소는 아밀라아제, 트립신, 리파아제이다. 아밀라아제는 전분을 맥아당으로 분해한다.

17
감염병환자 간호 후 손을 씻는 방법으로 옳은 것은?
① 강한 산성을 가진 비누를 사용하여 씻는다.
② 흐르는 물에 여러 번 씻는다.
③ 소독수가 담긴 대야를 사용하여 손을 1분간 담근다.
④ 대야에 뜨거운 물을 담아 씻는다.
⑤ 소독수가 들어 있는 대야의 물에 씻은 후 흐르는 물에 다시 씻는다.

18
산소를 전신으로 운반하는 혈액성분은?
① 헤파린
② 혈장
③ 적혈구
④ 섬유소원
⑤ 헤모글로빈

19
좌약의 보관방법에 대한 설명으로 옳은 것은?
① 냉동 보관한다.
② 냉장고에 보관한다.
③ 직사광선에 보관한다.
④ 잠금장치에 보관한다.
⑤ 실온에 보관한다.

20
췌장액에 들어 있는 소화효소로 옳은 것은?
① 아밀라아제
② 에렙신
③ 락타아제
④ 프티알린
⑤ 말타아제

21

심장질환환자가 부종이 있는 경우 식이에서 염분을 제한하는 이유는?

① 염분 섭취는 갈증을 초래하기 때문
② 소변으로 염분이 많이 배출되기 때문
③ 염분은 심장기능에 장애를 주기 때문
④ 염분을 많이 섭취하면 혈압이 증가하기 때문
⑤ 염분은 조직 속에 수분을 축적하는 성질이 있기 때문

21 염분은 조직 속에 수분을 축적하는 성질이 있기 때문에 심장질환환자의 부종이 심해질 수 있다.

22

수술 후 환자의 위장관 튜브(L-tube)를 제거하는 적절한 시기는?

① 오심이나 구토 증상이 나타나지 않을 때
② 기침을 원활히 할 수 있을 때
③ 소변 배설량이 정상일 때
④ 장운동이 회복되었을 때
⑤ 수분과 전해질의 균형이 회복되었을 때

22 장운동이 회복되어 장마비나 장폐색 증상이 사라졌을 경우 위장관 튜브를 제거하고 음식물을 섭취하게 한다.

23

수술 후 의식이 없는 환자의 머리를 돌려 눕히는 이유는?

① 긴장상태를 유지시키기 위해
② 환자를 편안하게 하기 위해
③ 심호흡을 용이하게 하기 위해
④ 마취에서 빨리 깨어나게 하기 위해
⑤ 구강 내 분비물의 배출을 용이하게 하기 위해

23 마취로 인한 구강 내 분비물의 배출을 용이하게 하기 위해 환자의 머리를 옆으로 돌려 눕히는 것이 안전하다.

정답
17 ⑤ 18 ⑤ 19 ⑤ 20 ① 21 ⑤ 22 ④ 23 ⑤

24

24 니트로글리세린은 협심증의 통증 호소 시 혀 밑에 투여하는 혈관 확장제이다.

협심증 발생 시 설하로 투여하는 혈관 확장제는?
① 아스피린　　② 노발긴
③ 아세트아피노펜　　④ 니트로글리세린
⑤ 에피네프린

25

25 아나필락시스 쇼크(과민성 쇼크)란 인체가 항원에 노출됨으로써 일어나는 항원-항체 반응에 의해 생명에 위협을 받게 되는 심각한 응급상황이다.

페니실린 투여 후 호흡곤란과 두통 및 구토, 혈압저하, 식은땀 등이 나타나는 현상은?
① 심계항진　　② 불면증
③ 청각장애　　④ 저칼륨혈증
⑤ 아나필락시스 쇼크

26

26 연하곤란이 있는 환자가 음식물을 섭취할 때 흡인이 위험이 있다.
이 경우 청색증이 나타날 수 있는데 청색증은 입술, 피부, 점막 등이 푸르게 변하는 것으로 혈액 내의 부적당한 가스교환으로 인한 산소 결핍 시에 나타난다.

연하곤란이 있는 환자가 구강으로 음식물을 섭취할 경우 주의하여 관찰해야 할 증상은?
① 탈수　　② 객혈
③ 청색증　　④ 피부발진
⑤ 배뇨곤란

27

27 기관지경 검사 직후 금식하여 흡인성 폐렴을 예방해야 한다.

기관지경 검사 직후의 간호중재로 옳은 것은?
① 체위배농　　② 금식
③ 의치 제거　　④ 저염 식이
⑤ 구강간호

28
충수돌기염환자의 수술 전 간호로 옳은 것은?
① 복부에 더운물 주머니를 올려 동통을 완화시킨다.
② 장의 휴식을 위해 금식시킨다.
③ 갈증 해소를 위해 보리차를 준다.
④ 수술 준비를 위해 청결히 관장한다.
⑤ 걷는 운동을 권장한다.

28 충수돌기염환자의 수술 전 간호
- 복부에 더운물 주머니는 금기이다.
- 금식시키며, 물 섭취도 금지된다.
- 관장은 장의 천공 위험이 있다.
- 안정을 취해야 한다.

29
다음 중 비타민 D의 특징으로 옳은 것은?
① 피부에 존재하는 칼슘이 자외선을 받아 생성한다.
② 일광욕으로 쉽게 결핍을 예방할 수 있다.
③ 노인들의 장 능력을 감소시킨다.
④ 피부합성 능력을 감소시킨다.
⑤ 칼슘과 인이 뼈에 재흡수되는 것을 막는다.

29 비타민 D의 특징
- 피부에 존재하는 콜레스테롤이 자외선을 받아 생성된다.
- 일광욕으로 쉽게 결핍을 예방할 수 있다.
- 노인들의 장 능력과 피부합성 능력을 증가시킨다.
- 칼슘과 인이 뼈에 재흡수되는 것을 돕는다.

30
루골액을 우유나 과일주스에 섞어서 투여하는 이유는?
① 쓴맛을 감추기 위해
② 약의 빠른 흡수를 위해
③ 치아의 착색을 방지하기 위해
④ 수분 섭취량을 증가시키기 위해
⑤ 위 점막의 자극을 예방하기 위해

30 루골 용액은 요오드 1g과 옥화칼륨 2g을 탈이온수 300mL에 용해한 것으로 우유나 과일주스에 희석하여 빨대로 먹는다. 희석하는 이유는 쓴맛을 감추기 위해서이다.

정답
24 ④ 25 ⑤ 26 ③ 27 ② 28 ② 29 ② 30 ①

31

31 정맥주사는 대상자의 혈관 속으로 약물이 직접 투여되기 때문에 효과가 신속하게 나타난다. 그러나 비용이 많이 들고 국소적·전신적 감염 가능성 위험의 단점이 있다.

투약효과를 가장 신속하게 얻을 수 있는 방법은?

① 구강투여 ② 피하주사
③ 근육주사 ④ 정맥주사
⑤ 피내주사

32

32 이마 체온계는 체온이 가장 낮게 측정되는 측정법으로, 탐침 부분을 이마 중앙에 밀착하고 관자놀이까지 문지르듯 5초간 잰다. 이때 이마에 땀이 날 경우 정확도가 떨어진다.

다음 중 체온이 가장 낮게 측정되는 측정법은?

① 이마 체온계 ② 전자 체온계
③ 수은 체온계 ④ 항문 체온계
⑤ 고막 체온계

33

33 트립신은 췌장에서 분비되어 단백질을 아미노산으로 전환시키는 소화효소이다.

췌장에서 분비되는 것으로 단백질을 아미노산으로 전환하는 소화효소는?

① 트립신 ② 리파아제
③ 아밀라아제 ④ 비타민
⑤ 미네랄

34

34 철은 헤모글로빈의 구성성분이며 철의 흡수를 증가시키는 것은 비타민 C이다.

다음 중 철의 흡수를 증가시키는 것은?

① 물 ② 단백질
③ 지방 ④ 탄수화물
⑤ 비타민 C

35
식도는 인두에서 위까지 연동운동을 하는 긴 근육성 관이다. 식도의 기능으로 옳은 것은?
① 음식물의 통로   ② 공기의 통로
③ 혈액의 통로   ④ 분절작용
⑤ 저작운동

35 식도는 길이가 약 25cm가량의 긴 근육성 관으로 인두에서 위까지 연동운동으로 음식물 및 수분을 운반하며 소화작용은 없다.

제2과목 보건간호학 개요

36
보건교육사업을 위한 보건요원의 역할로 옳지 않은 것은?
① 각종 사업에 보건교육을 실시할 의무와 책임이 있다.
② 지역사회를 직접 파악할 필요는 없다.
③ 주민들의 생활방식이나 습관 등을 파악한다.
④ 건강이나 질병에 대한 특수한 금기사항을 파악한다.
⑤ 각종 관련 사업에 보건교육을 접목시킨다.

36 보건요원은 지역사회를 직접 알아 그 지역사회의 실재적·잠재적 건강문제를 파악해야 한다.

37
일정한 목표도달에 적합한 전문가 3~5명이 자신의 의견을 발표한 후 사회자의 진행에 따라 청중과 공개토론하는 형식으로 발표자, 사회자, 청중 모두가 전문가로 구성된 보건교육방법은?
① 강의   ② 심포지엄
③ 그룹토의   ④ 세미나
⑤ 패널토의

37 심포지엄이란 일정한 목표에 적합한 몇 명의 전문가를 선정하여 10~15분 정도 발표하게 한 후 사회자의 진행에 따라 청중과 공개토론 하는 형식으로 발표자, 사회자, 청중 모두가 전문가로 구성된 보건교육방법이다.

정답
31 ④ 32 ① 33 ① 34 ⑤ 35 ① 36 ② 37 ②

38

38 지역사회 보건사업에서 가장 우선적으로 고려해야 할 것은 감염병이 발생한 지역으로, 감염병환자는 다른 질병보다 더 우선적으로 관리한다.

지역사회 보건사업에서 우선적으로 고려해야 할 대상으로 옳은 것은?
① 신생아와 미숙아 ② 건강한 개인
③ 임산부가 있는 가정 ④ 감염병환자
⑤ 만성 신부전환자

39

39 현장학습
- 실물이나 실제 상황의 직접 관찰이 용이하다.
- 교육 시 실제 활용자료로서 유리하다.
- 다양한 경험 습득 및 적용능력 함양이 가능하다.

실물이나 실제 상황의 직접 관찰이 용이하며 교육 시 실제 활용자료로서 유용한 교육방법은?
① 현장학습 ② 매체
③ 모형 ④ 강의
⑤ 전단지

40

40 실물
- 구체적·직접적인 입체적 관찰이 가능하다.
- 모든 학습자에게 직접 사용을 시범할 수 있으며 광범위하게 사용된다.
- 자연물에 의한 산 교재를 주어 실생활과 결부시켜 준다.
- 거리와 시간적 소비를 필요로 하며 실물의 크기에 한정이 있다.

구체적이며 직접적인 입체적 관찰이 가능한 교육매체는?
① 토론 ② 매체
③ 모형 ④ 실물
⑤ 전단지

41

41 기후요소 중 인간의 체온조절에 중요한 기온, 기습, 기류, 복사열을 온열요소라고 하며 이들에 의해 이루어진 종합적인 상태를 온열조건이라고 한다.

기후요소 중 인체의 체온조절에 중요한 온열요소는?
① 불쾌지수 ② 감각온도
③ 자외선 ④ 냉각력
⑤ 기습

42

선정된 4~7명의 발표자가 자신의 정해진 시간 내에서 의견을 발표하고 참여한 청중들은 전문가의 토론을 들으면서 지식을 얻기도 하고 태도변화를 유발할 수도 있는 토론방법은?

① 강의
② 심포지엄
③ 시범교육
④ 세미나
⑤ 패널토의

42 패널토의(배심토의)
- 집단의 구성원이 많아서 모두 토론에 참가하기 곤란한 경우 사전에 충분한 지식을 가진 소수의 전문가들이 다수의 청중 앞에서 그룹토의를 하는 방법이다.
- 선정된 4~7명의 발표자가 정해진 시간 내에서 자신의 의견을 발표하고 참여한 청중들은 전문가의 토론을 들으면서 지식을 얻기도 하고 태도변화를 유발할 수도 있다.

43

다음 중 지역사회 간호사업의 성격상 가장 중요하게 관리하며 접촉자 발견에 힘써야 하는 대상자는?

① 성병환자
② 개복수술환자
③ 만성비염환자
④ 소화성 궤양환자
⑤ 심근경색증환자

43 성병환자는 지역사회 간호사업의 성격상 가장 중요하게 관리하며 접촉자 발견에 집중해야 한다.

44

보건교육 시 학습자들의 이해와 참여 정도 및 수업능력, 태도변화, 학습방법 등을 확인함으로써 학습행동을 강화하고 수업방법을 개선할 수 있는 평가방법은?

① 절대평가
② 형성평가
③ 상대평가
④ 진단평가
⑤ 총합평가

44 형성평가란 보건교육 시 학습자들의 이해와 참여 정도, 수업능력, 태도변화, 학습방법 등을 확인함으로써 학습곤란 교정, 학습행동 강화, 교육자의 학습지도 방법과 교육과정 개선을 꾀한다.

정답
38 ④ 39 ① 40 ④ 41 ⑤ 42 ⑤ 43 ① 44 ②

45

코로나19가 전국적으로 유행하여 전 국민을 대상으로 메르스 예방에 대한 보건교육을 시행하려고 할 때, 가장 적합한 교육매체는?

① 강의
② 대중매체
③ 토론
④ 상담
⑤ 전단지

46

음용수의 수질기준 항목 중 분변오염의 지표는?

① 일반세균
② 대장균
③ 과망간산칼슘
④ 용존산소
⑤ 수소이온농도

47

영양염류의 과다로 호수에 녹조류가 대량으로 번식하여 물이 녹색으로 변하는 현상은?

① 부영양화
② 적조현상
③ 녹조현상
④ 라니냐 현상
⑤ 엘리뇨 현상

48

물의 염소소독 후 세균이 다시 증가하는 현상은?

① 적조현상
② 증식현상
③ 교환현상
④ 부영양화
⑤ 부활현상

49
직업병 예방을 위한 대책으로 옳지 않은 것은?
① 보건교육 실시 ② 질병의 치료
③ 직업환경의 개선 ④ 위생보호구 착용
⑤ 정기적인 건강진단

49 치료는 예방 이후의 문제이므로 직업병 예방에 포함되지 않는다.

50
우리나라의 의료비를 증가시키는 원인으로 가장 중요한 것은?
① 급성질환의 증가
② 전국민의료보험의 실시
③ 의료서비스의 평준화
④ 병원 규모의 소형화
⑤ 노인인구의 감소

50 국민의료비 증가의 원인
- 의료기술의 발전
- 보건의료서비스 종사자의 임금 상승
- 재료비의 상승
- 보건의료서비스의 고급화
- 전국민건강보험의 실시
- 만성질환의 급증과 노인인구의 증가
- 국민 소득수준의 향상

제3과목 공중보건학 개론

51
지역사회 보건사업 수행 시 고려해야 할 지역사회자료는?

가. 건강 관련 인력의 종류와 수
나. 생정통계 등의 정부기관 기록
다. 주민의 건강과 관련된 정부기관
라. 경로당, 탁아소 등의 사회자원

① 가, 나, 다 ② 가, 다
③ 나, 라 ④ 라
⑤ 가, 나, 다, 라

51 지역사회 보건사업 수행 시 고려해야 할 지역사회자료
- 교육·경제상태
- 건강 관련 인력의 종류와 수
- 생정통계 등의 정부기관 기록
- 주민의 건강과 관련된 정부기관
- 경로당, 탁아소 등의 사회자원 및 보건의료 시설

정답
45 ② 46 ② 47 ③ 48 ⑤ 49 ② 50 ② 51 ⑤

52 지역사회 보건사업 대상의 기본 단위는 가족이다.

53 지역사회 간호업무 중 가장 포괄적이고 중요한 것은 보건교육이다. 보건교육은 건강의 유지·증진을 위해 건강생활에 대한 이해, 태도, 기능, 습관을 학습시키는 교육이다.

54 건강생활의 실천을 위한 스스로의 책임을 강조하는 개념이 건강증진사업의 철학이다.

55 대변자(옹호자)는 개인, 가족, 지역사회를 대신하여 그들의 입장에서 의견을 제시함으로써 조직이나 보건의료기관으로부터 건강 소비자로서의 권리를 찾을 수 있도록 지지해 주는 것이다.

52
지역사회 보건사업 대상의 기본 단위는?
① 아동 ② 가족
③ 환자 ④ 사회
⑤ 국가

53
지역사회 간호업무 중 가장 포괄적이고 중요한 것은?
① 보건교육 ② 치료와 간호
③ 환자 격리 ④ 직업보건
⑤ 예방접종 실시

54
지역사회 건강증진사업의 주된 철학은?
① 신체적 건강증진 강조
② 질병의 악화방지와 건강한 사회생활 영위 강조
③ 건강생활의 실천을 위한 스스로의 책임 강조
④ 질병치료를 위한 의료진의 책임 강조
⑤ 질병치료와 관련한 보건소의 책임 강조

55
지역사회 간호사업 과정에서 대상자를 대신하여 그들의 입장에서 의견을 제시하는 지역사회간호사의 역할은?
① 교육자 ② 상담자
③ 간호제공자 ④ 관리자
⑤ 옹호자

56
의료법상 간호기록부의 기록 내용에서 제외되는 사항은?
① 체온·맥박·호흡·혈압에 관한 사항
② 투약에 관한 사항
③ 처치와 간호에 관한 사항
④ 주된 증상과 진단 결과에 관한 사항
⑤ 섭취 및 배설물에 관한 사항

57
요양병원에 입원 가능한 환자가 아닌 것은?
① 정신질환자
② 상해 후 회복기환자
③ 만성질환자
④ 노인성질환자
⑤ 외과적 수술 후 회복기환자

58
지역사회에서 가족간호가 중요한 이유로 옳지 않은 것은?
① 가족을 간호하는 것이 개인을 간호하는 것보다 한정된 자원으로 보건사업을 함에 있어 효과적이다.
② 가족 단위로 접근하는 것이 개인의 건강행위에 더 효율적으로 영향력을 행사할 수 있다.
③ 가족은 환경으로서 개인의 건강에 영향을 끼친다.
④ 모든 가족 건강문제는 가족 내의 자원으로 해결된다.
⑤ 가족은 가장 자연적이고 기본적인 사회단위로 상호관련적이며 하나의 단위로 기능한다.

---

56 간호기록부의 기재사항(의료법 시행규칙 제14조제1항제3호)
- 간호를 받는 사람의 성명
- 체온·맥박·호흡·혈압에 관한 사항
- 투약에 관한 사항
- 섭취 및 배설물에 관한 사항
- 처치와 간호에 관한 사항
- 간호 일시

57 요양병원의 입원 대상자(의료법 시행규칙 제36조)
- 노인성질환자
- 만성질환자
- 외과적 수술 후 또는 상해 후 회복기간에 있는 자

58 가족간호의 중요성
- 가족 단위로 접근하는 것이 개인의 건강행위에 더 효율적으로 영향력을 행사할 수 있다.
- 가족은 환경으로서 개인의 건강에 영향을 준다.
- 가족을 간호하는 것이 개인을 간호하는 것보다 한정된 자원으로 보건사업을 함에 있어 효과적이다.
- 가족은 가장 자연적이고 기본적인 사회단위로 상호관련적이며 하나의 단위로 기능한다.
- 가족의 생활양식은 가족 구성원의 건강과 관련된 습관, 가치, 태도에 영향을 주어 집단적 질병 발생의 원인이 된다.

정답
52 ② 53 ① 54 ③ 55 ⑤ 56 ④ 57 ① 58 ④

59

혈액원이 채혈 전 헌혈자에게 실시하는 건강진단이 아닌 것은?

① 문진, 시진 및 촉진
② 체온 및 맥박 측정
③ 산소포화도 측정
④ 혈압 측정
⑤ 적혈구용적률검사에 의한 빈혈검사

59 채혈 전 실시해야 하는 건강진단(혈액관리법 시행규칙 제6조제2항)
- 과거의 헌혈경력 및 혈액검사결과와 채혈금지대상자 여부의 조회
- 문진, 시진, 촉진, 체온 및 맥박 측정, 체중 측정, 혈압 측정
- 빈혈검사(황산구리법에 따른 혈액비중검사, 혈색소검사, 적혈구용적률검사), 혈소판계수검사(혈소판성분채혈의 경우에만 해당)

60

윈슬로우가 제시한 공중보건학의 목적은?

① 조직적인 지역사회의 노력, 질병치료
② 질병치료, 사회적 건강증진
③ 질병예방, 수명연장, 신체적·정신적 효율 증진
④ 집단치료, 집단교육, 개인치료
⑤ 수명유지, 재활치료, 입원치료

60 윈슬로우(Winslow)는 공중보건학이란 "조직적인 지역사회의 노력을 통하여 질병을 예방하고 수명을 연장시키며 신체적·정신적 효율을 증진시키는 기술이며 과학이다."라고 정의하였다.

61

바이러스에 대한 설명으로 옳은 것은?

① 항생제에 의한 치료효과가 크다.
② 병원체 중 크기가 가장 크다.
③ 전자현미경으로 관찰할 수 있다.
④ 박테리아의 일종이다.
⑤ 주로 발진티푸스, 결핵을 일으킨다.

61 바이러스
- 항생제에 의한 치료효과가 작다.
- 병원체 중 크기가 가장 작아 전자현미경으로 관찰 가능하다.
- 박테리아, 세균 등과는 다르다.
- 항생제 감수성이 없어 항생제로는 치료가 불가능하다.

62
결핵반응검사 결과 음성자에 대한 조치는?
① BCG 접종
② 객담검사
③ 흉부 X-선 검사
④ 혈청검사
⑤ 초음파검사

63
구강보건법에 의해 영유아에게 실시하는 구강검진에 포함되어야 하는 사항으로 옳지 않은 것은?
① 구강암 상태
② 구강질환 상태
③ 구강발육 상태
④ 치아발육 상태
⑤ 치아우식증 상태

64
피임과 성병 예방을 동시에 할 수 있는 방법은?
① 질세척법
② 콘돔
③ 다이아프램
④ 경구피임약
⑤ 살정자제

65
통조림, 소시지 등이 원인식품이며 신경계 급성 중독을 일으키고 혐기성 세균으로 가장 사망률이 높은 식중독은?
① 보툴리누스균 식중독
② 포도상구균 식중독
③ 장염비브리오 식중독
④ 살모넬라균 식중독
⑤ 연쇄상구균 식중독

62 결핵반응검사 결과 음성자에 대한 조치는 BCG 접종이다.

63 영유아 구강검진 내용(구강보건법 시행규칙 제15조)
- 치아우식증(충치) 상태
- 치아 및 구강발육 상태
- 그 밖의 구강질환 상태

64 콘돔
- 남성 피임법으로 성교 직전에 얇은 고무주머니를 음경에 씌워 정자가 자궁으로 들어가지 못하게 함
- 정확히 사용하면 피임효과가 확실하며 성병 예방에 가장 효과적

65 보툴리누스균 식중독은 치명률이 높고 신경계 급성 중독증상을 일으킨다. 통조림, 소시지 등이 원인식품이다.

정답
59 ③ 60 ③ 61 ③ 62 ① 63 ① 64 ② 65 ①

66 결핵환자와 수유부 및 회복기환자는 소모성 질환자이기 때문에 고단백 식이를 제공해야 한다.

67 일차보건의료가 성공하기 위해 갖추어야 할 가장 중요한 요건은 지역주민의 적극적인 참여이다.

68 수인성 감염병의 특징
- 환자 발생률이 폭발적이다.
- 오염된 물로 인한 질병으로 장티푸스, 세균성이질, 파라티푸스, 콜레라 등이 있다.
- 예방을 위해 음용수 관리를 우선적으로 실시해야 한다.

69 이타이란 일본어로 '아프다'라는 의미로 카드뮴의 만성중독으로 인해 신세뇨관에 병변이 일어난 질환이다. 이로 인해 재흡수 기능이 저하되고 칼슘의 기능상실과 체내 칼슘의 불균형을 일으켜 골연화증을 일으킨다.

66
결핵환자, 수유부 및 회복기환자에게 제공해야 할 식이는?
① 염분제한 식이
② 저비타민 식이
③ 고단백 식이
④ 저열량 식이
⑤ 저단백 식이

67
일차보건의료가 성공하기 위해 갖추어야 할 가장 중요한 요건은?
① 정부의 지원
② 첨단시설 및 기구
③ 보건의료인의 자질
④ 지방재정의 확충
⑤ 주민의 적극적인 참여

68
우리나라 농촌 지역에서 수인성 감염병 예방을 위해 가장 먼저 시작해야 하는 보건사업은?
① 결핵 관리
② 감염병 관리
③ 환자 격리
④ 음용수 관리
⑤ 병원시설 준비

69
이타이이타이병의 원인이 되는 물질은?
① 수은
② 납
③ PCB
④ 카드뮴
⑤ 페놀

70
일차보건의료에 대한 개념으로 옳지 않은 것은?
① 특수건강문제를 우선으로 관리한다.
② 지역사회의 지불능력에 맞는 보건의료수가로 제공되어야 한다.
③ 지역사회주민이 처음으로 접촉하는 보건의료사업이다.
④ 지역사회주민이 쉽게 이용할 수 있어야 한다.
⑤ 지역사회주민의 적극적인 참여하에 이루어진다.

70 일차보건의료의 기본 개념
- 지역사회에서 가장 흔한 질병관리부터 우선하며 질병예방이 중요하다.
- 지역사회의 지불능력에 맞는 보건의료수가로 제공되어야 한다.
- 지역사회주민이 처음으로 접촉하는 보건의료사업이다.
- 지역사회주민이 쉽고 평등하게 이용할 수 있다.
- 지역주민의 기본적인 건강요구에 기본을 두어야 한다.
- 의사, 간호사만이 아닌 보건의료팀을 통한 접근이 이루어져야 한다.

제4과목 실기

71
고혈압환자의 건강관리 방법으로 옳지 않은 것은?
① 체중조절
② 냉온목욕
③ 혈압약 투여
④ 알코올 제한
⑤ 스트레스 관리

71 냉온목욕은 고혈압 환자에게 상당히 위험한 관리법이다.

72
수술 전 환자에게 관장을 시행할 때 옳지 않은 것은?
① 체위는 앙와위가 이상적이다.
② 심호흡이나 구강호흡을 하도록 한다.
③ 손상 없이 주입할 수 있도록 수용성 윤활제를 사용한다.
④ 성인 환자인 경우 관장액의 온도는 40.5℃ 정도로 준비한다.
⑤ 환자가 복통을 호소할 때에는 관장용액의 흐름을 잠시 늦춘다.

72 관장 시의 체위는 좌측위(심스체위)가 가장 이상적이다.

정답
66 ③ 67 ⑤ 68 ④ 69 ④ 70 ① 71 ② 72 ①

73 편마비환자의 보조기구를 사용한 보행 순서는 '보조기구 → 환측 다리 → 건강한 다리'이다.

74 환기를 시킬 때는 커튼이나 스크린 등을 사용하며 직접적으로 환자에게 바람이 닿지 않도록 주의한다.

75 아프가 점수의 평가 항목 : 피부 색깔, 심박동수, 반사반응, 호흡상태, 근 긴장도

73
왼쪽 다리에 마비가 있는 환자가 지팡이를 이용해 보행하고자 할 때 보행순서로 옳은 것은?
① 지팡이 → 왼쪽 다리 → 오른쪽 다리
② 오른쪽 다리 → 지팡이 → 왼쪽 다리
③ 왼쪽 다리 → 지팡이 → 오른쪽 다리
④ 지팡이 → 오른쪽 다리 → 왼쪽 다리
⑤ 왼쪽 다리 → 오른쪽 다리 → 지팡이

74
입원환자의 신체적 안정을 도모하고 정서적인 불안을 최소화하기 위한 병원환경관리로 옳지 않은 것은?
① 바닥 청소 시 먼지가 발생할 수 있으므로 비질은 하지 않는다.
② 환자의 낙상을 예방하기 위해 바닥에 떨어진 용액은 즉시 닦는다.
③ 병실의 온도는 20~22℃, 습도는 40~60% 정도를 유지한다.
④ 카트 등에서 소리가 나지 않도록 이동차의 바퀴를 소리가 덜 나는 고무바퀴로 교체한다.
⑤ 환기는 편안한 환경을 위한 가장 중요한 요소로 환기시킬 때는 직접 환자가 바람을 맞을 수 있도록 해야 한다.

75
아프가 점수의 평가 항목으로 옳은 것은?
① 결막 색깔, 심박동수, 반사반응, 호흡상태, 근 긴장도
② 피부 색깔, 체온, 반사반응, 호흡상태, 근 긴장도
③ 결막 색깔, 심박동수, 반사반응, 호흡상태, 기형 유무
④ 피부 색깔, 근 긴장도, 움직임, 호흡상태, 기형 유무
⑤ 피부 색깔, 심박동수, 반사반응, 호흡상태, 근 긴장도

76
출생 후 가장 먼저 시행해야 하는 예방접종은?
① 홍역
② 뇌염
③ 파상풍
④ B형 간염
⑤ 대상포진

76 출생 후 가장 먼저 투여하는 예방접종은 B형 간염이다.

77
당뇨병환자 간호에 있어서 가장 주의할 점은?
① 출혈 여부
② 발 간호
③ 소화기 질병예방
④ 호흡기 질병예방
⑤ 비뇨기 질병예방

77 당뇨환자의 발에 가려움증이나 염증이 생길 경우 피부의 손상이 발생하고 2차 감염이 발생할 수 있다. 2차 감염 발생 시 치료가 어려워지고 괴사가 진행되어 절단수술을 해야 하는 경우도 많다.

78
수술실에서 소독가운을 입은 사람끼리 통과할 때 옳은 방법은?
① 완전히 소독되어 있으므로 닿아도 상관이 없다.
② 마주보면서 거리를 두고 지나간다.
③ 등을 마주 향하게 하고 지나간다.
④ 서로 옆으로 통과한다.
⑤ 오른쪽으로만 돌아서 통과한다.

78 수술실에서 소독가운을 입은 사람끼리 통과할 때는 엄격한 무균술을 지키기 위해 등을 마주 향하게 하고 지나간다.

79
기관 내 삽관을 하고 있는 환자의 기도흡인 간호로 옳지 않은 것은?
① 실시 전에 환자에게 흡인의 목적과 절차를 설명한다.
② 카테터는 수돗물이나 증류수에 담가 윤활시킨다.
③ 카테터 삽입 중에는 흡인기를 작동시키지 않는다.
④ 한 번에 10초 이상 흡인하지 않는다.
⑤ 부드럽게 카테터를 회전시키면서 빼내 조직 손상을 최소화한다.

79 기관 내 삽관의 카테터는 생리식염수에 담가 윤활시키는 것이 가장 적절하다.

정답
73 ① 74 ⑤ 75 ⑤ 76 ④ 77 ② 78 ③ 79 ②

80 감염병환자가 갖고 있던 물품은 고압증기 멸균소독법으로 소독한 후 봉투에 넣어 보관하게 한다.

81 성장과 발달의 특징
- 머리에서 발끝으로 발달한다.
- 몸의 중심부에서 말초로 발달한다.
- 일반적인 면에서 특수한 면으로 발달한다.
- 대천문은 양측 두정골 사이에 있으며 12~18개월에 폐쇄된다.
- 신체의 각 부분은 각기 다른 속도로 성장한다.

82 대출혈이 있을 경우 상처를 직접압박하는 것이 적절하다.

80
감염병환자 입원 시 환자의 물품은 어떠한 방법으로 취급하고 보관해야 하는가?
① 환자가 직접 병실에 보관하게 한다.
② 택배를 통해 집으로 보내게 한다.
③ 파일박스 등에 그대로 보관한다.
④ 비눗물에 하루 정도 담갔다가 보관한다.
⑤ 고압증기 멸균한 후 봉투에 넣어 보관한다.

81
성장과 발달의 특징에 관한 설명으로 옳지 않은 것은?
① 머리에서 발끝으로 발달한다.
② 몸의 중심부에서 말초로 발달한다.
③ 특수한 면에서 일반적인 면으로 발달한다.
④ 대천문은 양측 두정골 사이에 있으며 12~18개월에 폐쇄된다.
⑤ 신체의 각 부분은 각기 다른 속도로 성장한다.

82
둔탁한 물질에 피부가 찢겨 대량의 출혈을 보이는 환자를 발견했을 경우 가장 먼저 해야 할 간호중재는?
① 상처 부위를 직접압박한다.
② 지압봉을 사용하여 지혈한다.
③ 환부를 심장보다 높게 상승시킨다.
④ 지혈대는 1시간 이상 사용하지 않는다.
⑤ 의사의 지시가 있을 때까지 지혈대를 사용한다.

83
괄호 안에 들어갈 내용으로 옳은 것은?

> 신생아 생리적 체중감소는 (　　)부터 시작되며 체중의 (　　)가 감소된다.

① 1~2일, 5~10%
② 3~4일, 5~10%
③ 3~4일, 15%
④ 10일 이상, 20%
⑤ 15~16일, 5~10%

83 신생아 생리적 체중감소는 3~4일부터 시작되며 체중의 5~10%가 감소된다.

84
경련이 있는 환자의 병실환경으로 옳은 것은?
① 간호사실에서 떨어진 조용한 병실
② 소음이 없으며 사생활이 보호되는 병실
③ 채광이 좋고 조명이 밝은 병실
④ 면회가 제한되어 있는 중환자실
⑤ 전신억제대가 부착된 침상이 있는 병실

84 경련환자의 병실은 소음이 없으며 사생활이 보호되고 간호사실과 가까운 곳이 좋다.

85
발작을 일으킨 아동간호로 옳지 않은 것은?
① 발작 중에 외상을 입지 않도록 주의한다.
② 아동이 의자에 앉아 있는 경우 즉시 바닥에 눕힌다.
③ 가능하면 문을 닫거나 스크린을 쳐서 다른 사람이 볼 수 없게 한다.
④ 치아 사이에 억지로라도 딱딱한 물체를 물려준다.
⑤ 발작하는 아동을 옮기거나, 강제로 억제시키지 않는다.

85 치아 사이에 억지로 딱딱한 물체를 물려주면 발작 중에 외상을 입을 수 있다.

정답
80 ⑤　81 ③　82 ①　83 ②　84 ②　85 ④

86 기도 유지 : 기도가 개방되도록 하여 질식을 예방하고 기도 내의 이물질을 제거하여 호흡을 자유롭게 한다.

87 고위험 신생아인 경우 신체 표면이 체중에 비해 매우 크고, 체온조절중추가 미숙하여 말단부로의 열전달이 부진하다. 그러므로 체온유지가 가장 중요하다.

88 부정교합 단계
- 1급 : 윗니와 아랫니의 기준 교두선이 일직선상에 놓여 있음
- 2급 : 1급에 비해 윗니의 기준 교두가 앞으로 나와 있음(뻐드렁니, 옥니, 앞니가 돌출된 상태)
- 3급 : 2급에 비해 아랫니의 기준 교두가 앞으로 나와 있음(주걱턱처럼 아랫니가 앞으로 나온 상태)

89 파상풍은 주로 제대를 통해 감염되며 잘 소독되지 않은 클램프나 칼로 제대를 절단하여 생기는 경우가 대부분이다.

86
응급처치의 구명 단계에서 가장 먼저 시행해야 할 처치는?
① 기도 유지　　② 수혈
③ 맥박 측정　　④ 수액 공급
⑤ 쇼크 예방

87
임신 35주에 태어난 미숙아에게 출생 즉시 우선적으로 취해 주어야 할 간호로 옳은 것은?
① 체온유지　　② 경련예방
③ 교환수혈　　④ 체중조절
⑤ 뇌압상승 억제

88
뻐드렁니, 상악 치아가 심하게 돌출된 사람의 부정교합 등급으로 옳은 것은?
① 1급 부정교합　　② 2급 부정교합
③ 3급 부정교합　　④ 4급 부정교합
⑤ 5급 부정교합

89
신생아에게 파상풍이 감염되는 주요 통로는?
① 눈　　② 코
③ 제대　　④ 혈액
⑤ 입

90
DPT는 어떤 질병의 약어인가?
① 소아마비, 결핵, 파상풍
② 소아마비, 디프테리아, 파상풍
③ 소아마비, 백일해, 파상풍
④ 디프테리아, 백일해, 파상풍
⑤ 디프테리아, 결핵, 파상풍

90 DPT는 디프테리아, 백일해, 파상풍의 약자이다.

91
침 시술을 받는 환자가 가슴이 답답하다고 불편함을 호소할 경우 이에 대한 간호로 옳은 것은?
① 명치를 가볍게 눌러 준다.
② 시술 부위에 출혈이 있는지 확인한다.
③ 의사에게 즉시 보고한다.
④ 침을 뺀 후 알코올 솜으로 닦는다.
⑤ 환자의 체위를 일정하게 유지시킨다.

91 환자가 가슴이 답답하다고 불편함이나 어지러움증을 호소할 경우 즉시 의사에게 알린다.

92
임신 시 내분비계 변화로 옳은 것은?
① 인슐린 분비가 감소된다.
② 부갑상선호르몬이 증가한다.
③ 뇌하수체 후엽에서 옥시토신 분비가 감소한다.
④ 뇌하수체 전엽에서 난포자극호르몬의 분비가 증가한다.
⑤ 갑상선호르몬의 감소로 기초대사율이 증가한다.

92 임신 시 내분비계의 변화
- 부갑상선호르몬이 증가한다.
- 췌장에서 인슐린 분비가 증가한다.
- 뇌하수체 후엽에서 옥시토신 분비가 증가한다.
- 뇌하수체 전엽에서 난포자극호르몬의 분비가 감소한다.
- 갑상선호르몬의 증가로 기초대사율이 증가한다.

정답
86 ① 87 ① 88 ② 89 ③ 90 ④ 91 ③ 92 ②

93 하악유중절치부터 시작되어 제2유구치와 제2소구치의 교환으로 끝난다.

93
젖니 중에서 영구치로 제일 먼저 교환되는 것은?
① 하악 견치
② 상악 견치
③ 상악 측절치
④ 하악유중절치
⑤ 하악 제1유구치

94 한증요법은 온보, 소염 등의 효과를 낸다.

94
땀을 나게 해서 병을 고치는 원리를 적용한 한증요법의 동양의학상 목적으로 옳은 것은?
① 체중조절
② 온보, 소염
③ 혈액순환 촉진
④ 노폐물 배설
⑤ 땀의 배설

95 적색 오로는 분만 후 4~10일 정도 분비된다.

95
산욕기 간호에 대한 설명으로 옳지 않은 것은?
① 적색 오로는 산욕기간 내내 분비된다.
② 산후통은 아기를 많이 낳은 부인일수록 심하다.
③ 오로의 냄새가 심하면 감염을 의심한다.
④ 산후에 조기이상을 실시하는 것이 회복에 도움이 된다.
⑤ 회음절개 후 치유를 위해 좌욕을 한다.

96 바빈스키 반사는 발바닥의 외면을 발꿈치에서 발가락 쪽으로 가볍게 간질거리면 발가락을 폈다가 다시 오므리게 되는 반사로 생후 6개월 이후 서서히 사라진다.

96
신생아의 반사반응 중 가장 늦게 소실되는 신경반사는?
① 모로반사
② 빨기 반사
③ 파악반사
④ 바빈스키 반사
⑤ 긴장성 반사

97
분만 3기 이후 산모에게 주의해서 관찰해야 할 사항은?
① 빈혈 ② 폐혈증
③ 자궁파열 ④ 단백뇨 유무
⑤ 산후출혈

98
복부 외상으로 인해 장기가 튀어나온 경우 환자의 자세로 옳은 것은?

①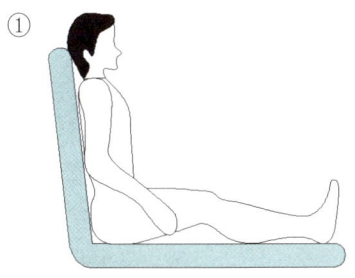

②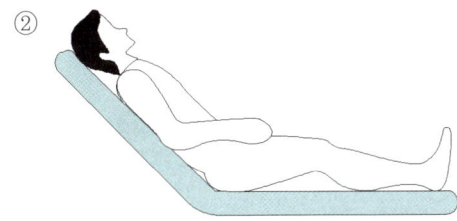

③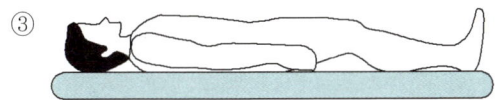

④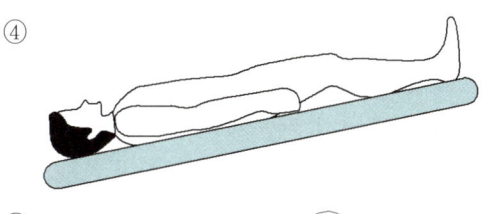

⑤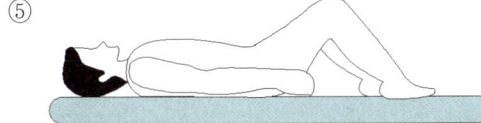

97 분만 3기는 태반의 만출기가 완료된 상태로 산후출혈 즉, 자궁출혈의 유무를 주의 깊게 관찰해야 한다.

98 추가적인 손상을 막고 복부근육의 긴장을 저하시키기 위하여 ⑤의 자세를 취한다.

정답
93 ④ 94 ② 95 ① 96 ④ 97 ⑤ 98 ⑤

99

심폐소생술 중 가슴압박의 정확한 위치는 어디인가?

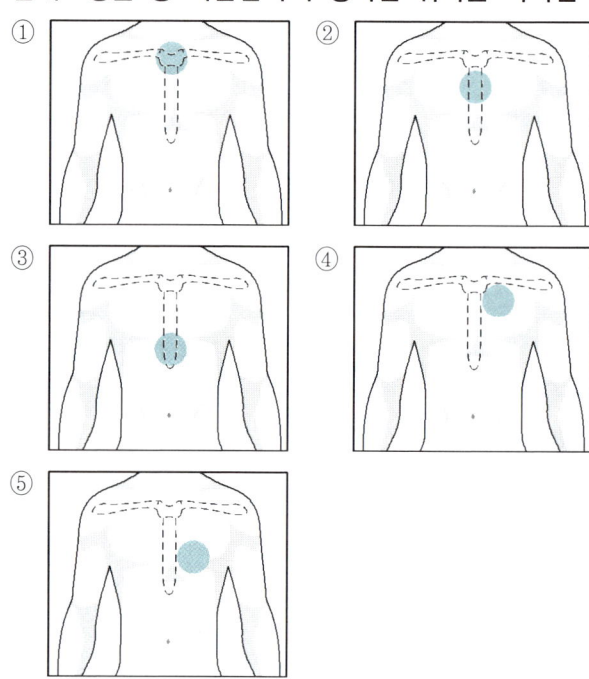

99 가슴압박은 흉골 1/2 아래 지점이다.

100

노인환자에게 모르핀을 되도록 주지 않는 이유는?
① 심혈관계의 합병증을 일으키기 때문에
② 내분비계의 합병증을 일으키기 때문에
③ 동통을 일으키기 때문에
④ 호흡중추를 억제하기 때문에
⑤ 횡경막운동을 저하시키기 때문에

100 노인환자에게 데메롤이나 모르핀을 투여할 경우 호흡중추를 억제하는 작용을 하기 때문에 되도록 투여를 금지한다.

101
요실금이 있는 노인을 위한 간호로 옳은 것은?
① 수분섭취를 제한한다.
② 바깥 활동을 줄이도록 한다.
③ 케겔운동을 권장한다.
④ 정체도뇨를 실시한다.
⑤ 6시간마다 규칙적인 배뇨를 권장한다.

102
간호기록의 방법으로 옳은 것은?
① 환자에게 변화가 생기면 즉시 기록한다.
② 치료나 처치는 정확성을 위해 미리 기록한다.
③ 미래시제를 사용한다.
④ 잘못된 경우 지우고 다시 작성한다.
⑤ 환자의 개인생활 모두 기입한다.

103
매일 체중을 측정하는 목적은?
① 부종상태를 파악하기 위해
② 영양결핍 상태를 파악하기 위해
③ 전해질 불균형 파악을 위해
④ 규칙적 생활을 위해
⑤ 걷기운동을 위해

---

101 케겔운동을 통해 골반저부근육을 강화시키는 것이 도움이 된다.
수분섭취를 제한하면 농축된 노폐물이 방광벽을 자극해 감염의 위험이 증가한다.

102 간호기록은 환자의 중요한 일과 인계사항 등을 기록한다.
치료나 처치 후 현재나 과거시점으로 기록하며, 잘못된 경우 적색 펜으로 선을 긋고 'error in charting'이라고 쓴 다음 재작성한다.

103 부종(edema)은 혈관 밖에 체액 또는 수분이 비정상적으로 축적되어 붓게 되는 현상이다. 부종의 경우 매일 체중을 측정하면 부종의 진행 정도를 객관적으로 확인 가능하다.

정답
99 ③ 100 ④ 101 ③ 102 ① 103 ①

104 억제대의 종류
- 팔꿈치 억제대는 영아나 어린아이에게 사용하는 것으로 수술상처나 피부병변을 건드리지 못하도록 팔꿈치를 움직이지 못하게 한다.
- 홑이불 억제대 (전신 억제대)는 영유아가 몸을 너무 움직여서 처치를 할 수 없을 때 사용하며 홑이불이나 목욕 담요를 사용한다.
- 손(발)목억제대는 주로 천으로 만들어 손 또는 발의 움직임을 제한하기 위해 사용한다.
- 주로 혼돈환자나 진정제를 투여한 경우 낙상방지를 위해 사용한다.
- 장갑처럼 생긴 것으로 손과 손가락만 제한하며 혼돈환자가 자신의 손으로 긁거나 손상을 입힐 가능성이 있을 때, 또는 드레싱 손상방지를 목적으로 사용한다.

105 관절에 체중부하가 커질수록 통증이 심해지므로 체중부하가 적은 수영을 권장한다.

104
영아나 어린이에게 주로 적용하는 억제대로 정맥주사 후, 구개 수술 후 또는 피부병변을 긁지 못하도록 할 때 이용하는 억제대의 종류로 옳은 것은?
① 팔꿈치 억제대 ② 홑이불 억제대
③ 손목 억제대   ④ 재킷 억제대
⑤ 장갑 억제대

105
퇴행성관절염을 앓고 있는 노인을 위한 간호활동으로 옳은 것은?
① 등산, 걷기 등의 운동을 권장한다.
② 침범된 관절의 사용을 제한한다.
③ 폐경기 여성은 처방에 따라 에스트로겐을 투여한다.
④ 하루에 2번 고강도 근육운동을 권장한다.
⑤ 수영과 같은 체중부하가 적은 운동을 권장한다.

정답
104 ① 105 ⑤

제10회 최종모의고사

문항수 : 105문항   시간 : 105분

제1과목 기초간호학 개요

01
입원 중인 환자가 자신의 검사 결과를 물을 경우 간호조무사의 행동으로 옳은 것은?
① 환자가 궁금해 하는 것을 간호사에게 보고한다.
② 나중에 확인해 보겠다고 대답한다.
③ 주치의에게 직접 물어보라고 한다.
④ 경력이 많은 간호조무사와 상의한다.
⑤ 검사 결과지를 확인하고 알려 준다.

02
환자와의 관계 시 간호조무사의 태도로 바람직하지 않은 것은?
① 약을 거부할 경우 그대로 두고 나온다.
② 환자가 먹을 것이나 물건을 줄 경우 호의에 감사해 하며 잘 이해시켜 거절한다.
③ 환자가 퇴원 시 감사의 표현으로 선물을 줄 경우 병원 규칙을 설명하며 정중히 거절한다.
④ 환자에게 유리한 일이라도 비도덕적인 일은 절대 처리해서는 안 된다.
⑤ 처방된 약을 거부할 경우 투약을 보류하고 거부하는 이유를 보고한다.

01 간호조무사는 환자에게 검사의 결과는 간호사에게 문의하도록 말해 주고, 그 상황을 간호사에게 알려 주어야 한다.

02 환자가 약을 거부하거나 투여할 수 없는 상황인 경우 간호사에게 그 사유를 보고해야 한다.

정답
01 ① 02 ①

03 간호조무사의 업무
- 입원실 및 진찰실의 환경을 정리한다.
- 환자의 특이한 증상이 관찰될 경우 간호사에게 보고한다.
- 각종 치료에 필요한 재료를 만든다.
- 환자 진찰 시 보조한다.
- 체온, 맥박, 호흡 측정을 돕는다.
- 드레싱 준비를 한다.
- 처치 혹은 수술에 필요한 기구를 소독하고, 사용 후 손질을 한다.

04 환기란 편안한 환경을 위해 실내의 공기와 실외의 공기를 바꾸는 것을 말한다. 더운 공기는 가벼워 위로 올라가고 찬 공기는 아래로 내려가는 원리를 이용한다.

05 중복감염이란 감염병을 앓고 있는 동안 또 다른 감염병에 걸린 경우를 말한다.

06 간경화증은 부종이 올 수 있기 때문에 매일 체중을 측정해야 한다. 또한 체중은 항상 같은 시간에 같은 체중계로 같은 옷을 입고 재야 한다.

03
임상에서 활동하는 간호조무사의 업무 중 옳지 않은 것은?
① 입원실 및 진찰실의 환경을 정리한다.
② 환자의 특이한 증상이 관찰될 경우 간호사에게 보고한다.
③ 환자에게 각종 주사를 놓는다.
④ 환자 진찰 시 보조한다.
⑤ 체온, 맥박, 호흡 측정을 돕는다.

04
편안한 환경을 위해 가장 중요한 요소로서 실내의 공기와 실외의 공기를 바꾸는 것은?
① 광선　　　　　② 온도
③ 습도　　　　　④ 소음방지
⑤ 환기

05
감염병을 앓고 있는 동안 다른 연관된 감염병에 걸렸을 경우 이를 무엇이라고 하는가?
① 교차감염　　　② 산발성 감염
③ 중복감염　　　④ 유행성 감염
⑤ 재발감염

06
간경화증환자가 매일 체중을 측정하는 이유는?
① 조직 단백의 파괴 정도를 파악하기 위해
② 전해질 불균형 상태를 파악하기 위해
③ 부종 상태를 파악하기 위해
④ 간과 비장의 비대 정도를 파악하기 위해
⑤ 영양 불균형 상태를 파악하기 위해

07

소변 배양을 위한 검체 수집방법으로 옳은 것은?
① 24시간 동안 모은 소변을 이용한다.
② 중간뇨를 채취한다.
③ 검체물은 30cc 이상이어야 한다.
④ 멸균적 인공도뇨를 이용하여 멸균 시험관에 채취한다.
⑤ 소변을 받을 때는 소변 주머니와 유치도뇨관의 연결 부위를 분리한다.

07 배양용 소변검사인 경우에는 멸균적 인공도뇨를 이용하여 멸균 시험관에 채취한다.

08

병원의 환경이나 의료기구를 통하여 유발되는 감염으로 입원 중에 발생한 모든 감염증을 의미하는 것은?
① 자연감염
② 병원감염
③ 중복감염
④ 패혈증
⑤ 호흡기 감염

08 병원감염은 병원의 환경이나 의료기구를 통하여 유발되는 입원 중에 발생한 모든 감염증을 말하며 잠복기간 중 입원하여 발생한 경우는 제외된다.
예를 들면, 도뇨관 삽입 후의 포도상구균 감염, 중환자실의 녹농균감염 등이 있다.

09

감염병환자의 배설물 소독법으로 가장 이상적인 방법은?
① 수몰
② 매몰
③ 소각
④ 증기소독
⑤ 고압증기 멸균

09 감염병환자의 객담이나 대소변 등의 분비물 소독법으로는 3% 석탄산수·크레졸 2시간 소독, 자비소독 30분, 소각소독법 등이 있다.

10

고압증기 멸균법의 특징과 거리가 먼 것은?
① 멸균 표시지를 방포 안쪽에 넣는다.
② 품명과 날짜를 방포 겉에 기입하고 멸균 표시지를 방포에 붙인다.
③ 멸균이 잘 된 방포 꾸러미의 멸균 표시지는 검은색이 나타난다.
④ 물건은 차곡차곡 채우지 않고 증기가 침투할 수 있게 쌓는다.
⑤ 날이 날카로운 가구는 날이 무뎌지는 것을 방지하기 위해 완전히 거즈에 싸서 넣는다.

10 멸균 표시지는 방포 겉에 기입한다.

정답
03 ③ 04 ⑤ 05 ③ 06 ③ 07 ④ 08 ②
09 ③ 10 ①

> **11** 천골이나 대전자 부위의 압력을 감소시키는 체위는 심스체위이다.

11

슬흉위의 목적으로 옳지 않은 것은?

① 관절 부위의 압력을 감소시킨다.
② 골반 내 장기를 이완시킨다.
③ 산후 자궁후굴을 예방한다.
④ 자궁 내 태아 위치를 교정한다.
⑤ 천골이나 대전자 부위의 압력을 감소시킨다.

> **12** 결핵환자는 격리실을 사용하게 하며, 의료진은 N95 마스크를 착용하여야 한다.

12

결핵균이 의심되는 환자를 간호하려고 할 때 효과적인 장비는?

① HEPA Mask ② 안면보호대
③ N95 Mask ④ 덧가운
⑤ 보안경

> **13** 동맥경화증환자의 발 간호 시에는 발을 미지근한 물로 씻은 후 윤활제를 발라 주어야 한다.
> 꼭 끼는 양말이나 신발, 거들은 혈류를 막을 수 있으므로 피해야 한다.

13

동맥경화증이 있는 환자의 생활습관 개선 방향으로 옳지 않은 것은?

① 자주 걷도록 격려한다.
② 체중을 조절하고 금연한다.
③ 발을 미지근한 물로 씻고 윤활제를 바른다.
④ 꼭 끼는 양말이나 신발을 신게 한다.
⑤ 처방 받은 혈관확장제, 항응고제, 콜레스테롤 저하제 등을 투여한다.

14
협심증의 치료 및 간호중재로 옳지 않은 것은?
① 체중을 조절하고 금연한다.
② 육체적 피로를 예방한다.
③ 더운 곳보다는 추운 곳에서 생활하도록 한다.
④ 흉통이 있을 경우 혀 밑으로 니트로글리세린을 완벽하게 투여한다.
⑤ 외과적 수술로는 경피적 관상동맥 형성술이나 관상동맥 측관술이 적용된다.

14 협심증환자가 추위에 노출되었을 경우에는 혈관이 수축되어 증상이 더욱 악화될 수 있다.

15
다음 중 두개강 내압 상승의 3대 증상으로 옳은 것은?
① 현기증, 기억장애, 인격의 변화
② 쿠싱반사, 유두부종, 두통
③ 두통, 현훈, 유두부종
④ 쿠싱반사, 호흡장애, 두통
⑤ 두통, 유두부종, 구토

15 두개강 내압 상승 시 두통, 구토, 유두부종의 3대 증상과 현기증, 사지감각 및 운동장애 등이 나타난다.
또한 쿠싱반사, 유두부종, 의식장애, 호흡장애 등의 증상도 동반되는 경우가 있다.

16
간경련환자가 호흡곤란을 호소하거나 폐울혈 소견을 보인다면 먼저 취해야 할 체위는?
① 슬흉위   ② 심스위
③ 쇄석위   ④ 반좌위
⑤ 배횡와위

16 반좌위(파울러씨 체위)
- 반좌위로 상체가 수평에서 45도의 경사로 양 무릎을 약간 올려 골반부가 폐 확장을 최대로 하게 하는 체위이다.
- 호흡곤란환자, 흉부수술, 심장수술 후에 환자를 편안하게 하고 자궁의 오로와 질 분비물 배설을 촉진시킨다.

17
관상동맥이 폐색되어 심근의 괴사를 일으키는 것으로 니트로글리세린으로도 흉부 통증이 없어지지 않는 질환은?
① 협심증   ② 심근경색증
③ 판막질환   ④ 심부정맥
⑤ 류마티즘열

17 심근경색증은 관상동맥의 폐색으로 심장으로의 혈류가 차단되어 심근에 괴사를 일으키는 질환이다.
흉부통증이 협심증보다 심하며 니트로글리세린을 투여하거나 휴식하여도 통증이 없어지지 않기 때문에 신속히 병원으로 와서 모르핀을 투여해야 한다.

정답
11 ⑤ 12 ③ 13 ④ 14 ③ 15 ⑤ 16 ④ 17 ②

18 뇌출혈 위험이 있는 경우 동공의 크기를 자주 관찰해야 한다.

19 피부의 기능 : 신체 보호기능, 감각작용, 발한에 의한 체온조절, 배설 및 분비작용, 영양소 저장작용, 비타민 D의 생성작용 등

20 여성이 남성보다 요도의 길이가 짧기 때문에 급성 방광염의 재발이 쉽고 흔히 발생한다.

18
운동 중 쓰러져 뇌출혈 위험이 있는 환자의 적절한 간호중재는?
① 흉강천자 실시
② 머리를 30도 아래로 낮춤
③ 고혈압 수시 관찰
④ 동공의 크기 관찰
⑤ 머리를 자주 옆으로 움직이게 함

19
피부의 기능으로 옳은 것은?
① 보호작용, 감각작용, 배설작용, 체온조절 작용
② 유즙분비, 운동조절, 체온조절, 방호작용
③ 시각조절, 배설작용, 소화액 및 호르몬 분비작용
④ 호르몬 분비작용, 체온조절, 감각작용, 방호작용
⑤ 운동조절, 감각작용, 배설작용, 소화액 분비작용

20
급성 방광염이 여성에게 많이 발생하는 이유는?
① 임신 및 분만 때문에
② 전립선이 없기 때문에
③ 질과 직장 거리가 멀기 때문에
④ 요도의 길이가 짧기 때문에
⑤ 질 주위에 세균이 많기 때문에

21
백내장 수술 후의 간호중재로 옳은 것은?
① 트렌델렌버그 체위 유지
② 통목욕 실시
③ 발살바법 금지
④ 기침 및 심호흡 권장
⑤ 운동량의 증진

22
귀 수술 환자의 일반적인 간호중재로 옳지 않은 것은?
① 침상안정을 24~48시간 동안 취하게 한다.
② 이도를 솜으로 압박하여 분비물이 새지 않도록 한다.
③ 재채기나 코 풀기를 금지시킨다.
④ 귀에 물이 들어가지 않도록 한다.
⑤ 조기이상 후 보행 시 동반하는 가족이 있어야 한다.

23
석션이라고도 하며 유닛 체어에 부속되어 있는 기구에 대한 설명으로 옳은 것은?
① 치아를 갈 때 사용되는 기구이다.
② 환자의 입안을 세척하는 기구이다.
③ 치석을 제거하는 기구이다.
④ 배수장치가 설치되어 있는 기구이다.
⑤ 입안에 고인 액체나 찌꺼기를 제거하는 기구이다.

---

21 백내장 수술 후의 간호중재
- 양치와 세면은 침상에서 하도록 하며, 통목욕은 금하도록 한다.
- 발살바법은 입과 코를 막고 숨을 불어내어 유스타키오관을 열리게 함으로써 귀의 압력을 평형시키는 것으로 백내장 수술 시에는 안압을 올릴 수 있다.
- 기침과 심호흡, 트렌델렌버그 체위는 안압을 상승시킨다.

22 귀 수술 환자의 간호중재
- 침상안정을 24~48시간 동안 취하게 한다.
- 귀나 드레싱에 압박을 금지한다.
- 감염 증상을 관찰한다.
- 조기이상 후 보행 시 동반하는 가족이 있어야 한다.
- 귀에 물이 들어가지 않도록 한다.
- 머리를 갑자기 움직이지 않도록 한다.
- 현훈감을 증가시키는 행동은 피한다.
- 두통과 이명을 호소할 경우 간호사에게 보고한다.
- 재채기나 콧물, 코 풀기를 금지한다.
- 식사는 미음으로 제공한다.
- 감기에 걸리지 않도록 주의하고 변비를 예방한다.

23 석션은 진공흡입기로 구강 내에 고여 있는 물이나 침, 혈액 등의 액체를 흡인하여 제거하는 장비이다.

정답
18 ④ 19 ① 20 ④ 21 ③ 22 ② 23 ⑤

24 성장호르몬이 부족할 경우 난쟁이가 되고 과잉 분비되면 말단비대증이 발생한다. 성장호르몬은 혈당의 농도를 증가시키고 뼈의 형성과 성장을 촉진하여 인체의 성장을 촉진하는 작용을 한다.

25 법랑질은 치아의 맨 바깥층으로 먹을거리를 씹는 기능을 하며 치아조직 중 제일 단단하고 무색투명하다.
또한 불소가 가장 잘 침착되는 조직으로 치아우식증을 예방해야 하는 부위이다.

26 치은염 치료는 치주질환의 제2차 예방법이다.

27 침요법의 적응증
- 중풍, 안면 신경마비
- 편도선염, 기관지염
- 급·만성위염, 급·만성대장염, 만성 십이지장궤양
- 변비, 설사, 과민성 대장증후군
- 수면장애, 두통, 편두통, 삼차신경통, 류머티즘 관절염, 소아마비 후유증
- 오십견, 늑간신경통, 디스크질환
- 월경통이나 출산 시 진통 완화, 분만 촉진
- 백내장, 사시, 부비동염, 이명, 인후염, 난청, 치통

24
성장기의 난쟁이 발생은 무엇의 부족으로 형성되는가?
① 무기질 ② 단백질
③ 성장호르몬 ④ 칼슘
⑤ 비타민

25
불소가 가장 잘 침착되는 치아조직은?
① 치육 ② 상아질
③ 법랑질 ④ 치수
⑤ 시멘트질

26
치주질환의 제2차 예방법은?
① 보철 ② 치은염 치료
③ 치아 발치 ④ 치수 치료
⑤ 치면열구전색

27
침요법의 적응증 중 옳은 것은?
① 백내장 ② 화상환자
③ 내출혈 ④ 폐질환
⑤ 급성심장질환

28
마약이나 아편제제 등을 약장에 보관한 후 이중 잠금장치를 하는 이유는?
① 약의 도난을 방지하기 위해서
② 약의 오용을 방지하기 위해서
③ 약 위치의 혼돈을 방지하기 위해서
④ 약의 효능을 증가하기 위해서
⑤ 약의 내성을 방지하기 위해서

28 마약 등의 향정신성의약품 등은 약의 오용을 방지하기 위해서 이중 잠금장치를 하고 열쇠는 책임간호사 등이 관리해야 한다.

29
약의 효과 중 면역반응에 속하는 것은?
① 상승작용　　② 길항작용
③ 알레르기　　④ 내성
⑤ 부작용

29 약물의 알레르기 반응은 약물에 의한 항원-항체반응을 일으키는 면역반응으로 일종의 과민성 반응에 속한다.

30
연하곤란으로 삼킴이 부족한 노인이 섭취하기 좋은 음식의 형태는?
① 건조하고 끈적임이 없는 음식을 제공한다.
② 농도가 묽은 액체 음식을 제공한다.
③ 밀도가 일정하지 않는 음식을 제공한다.
④ 고형으로 된 음식을 제공한다.
⑤ 물 이외의 모든 음식의 섭취를 금한다.

30 연하곤란 노인환자에게 농도가 진한 음식보다는 묽은 액체의 음식을 제공하는 것이 바람직하다.

정답
24 ③　25 ③　26 ②　27 ①　28 ②　29 ③　30 ②

31 당뇨환자는 당류를 되도록 피하고 처방된 당뇨식이대로 섭취하되 식사시간을 미루거나 당기면 안 된다.
과일에는 당이 많이 있는 종류가 많으므로 의료인과 영양사 등과 함께 상의해야 한다.

32 입·퇴원 및 전동 시의 간호중재
- 퇴원 시 환자가 가지고 갈 약품 등 모든 필요한 물품이 준비되어 있는지 확인한다.
- 검사 및 앞으로의 치료계획을 자세히 설명하여 환자의 불안감을 해소시킨다.
- 환자가 퇴원을 원할 경우 주치의의 처방이 있어야 한다.
- 다른 병동으로 전동 시 의무기록지는 정리하여 해당 병동으로 보낸다.

33 약물은 주로 신장을 통해 배설되며 그밖에 호흡, 발한, 침, 눈물 등으로 배출되기도 한다.

31
당뇨환자의 식사관리로 옳은 것은?
① 과일을 많이 먹게 한다.
② 당을 매일 체크하고 그 결과에 따라 식사시간을 계획한다.
③ 저염분·고콜레스테롤 식이를 제공한다.
④ 단당류는 많이 먹을수록 좋다.
⑤ 섬유질이 많이 든 음식을 먹게 한다.

32
환자의 입·퇴원 및 전동 시의 간호중재로 옳은 것은?
① 환자가 집에 가져가야 할 약품은 환자가 확인하게 한다.
② 환자가 퇴원 시 불안감을 느낄 경우에는 앞으로의 검사에 대한 설명을 생략한다.
③ 다른 병동으로 전동 시 의무기록지는 정리하여 해당 병동으로 보낸다.
④ 환자가 갖고 가지 않은 개인소지품은 병원에서 처리하게 한다.
⑤ 환자가 퇴원을 원할 경우 의사의 동의 없이도 자의퇴원할 수 있다.

33
약물의 배설은 주로 어느 장기에서 이루어지는가?
① 담도　　　　② 간
③ 신장　　　　④ 소장
⑤ 대장

34
약물의 생물학적 전환과정은 어느 장기에서 이루어지는가?
① 담도
② 간
③ 신장
④ 소장
⑤ 대장

34 약물이 조직으로 이동하면 배설이 용이하도록 전환되는데 이를 생물학적 전환 혹은 해독작용이라고 한다.
생물학적 전환과정은 대부분 간에서 이루어지며 세포 내의 약물 대사성 효소들이 약물을 분해하여 대사산물을 생산한다.

35
혈액이 묻은 탈지면, 붕대, 일회용 주사기 등을 분류하는 폐기물로 옳은 것은?
① 손상성폐기물
② 조직물류폐기물
③ 일반의료폐기물
④ 생물·화학폐기물
⑤ 혈액오염폐기물

35 일반의료폐기물(폐기물관리법 시행령 별표2) : 혈액·체액·분비물·배설물이 함유되어 있는 탈지면, 붕대, 거즈, 일회용 기저귀, 생리대, 일회용 주사기, 수액세트

제2과목 보건간호학 개요

36
학생들을 상대로 보건교육을 실시하기 전에 제일 먼저 확인해야 하는 평가방법은?
① 진단평가
② 형성평가
③ 상대평가
④ 절대평가
⑤ 총괄평가

36 진단평가
• 교육활동이 시작되는 초기 상태에서 교육 대상자를 최적의 상황에 놓아두기 위해 실시하는 것이다.
• 대상자의 특성, 흥미, 성격, 적성 등을 확인하고 그에 맞는 전략을 마련한다.

정답
31 ⑤ 32 ③ 33 ③ 34 ② 35 ③ 36 ①

37 약의 효과는 투여하는 사람이 아닌 투여하는 시간에 따라 달라진다.

37

약물 복용에 따른 특성 중 옳지 않은 것은?

① 반드시 의사가 지시한 시간에 투여해야 한다.
② 약의 효과는 투여하는 시간에 따라 달라진다.
③ 위 내용물이 많을 때는 흡수는 낮으나 약의 위에 대한 자극은 적다.
④ 약의 효과는 투여하는 사람에 따라 달라진다.
⑤ 빠른 전체작용을 기대할 때는 공복 시에 복용한다.

38 집단토의(그룹토의)는 소수의 인원들로 구성되어 있으며 학습자들이 모두 참여하고 발표하여 문제를 해결하는 방식이다.
어떤 주제에 대해 목표를 설정하고 자유롭게 상호의견을 교환하는 것이 장점으로 능동적인 참여, 민주적 회의 능력 배양, 학습의욕 고취, 양보와 협력하는 사회성과 상호이해도 및 타인에 대한 수용력이 길러진다.

38

10~20명으로 구성된 집단 내의 참가자들이 어떤 주제에 대한 의문점 또는 문제점에 대해 목표를 설정하고 자유롭게 상호의견을 교환하고 결론을 내리는 왕래식 교육방법은?

① 심포지엄　　　　② 세미나
③ 배심토의　　　　④ 분단토의
⑤ 집단토의

39 보건교육의 원칙
- 최신의 기술과 이론으로 구성한다.
- 직접적인 것에서 간접적인 것으로 구성한다.
- 알고 있는 것에서 모르는 것으로 구성한다.
- 구체적인 것에서 추상적인 것으로 구성한다.
- 쉬운 것에서 어려운 것으로 구성한다.

39

보건교육 학습내용을 조직원이 대상자에게 효과적으로 교육하는 방법으로 옳은 것은?

① 오래된 기술과 이론으로 구성한다.
② 간접적인 것에서 직접적인 것으로 구성한다.
③ 모르는 것에서 알고 있는 것으로 구성한다.
④ 구체적인 것에서 추상적인 것으로 구성한다.
⑤ 어려운 것에서 쉬운 것으로 구성한다.

40

담배를 오랫동안 피운 성인에게 적당한 흡연 보건교육은?

① 금연의 습관성
② 금연에 대한 필요성 인식
③ 금연의 인식 습득과 정보의 제공
④ 금연 문제점에 대한 지식 습득
⑤ 모든 흡연자에 대한 약물 복용

40 담배를 오랫동안 피운 성인에게 가장 적절한 흡연 보건교육은 금연의 인식 습득과 올바른 정보의 제공이다.

41

우리나라 사회보험에 관한 설명 중 옳지 않은 것은?

① 소득 재분배 기능을 수행한다.
② 현금급여 형태로만 제공하고 있다.
③ 제3자 지불제도 방식으로 운영되고 있다.
④ 근로소득이 있는 사람은 강제적으로 가입된다.
⑤ 소득수준에 따라 보험료 지불은 다르지만 혜택은 동일하다.

41 보험급여의 형태
의료기관으로부터 직접적으로 제공받는 의료서비스인 현물급여와 가입자에 신청에 의해 공단에서 지급하는 현금급여 형태로 제공된다.

42

보건소에서 실시하는 노인보건사업에 대한 설명 중 옳은 것은?

① 저소득층만을 상대로 한다.
② 질병이 심한 환자를 대상으로 한다.
③ 노인의 장애등급을 판정한다.
④ 노인의 치매등급을 판정한다.
⑤ 노인의 건강증진을 위해 건강상담을 한다.

42 보건소에서 실시하는 노인보건사업
• 노인에 대한 건강진단·상담 및 보건교육
• 홀로 사는 노인에 대한 방문요양서비스
• 안전 확인 등의 보호조치
• 치매검진 및 치매관리사업
• 치매상담센터 설치 및 운영

정답
37 ④　38 ⑤　39 ④　40 ③　41 ②　42 ⑤

43 냉장법의 효과 : 세균의 번식 억제, 미생물 발육 억제, 식품 보존기간 연장, 식품의 부패속도 억제 등

43

음식물을 냉장 보관함으로써 얻을 수 있는 효과는?
① 미생물의 멸균
② 세균의 번식 촉진
③ 미생물의 발육 촉진
④ 식품의 부패속도 억제
⑤ 식품의 보존기간 단축

44 녹조현상 예방을 위해 생활하수를 충분히 정화하여 영양염류가 바다나 호수로 유입되지 않도록 해야 한다.
또한 유입된 영양염류를 제거하기 위해서는 물가에 뿌리를 내리고 사는 풀이나 나무를 강가나 호숫가에 심어 뿌리를 통해 물속의 영양염류를 흡수하게 해야 한다.

44

녹조현상 예방에 대한 설명으로 옳은 것은?
① 녹조류를 과다 번식하게 하여 물속 용존산소량을 높인다.
② 갯벌 육지의 영양염류가 유입되어 발생하므로 갯벌의 영양염류를 제거한다.
③ 식물성 플랑크톤을 다량 번식시켜 수질을 개선한다.
④ 물가에 뿌리 내린 풀은 녹조현상의 원인이 된다.
⑤ 생활하수를 정화시켜 하천으로 보내 녹조현상을 예방할 수 있다.

45 자연독에 의한 식중독
- 복어 : 테트로도톡신
- 청매 : 아미그달린
- 조개 : 미틸로톡신
- 굴 : 베네루핀
- 맥각 : 에르고톡신

45

자연독에 의한 식중독과 원인 독소로 옳은 것은?
① 조개 – 베네루핀
② 굴 – 미틸로톡신
③ 청매 – 아플라톡신
④ 맥각 – 에르고톡신
⑤ 복어 – 아미그달린

46
신도시 확장 시 주변 환경에 미치는 영향을 조사하는 것과 관련이 깊은 것은?
① 환경개선평가
② 환경정화평가
③ 환경영향평가
④ 환경보호평가
⑤ 환경연구평가

46 환경영향평가란 대상 사업의 시행으로 환경에 미치는 해로운 영향을 미리 예측하고 분석하여 환경영향을 줄일 수 있는 방안을 강구하는 절차이다.

47
다음 중 들쥐가 옮기는 질병은?
① 파상풍
② 말라리아
③ 장티푸스
④ 페스트
⑤ 뎅기열

47 들쥐는 유행성 출혈열 전파와 관계가 있으며 세균성 질환인 페스트, 와일즈병, 서교열, 살모넬라증, 발진열, 쯔쯔가무시병의 매개 역할을 한다.

48
해녀 혹은 잠수작업과 관련이 있는 직업병은?
① 일사병
② VDT증후군
③ 잠함병
④ 레이노씨병
⑤ 진폐증

48 잠수작업 시 많이 발생되는 직업병은 잠함병이다.
잠함병은 고압의 작업 후 급속히 감압이 이루어질 때 체내에 녹아있던 질소가스가 혈중으로 배출되어 공기색전증을 일으키면서 발생한다.

정답
43 ④ 44 ⑤ 45 ④ 46 ③ 47 ④ 48 ③

49 왕래식 교육방법의 대표적인 방법이 시범교육으로 교육자와 피교육자 또는 피교육자 간에 서로의 의견 및 지식을 교환하면서 협동하여 배우는 과정이다.

49
다음 중 왕래식 보건교육 방법에 해당하는 것은?
① 강연회
② 대중매체교육
③ 비디오 상영
④ 시범교육
⑤ 전시교육

50 소음에 의한 직업성 난청 증상 : 초기에는 4,000Hz에서 C5- dip 현상이 나타난다.

50
소음에 의한 직업성 난청과 관련된 설명으로 옳지 않은 것은?
① 반복적으로 소음에 노출되어 코르티기관이 파괴되는 것이다.
② 청각세포에도 위축변성이 올 수 있다.
③ 초기에는 2,000~3,000Hz에서 C5-dip 현상이 나타난다.
④ 이명, 청력 저하, 이통, 두통, 현기증, 초조감, 불면증 등이 나타난다.
⑤ 관련 작업으로는 조선작업, 중기계공업, 착암작업, 판금작업, 연마작업 등이 있다.

제3과목 공중보건학 개론

51
낮은 조도에서 오랜 시일 동안 작업을 한 이 씨에게 눈이 상하 또는 좌우로 떨리는 증상이 나타났을 경우 어떤 장해를 의심할 수 있는가?
① 잠함병
② 안구진탕증
③ 레이노씨병
④ 색약
⑤ VDT 증후군

51 안구진탕증은 눈이 본인 의사와는 관계 없이 저절로 상하 혹은 좌우로 떨리거나 빙글빙글 도는 현상이 나타나는 질환이다.

52
다음 중 MMR 백신으로 예방할 수 있는 질병은?
① 홍역, B형 간염, 소아마비
② 유행성 이하선염, 홍역, 백일해
③ 홍역, 유행성 이하선염, 풍진
④ 홍역, 풍진, 디프테리아
⑤ 파상풍, 백일해, 디프테리아

52 MMR 백신은 홍역, 유행성 이하선염, 풍진을 예방하기 위한 것으로 생후 12~15개월에 1차 접종한 후 4~6세 사이에 추가접종한다.

53
시·도지사, 시장·군수·구청장 또는 한국수자원공사장이 유지하려는 수돗물불소농도 기준은?
① 0.2ppm
② 0.4ppm
③ 0.5ppm
④ 0.8ppm
⑤ 1.2ppm

53 시·도지사, 시장·군수·구청장 또는 한국수자원공사사장이 유지하려는 수돗물불소농도는 0.8ppm으로 하되, 그 허용범위는 최대 1.0ppm, 최소 0.6ppm으로 한다(구강보건법 시행규칙 제4조제2항).

정답
49 ④ 50 ③ 51 ② 52 ③ 53 ④

54 C형 간염을 예방하기 위해서는 안전한 성관계를 하고 오염된 주사기의 사용 및 피부 피어싱, 침 시술 등을 피해야 한다.
또한 수혈을 요구하는 응급상황 시 혈액에 대해 C형 간염검사를 반드시 하도록 한다.

55 만성질환자의 특성
- 발생률보다 유병률이 높다.
- 질병의 발생 시점이 불명확하다.
- 호전과 악화를 반복하며 계속 나빠진다.
- 진행과정이 느리고 회복이 어렵다.
- 생활습관과 관련성이 높다.

56 감염병 발생 시 가장 먼저 환자를 격리시켜야 한다.

54
다음 중 C형 간염의 감염경로로 옳은 것은?
① 컵을 돌려 사용한다.
② 주사기를 재사용한다.
③ 상한 음식을 섭취한다.
④ 피부나 점막에 의해 전파된다.
⑤ 파리나 모기 등의 곤충에 의해 전파된다.

55
다음 중 만성질환의 특징으로 옳은 것은?
① 유병률보다 발생률이 높다.
② 질병의 발생 시점이 분명하다.
③ 호전과 악화를 반복하며 계속 나빠진다.
④ 진행과정은 느리지만 회복이 빠르다.
⑤ 생활습관과는 관련이 없다.

56
다음 중 감염병이 발생하였다면 가장 먼저 해야 할 일은?
① 예방접종을 한다.
② 환자를 격리시킨다.
③ 방역조치를 한다.
④ 병원체를 확인한다.
⑤ 그 지역의 교통로를 차단한다.

57

DTaP 1차 예방접종 후 10개월이 지나서 병원을 방문할 경우 주사방법으로 옳은 것은?

① 처음부터 다시 시작한다.
② 2차까지만 접종한다.
③ 1차를 인정하고 2차를 접종하며 3차를 계획한다.
④ 한달 후에 1차부터 접종한다.
⑤ 주사 부위를 바꿔 가면서 2, 3차를 접종한다.

57 1차를 인정하고 2차를 접종하며 3차를 계획해야 한다.

58

가정방문 시 우선순위 원칙으로 옳은 것은?

① 개인보다 집단을 먼저 방문한다.
② 대상이 산재되어 있는 곳부터 방문한다.
③ 급성질환보다 만성질환자를 우선으로 방문한다.
④ 교육수준이 높은 대상자를 먼저 방문한다.
⑤ 신환자보다 구환자를 먼저 방문한다.

58 가정방문의 우선순위
- 개인보다 집단을 우선으로 한다.
- 만성질환보다 급성질환을 우선으로 한다.
- 전염성 대상보다 비전염성 대상을 우선으로 한다.
- 건강한 대상보다 문제가 있는 대상을 우선으로 한다.
- 문제가 있는 대상보다 의심이 있는 대상을 우선으로 한다.
- 구환자보다 신환자를 우선으로 한다.
- 경제정도와 교육정도가 낮은 층을 우선으로 한다.
- 산재되어 있는 것보다 집합되어 있는 곳을 우선으로 한다.

59

정신건강증진 및 정신질환자 복지서비스 지원에 관한 법률에 따르면 보건복지부장관은 실태조사를 몇 년마다 실시해야 하는가?

① 1년   ② 2년
③ 3년   ④ 4년
⑤ 5년

59 보건복지부장관은 5년마다 실태조사를 하여야 한다. 다만, 정신건강증진 정책을 수립하는 데 필요한 경우 수시로 실태조사를 할 수 있다(정신건강증진 및 정신질환자 복지서비스 지원에 관한 법률 제10조제1항).

정답
54 ②　55 ③　56 ②　57 ③　58 ①　59 ⑤

60 지역사회 간호사업의 1순위는 다수의 지역주민에게 영향을 주는 문제로 높은 영아사망률, 감염병 등이 포함된다.

61 영유아 건강관리실 설치 시 고려사항
- 조용한 장소를 선택하고 아이들을 위한 교육자료나 장난감이 준비되어야 한다.
- 각종 위험물은 치우고 물이 엎질러진 곳은 즉시 닦는다.
- 화장실 및 수도시설은 되도록 가까이에 설치한다.
- 건강관리실 내에 수유를 할 수 있도록 준비한다.
- 실내에 놀이터를 두어 흥미를 북돋아 준다.
- 화장실은 되도록 어둡지 않도록 한다.

62 의사, 치과의사 또는 한의사는 소속 의료기관의 장에게 보고하여야 하고, 해당 환자와 그 동거인에게 질병관리청장이 정하는 감염 방지 방법 등을 지도하여야 한다.
다만, 의료기관에 소속되지 아니한 의사, 치과의사 또는 한의사는 그 사실을 관할 보건소장에게 신고하여야 한다.(감염병의 예방 및 관리에 관한 법률 제11조 제1항)

60
지역사회 간호사업 중 가장 우선순위가 높은 것은?
① 모성 건강에 영향을 주는 문제
② 높은 영아사망률이나 감염병 문제
③ 학령기 아동에 영향을 주는 문제
④ 만성질환이나 불구문제
⑤ 지역사회 개발에 영향을 주는 문제

61
영유아 건강관리실 설치 시 고려사항 중 옳은 것은?
① 화장실의 조명은 눈이 피로하지 않도록 어둡게 한다.
② 물이 엎질러진 곳은 아이들이 얼른 치우게 한다.
③ 어느 공간이나 마음껏 뛰어 놀 수 있게 한다.
④ 건강관리실 내에 수유를 할 수 있도록 한다.
⑤ 화장실이나 수도시설은 되도록 멀리 설치한다.

62
개인의원을 운영하는 의사가 외래 방문한 환자 A씨를 법정감염병 홍역이라는 진단하였다. 그렇다면 누구에게 신고해야 하는가?
① 병원협회장
② 시·도·구청장
③ 관할 보건소장
④ 대한결핵협회장
⑤ 보건복지부 장관

63
결핵에 대한 경각심을 고취하기 위하여 지정한 결핵예방의 날은?

① 매년 3월 24일
② 매년 4월 23일
③ 매년 5월 24일
④ 매년 6월 17일
⑤ 매년 10월 20일

64
의료법상 의료인의 품위 손상 행위에 해당하지 않는 것은?

① 학문적으로 인정되지 아니하는 진료행위
② 다른 의료기관을 이용하려는 환자를 영리를 목적으로 자신이 개설한 의료기관으로 유인하는 행위
③ 태아의 성 감별 행위 금지를 위반한 경우
④ 불필요한 검사, 투약, 수술 등 지나친 진료행위를 하거나 부당하게 많은 진료비를 요구하는 행위
⑤ 전공의 선발 등 직무와 관련하여 부당하게 금품을 수수하는 행위

65
입원치료와 외래치료의 중간 단계로 정신질환자의 증상이 호전된 후 사회 복귀를 위해 사용할 수 있는 중재 프로그램은?

① 가정병원
② 낮병원
③ 사회복귀센터
④ 환자자조모임
⑤ 단기프로그램

---

63 결핵예방의 날은 매년 3월 24일이다.

64 의료인의 품위 손상 행위의 범위(의료법 시행령 제32조제1항)
- 학문적으로 인정되지 아니하는 진료행위(조산업무와 간호업무 포함)
- 비도덕적 진료행위
- 거짓 또는 과대 광고행위
- 방송, 신문·인터넷신문 또는 정기간행물의 매체에서 건강·의학정보(의학, 치의학, 한의학, 조산학 및 간호학의 정보)에 대하여 거짓 또는 과장하여 제공하는 행위
- 불필요한 검사·투약·수술 등 지나친 진료행위를 하거나 부당하게 많은 진료비를 요구하는 행위
- 전공의의 선발 등 직무와 관련하여 부당하게 금품을 수수하는 행위
- 다른 의료기관을 이용하려는 환자를 영리를 목적으로 자신이 종사하거나 개설한 의료기관으로 유인하거나 유인하게 하는 행위
- 자신이 처방전을 발급하여 준 환자를 영리를 목적으로 특정 약국에 유치하기 위하여 약국개설자나 약국에 종사하는 자와 담합하는 행위

65 낮병원은 정신질환으로 치료를 받으며 어느 정도 회복이 되었지만 당장 사회로 복귀하는 데 다소 어려움이 있는 환자로서 약물치료의 유지와 단체생활에 협조 가능하며 재활치료를 받고자 하는 사람을 대상으로 하는 프로그램이다.

정답
60 ② 61 ④ 62 ③ 63 ① 64 ③ 65 ②

66 특별자치시장·특별자치도지사 또는 시장·군수·구청장은 예방접종 완료 여부에 대한 검사의 제출 기록 및 결과를 확인하여 예방접종을 끝내지 못한 영유아, 학생 등이 있으면 그 영유아 또는 학생 등에게 예방접종을 하여야 한다(감염병의 예방 및 관리에 관한 법률 제31조제3항).

67 지역사회 보건사업 기획 시 먼저, 간호요구를 사정하고 지역사회의 자료를 수집해야 한다.

68 학교 구강보건사업(구강보건법 제12조제1항)
- 구강보건교육
- 구강검진
- 칫솔질과 치실질 등 구강위생관리 지도 및 실천
- 불소용액 양치와 치과의사 또는 치과의사의 지도에 따른 치과위생사의 불소 도포
- 지속적인 구강건강관리
- 그 밖에 학생의 구강건강 증진에 필요하다고 인정되는 사항

66
예방접종 여부를 확인하여 예방접종을 끝내지 못한 영유아나 학생에게 예방접종을 해주어야 하는 자는?
① 시·도지사
② 보건복지부장관
③ 보건소장
④ 도립병원장, 보건연구소장
⑤ 특별자치시장·특별자치도지사 또는 시장·군수·구청장

67
지역사회 보건사업 기획 시 가장 먼저 해야 할 단계는?
① 지역사회 현황 파악
② 사업의 우선순위 결정
③ 수행계획의 수립
④ 평가계획의 수립
⑤ 사업의 지침 확인

68
학교 구강보건사업으로 옳은 것은?
① 치아 교정
② 치아우식증 치료
③ 잇몸 교정
④ 불소농도 측정
⑤ 구강보건교육

69
특정수혈부작용의 신고기간으로 옳은 것은?
① 3일 이내
② 7일 이내
③ 15일 이내
④ 20일 이내
⑤ 25일 이내

70
질병관리청장은 결핵관리종합계획을 몇 년마다 수립·시행해야 하는가?
① 3년
② 4년
③ 5년
④ 6년
⑤ 7년

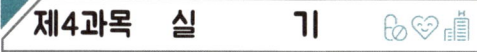

제4과목 실기

71
외과적 무균술에 대한 설명으로 옳은 것은?
① 멸균 물품의 가장자리는 멸균된 것으로 본다.
② 멸균된 물건이 시야를 벗어나면 멸균적이지 않은 것으로 본다.
③ 멸균 물품과 오염된 물품의 접촉 시 멸균 상태로 본다.
④ 멸균 물품과 소독 물품의 접촉 시 멸균 상태로 본다.
⑤ 손 씻기를 할 때는 손끝을 팔꿈치보다 낮게 한다.

---

69 특정수혈부작용의 신고 등(혈액관리법 시행규칙 제13조제1항)
의료기관의 장은 특정수혈부작용이 발생한 사실을 확인한 날부터 15일 이내에 해당 의료기관 소재지의 보건소장을 거쳐 특별시장·광역시장·특별자치시장·도지사·특별자치도지사(이하 "시·도지사"라 한다)에게 특정수혈부작용이 발생한 사실을 별지 제8호서식에 따라 신고해야 한다. 다만, 사망의 경우에는 지체 없이 신고해야 한다.

70 질병관리청장은 감염병의 예방 및 관리에 관한 법률 제9조에 따른 감염병관리위원회 내 결핵전문위원회의 심의를 거쳐 결핵관리종합계획을 5년마다 수립·시행해야 한다(결핵예방법 제5조제1항).

71 외과적 무균술
- 멸균 물품의 가장자리는 오염된 것으로 본다.
- 젖은 멸균포는 다시 멸균시킨다.
- 멸균 물품과 소독 물품의 접촉 시 오염된 것으로 본다.
- 멸균 물품과 오염된 물품의 접촉 시 오염된 것으로 본다.
- 손 씻기를 할 때는 손끝을 팔꿈치보다 높게 한다.
- 멸균 물품이더라도 시야에서 벗어났다면 오염된 것으로 본다.

정답
66 ⑤ 67 ① 68 ⑤ 69 ③ 70 ③ 71 ②

72 겸자 끝을 아래로 향하게 해서 건네주어야 한다.

73 멸균 부위 : 멸균된 가운 및 가운의 가슴 부분이나 허리 사이, 멸균된 기구를 싼 포의 안쪽 부분, 소독된 장갑

74 침상목욕
- 하지는 발끝에서 허벅지 쪽으로 닦는다.
- 회음부는 요도에서 항문 쪽으로 닦는다.
- 얼굴은 눈, 코, 볼, 입, 이마, 턱, 귀, 목 순으로 닦는다.
- 복부는 배꼽을 중심으로 시계 방향에 따라 마사지하듯 문지른다(장운동을 활발히 하게 하기 위함).
- 혈액순환을 원활히 하기 위해 몸의 말초에서 중추 방향으로 목욕한다.

72
소독된 스펀지를 의사에게 건네줄 때 겸자의 방향은?
① 겸자 끝이 위로 향하게 한다.
② 겸자 끝이 아래로 향하게 한다.
③ 겸자 끝이 15도 위로 가게 한다.
④ 겸자를 옆으로 돌려서 건네준다.
⑤ 겸자의 방향에 상관없이 건네준다.

73
외과적 무균법에서 정의하는 멸균 부위로 옳은 것은?
① 멸균된 가운의 가슴 이하
② 멸균 소독포를 낀 상의 옆 부분
③ 소독된 마스크를 착용한 얼굴 전체
④ 멸균된 기구를 싼 포의 안쪽 부분
⑤ 소독된 장갑의 손목 윗부분

74
침상목욕을 실시하는 방법으로 옳은 것은?
① 하지는 허벅지에서 발 쪽으로 닦는다.
② 회음부는 항문에서 요도 방향으로 닦는다.
③ 얼굴은 이마, 눈, 코, 입의 순으로 닦는다.
④ 혈액순환을 돕기 위해 몸의 말초에서 중심으로 닦는다.
⑤ 상지는 겨드랑이에서 손 쪽으로 닦는다.

75
미온수 스펀지 목욕의 간호 수행방법으로 옳지 않은 것은?
① 주로 고열환자에게 해열의 목적으로 이용된다.
② 간혹 소양증 완화를 위해서도 시행된다.
③ 복부도 빠짐 없이 닦아 주어야 한다.
④ 손발 끝에서 시작하여 사지 말단부에서 중앙 쪽으로 서서히 닦는다.
⑤ 물의 온도는 체온보다 낮은 30~33℃ 정도로 20~30분간 시행한다.

75 미온수 목욕 시 고열로 인해 모세혈관이 수축하게 되어 복통 및 설사를 유발할 수 있기 때문에 복부와 가슴은 제외한다.

76
인공항문을 가진 환자는 인공항문을 매일 세척해야 한다. 그 이유는?
① 규칙적으로 배변하는 습관을 들이기 위해
② 인공항문 주위 피부에 유착을 방지하기 위해
③ 냄새를 제거하기 위해
④ 직장에 대변이 없게 하기 위해
⑤ 복부 감염을 피하기 위해

76 영구적인 인공항문을 지닌 환자는 일정한 시간에 매일 인공항문을 세척하여 규칙적인 배변활동을 할 수 있어야 한다.

77
석고붕대를 적용할 때 뼈 돌출 부위에 스펀지 등을 감싸 주는 이유는?
① 환자의 안위를 위해서
② 환측 부위의 건조를 위해서
③ 통증을 완화시키기 위해서
④ 돌출 부위의 압박을 완화시키기 위해서
⑤ 습도를 유지하기 위해서

77 석고붕대 적용 시 뼈의 돌출 부위를 솜이나 스펀지 등으로 감싸 환부의 압박을 예방하여야 한다.

정답
72 ② 73 ④ 74 ④ 75 ③ 76 ① 77 ④

78 아트로핀은 호흡기계의 분비물을 억제하고 호흡기계 합병증을 예방한다.

78
수술 전 아트로핀을 투여하는 목적은?
① 호흡기계의 분비물을 억제하기 위해서
② 원활한 국소마취를 위해서
③ 수술 전 불안과 공포를 제거하기 위해서
④ 수술 전 통증을 억제하기 위해서
⑤ 수술 유도를 잘 하기 위해서

79 수술 전 관장을 시행하여 수술 중 마취로 인해 괄약근이 이완되어 배변함으로써 수술 부위를 오염시키는 것을 막아주어야 한다.

79
수술 전 관장을 시행하는 이유는?
① 장 마비를 예방하기 위해서
② 장의 연동운동을 촉진하기 위해서
③ 좌약보다 더 깨끗이 장을 비우기 위해서
④ 괄약근을 운동시키기 위해서
⑤ 마취로 인해 괄약근이 이완되어 수술 중 배변하는 것을 방지하기 위해서

80 코약 점적법
- 투약 전 코 안의 이물질을 제거한다.
- 앙와위로 눕히고 베개를 어깨 밑에 괴어 주어 머리가 침상에 닿게 한다.
- 약을 다 넣을 때까지 삼키지 말라고 하고 만약 약이 목으로 흘러내려 쓴맛이 느껴지면 뱉도록 한다.
- 지시된 양의 약을 사골의 상비갑개 중앙을 향해 점적한다.
- 약물이 비강 저부로 떨어지면 입으로 숨을 쉬게 한다.
- 투약 후 약 5~10분간 머리를 낮게 하는 자세로 있게 한다.

80
부비동염환자에게 코약을 점적하려고 한다. 옳은 방법은?
① 사골의 상비갑개 우측을 향해 점적한다.
② 약물이 비강 저부로 떨어지게 되면 코로 숨을 쉬게 한다.
③ 점적 후 30분 이상 그대로 누워있도록 한다.
④ 약이 목으로 흘러내려 쓴맛이 느껴지면 삼키도록 한다.
⑤ 앙와위로 눕히고 베개를 어깨 밑에 괴어 주어 머리가 침상에 닿게 한다.

81
질에 약물을 투여한 후 둔부를 올리고 있어야 하는 이유는?
① 어지럼증을 예방하기 위해서
② 부작용이 나타나는지 관찰하기 위해서
③ 요통을 감소시키기 위해서
④ 약물을 한쪽으로 모이게 하기 위해서
⑤ 약물이 질 후원개로 잘 흡수되도록 하기 위해서

81 질에 좌약을 삽입한 후 주입된 약이 질 후원개로 잘 흡수되도록 둔부를 올려주어야 한다.

82
만성신부전환자의 식이로 옳은 것은?
① 인 섭취 권장
② 수분 섭취 권장
③ 칼륨 섭취 권장
④ 염분 섭취 권장
⑤ 단백질 섭취 제한

82 만성신부전환자의 식이 : 단백질·염분·수분·칼륨·인 섭취 제한 등

83
근육주사 시 주사기의 내관을 약간 뽑아 본 뒤 약물을 주입하는 이유는?
① 공기를 약간 넣어 약물이 잘 주입되도록 하기 위해서
② 주삿바늘이 혈관에 들어갔는지 확인하기 위해서
③ 주사기가 잘 작동되는지 알아보기 위해서
④ 주사기 안의 약의 농도를 잘 조절하기 위해서
⑤ 주사기의 내관을 부드럽게 움직이게 하기 위해서

83 근육주사 시 내관을 잡아당겨 주삿바늘이 혈관으로 들어갔는지 확인한 후 근육주사를 투여해야 한다. 주사기 내관을 약간 뽑아 보았을 때 혈액이 나오지 말아야 한다.

정답
78① 79⑤ 80⑤ 81⑤ 82⑤ 83②

84 산소 부족 시 나타날 수 있는 증상으로는 청색증, 맥박수와 호흡수의 증가, 불안 등이 있다.

85 고혈압환자의 식이 : 염분·고지방·알코올 섭취 제한, 칼륨·식이섬유 섭취 등

86 비타민의 기능
- 성장을 촉진시키고 생식능력을 증진시킨다.
- 소화기관의 정상적 작용을 도모한다.
- 무기질의 이용을 돕고 신경안정을 돕는다.
- 에너지 영양소의 대사과정을 돕는다.
- 조직의 건강 도모로 질병에 대한 저항력을 높인다.

87 칼륨은 세포 내에 가장 많은 전해질로 세포 내 삼투성 농도를 조절하는 데 중요한 역할을 한다.
칼륨은 특별한 치료 없이 설사를 심하게 하는 상황에서 발생 가능성이 높은 전해질 불균형 물질이다.

84
체내에 산소가 부족할 경우 관찰 가능한 증상은?
① 고열, 불안, 청색증, 부종
② 호흡 및 맥박수의 증가, 불안, 청색증
③ 맥박수 및 호흡수의 감소, 불안
④ 호흡수의 증가, 기침, 부종
⑤ 혈압의 증가, 호흡수의 감소, 불안

85
고혈압 환자의 혈압 강하를 위한 식단으로 옳은 것은?
① 염분 섭취　　② 고지방 섭취
③ 알코올 섭취　　④ 식이섬유 섭취
⑤ 칼륨 섭취 제한

86
성장을 촉진시키고 생식능력을 증진시키며 신경안정을 돕는 영양소는?
① 단백질　　② 탄수화물
③ 무기질　　④ 지방
⑤ 비타민

87
설사를 심하게 하는 상황에서 발생 가능성이 높은 전해질 불균형 물질로 옳은 것은?
① 엽산　　② 칼륨
③ 칼슘　　④ 나트륨
⑤ 염소

88
편도선 수술 후 환자의 식이요법으로 옳은 것은?
① 고탄수화물 식이
② 고단백 식이
③ 일반식 식이
④ 따뜻한 음식 제공
⑤ 찬 유동식 제공

88 유동식은 영양가가 많이 함유된 액체 음식물로 편도선 절제 수술환자에게는 찬 유동식을 제공해야 한다.

89
노인은 성인에 비해 약물중독이 쉽게 발생한다. 그 이유는?
① 신장의 배설능력 감소
② 심장의 수축력 증가
③ 체지방량의 감소
④ 간의 대사능력 감소
⑤ 위장의 위산분비 감소

89 노인은 신장의 약물 배설능력의 저하로 약물의 혈중농도가 높은 상태로 오래 지속되기 때문에 부작용이나 약물중독이 많이 발생한다.

90
피하주사 후 주사 부위에 마사지를 금지해야 하는 약물은?
① 모르핀
② 데메롤
③ 아트로핀
④ 간염백신
⑤ 헤파린

90 인슐린이나 헤파린 주사 후에는 마사지를 하지 않고 살며시 눌러 준다.

91
분해 시 노폐물인 암모니아가 요소로 전환되어 배출되는 영양소는?
① 단백질
② 탄수화물
③ 무기질
④ 지방
⑤ 비타민

91 단백질
- 흡수작용 : 아미노산으로 가수분해된 후 소장에서 흡수됨
- 배설물 : 요소, 요산, 크레아틴
- 분해 : 노폐물인 암모니아가 요소로 전환되어 배출
- 결핍증상 : 발육정지, 신체의 소모, 빈혈, 부종, 혈청 단백질 감소, 머리색의 변화 등

정답
84 ② 85 ④ 86 ⑤ 87 ② 88 ⑤ 89 ①
90 ⑤ 91 ①

92 노인의 피부관리
- 일주일에 한 번 목욕을 실시한다.
- 등마사지에는 크림이나 로션을 사용한다.
- 지방이 많은 중성세제를 사용한다.
- 목욕 시 미지근한 물을 사용한다.
- 목욕 후 오일, 크림, 로션, 올리브기름을 피부에 바른다.

93 임신 수유부, 결핵환자 등은 소모성이 심하기 때문에 고단백 식이가 적절하다.

94 편마비환자 등 낙상 고위험군 환자인 경우 항상 침상 난간을 올려놓아야 한다.

92
노인환자의 피부 건조를 방지하기 위한 방법으로 옳은 것은?
① 자외선 차단제를 매일 사용한다.
② 한 달에 한 번 목욕을 한다.
③ 등 마사지 시 알코올을 이용한다.
④ 목욕 시 뜨거운 물을 사용하도록 한다.
⑤ 목욕 후 오일, 크림, 로션, 올리브기름을 피부에 바른다.

93
임신 수유부, 수술 후 회복기환자, 결핵환자 등에게 특히 제공해야 할 식이는?
① 고지방 식이 ② 염분제한 식이
③ 저열량 식이 ④ 저단백 식이
⑤ 고단백 식이

94
뇌졸중으로 오른쪽 편마비가 온 노인환자의 낙상예방을 위한 간호중재는?
① 침대를 높여준다.
② 벗기 편한 슬리퍼를 침대 옆에 둔다.
③ 보호자를 24시간 상주시킨다.
④ 침상 난간을 항상 올려준다.
⑤ 휠체어로 이동 시 바퀴 잠금장치를 풀어 놓는다.

95
위관영양 자세 및 영양백 위치로 올바른 것은?

①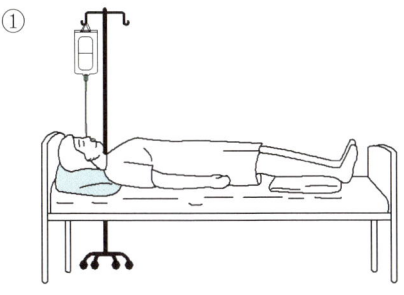

②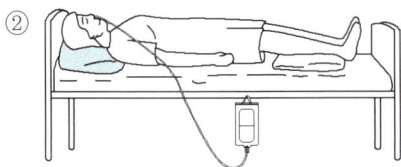

③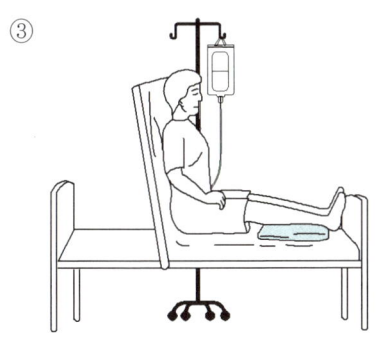

④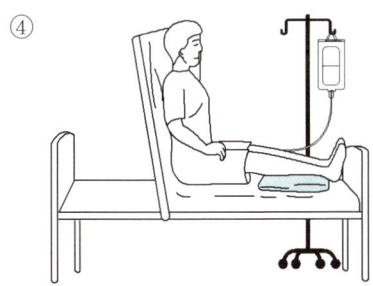

⑤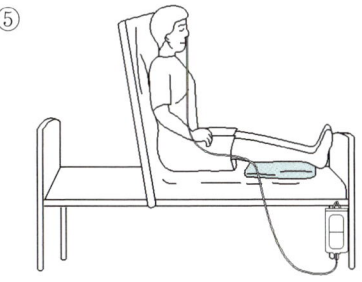

95 위관영양 시 환자는 반좌위 또는 좌위를 유지해야 하며 영양주머니는 머리보다 약간 위에 위치해야 한다.

정답
92 ⑤ 93 ⑤ 94 ④ 95 ③

96 치매환자의 의사소통법
- 어린아이 다루듯 하지 않고 간단명료하게 반복 설명한다.
- 인격적으로 대한다.
- 치매 노인이 이해할 수 있게 낮은 목소리로 치매 노인의 속도에 맞춰 말한다.
- 간결하고 일상적인 언어 및 이해할 수 있는 표현을 사용하도록 한다.
- 대상자의 이름을 부르면서 대화한다.
- 한 번에 한 가지씩 일을 설명한다.

97 화상치료를 방해하므로 상처 부위에 얼음이나 식초, 마가린, 간장 등을 발라서는 안 된다.

98 아나필락시스 쇼크는 대부분 원인 물질에 노출된 후 즉각 나타나지만 1~2시간 후에 나타날 수도 있다. 항생제 주사 직후 혈압 저하, 빈맥, 어지럼증 등의 증상이 나타난다면 아나필락시스 쇼크를 의심해야 한다.

96
치매에 걸린 노인환자와의 의사소통법으로 옳지 않은 것은?
① 간단명료하게 반복 설명하며 환자를 어린아이 다루듯이 하지 않아야 한다.
② 치매환자가 이해할 수 있도록 낮은 목소리로 속도에 맞춰 이야기한다.
③ 한 번에 한 가지 상황에 대해 이야기한다.
④ 되도록 말보다는 손짓을 주로 사용한다.
⑤ 환자의 이름을 부르며 친절한 태도로 대화한다.

97
화상환자에 대한 응급처치 중 옳지 않은 것은?
① 신체를 압박하는 모든 장신구는 부종이 생기기 전에 조심스럽게 제거한다.
② 상처를 찬물에 담그거나 찬물 찜질을 한다.
③ 화상 부위에 달라붙은 의복을 억지로 떼어 내지 말고 상처 위에 얼음을 올려놓는다.
④ 화상 부위의 수포나 너덜너덜한 조직 파편을 제거해서는 안 된다.
⑤ 화상연고나 바셀린, 소독제 등은 사용하지 않는다.

98
항생제 주사 직후 혈압이 저하되고 맥박이 빨라지며 환자가 어지럼증을 호소한다면 가장 의심되는 상황은?
① 내출혈
② 외출혈
③ 뇌졸중
④ 황달 증상
⑤ 아나필락시스 쇼크

99
다음 중 제세동기 부착위치로 올바른 것은?

①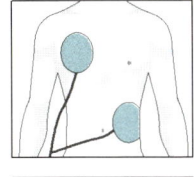
②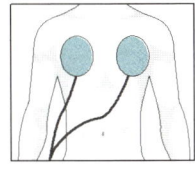
③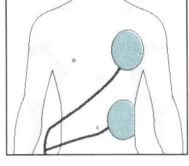
④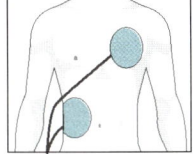
⑤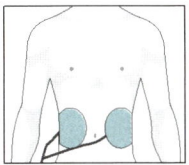

100
30세 남자 환자가 머리와 목, 팔 한쪽 전부, 가슴과 배에 화상을 입었을 경우 이는 몇 %의 화상인가?

① 9%
② 18%
③ 27%
④ 36%
⑤ 45%

99 제세동기 사용 시 패드의 부착부위는 오른쪽 빗장뼈 아래와 왼쪽 젖꼭지 아래의 중간 겨드랑이선이다.

100 9의 법칙으로 두경부 9%, 체부 전면 18%, 체부 후면 18%, 상지 9%, 하지 18%, 회음부 1%로 계산한다.

정답
96 ④ 97 ③ 98 ⑤ 99 ① 100 ④

101 척추 수술을 한 경우 환자를 의사의 처방 없이 옮기거나 움직여서는 안 된다.
침대 난간을 올리고 이동벨트를 적용한다.
이동차의 진행반대방향으로 환자 다리가 놓이도록 한다.
이동중 억제대는 환자가 자연스럽게 균형을 잡고 이동하는 것을 방해하여 낙상위험을 증가시킬 수 있다.

102 복부 촉진 시 환자를 똑바로 눕히고 무릎을 굽힌다(배횡와위).
검진의 목적에 따라 방광을 비우기도 하고 비우지 않기도 한다.

103 병원환경 및 처치에 대한 설명은 환자의 불안을 줄인다.

101
환자 이동 시 주의사항으로 옳은 것은?
① 관을 꽂고 있는 환자는 반드시 휠체어로 이송한다.
② 척추 수술을 한 경우 의사 처방 없이 움직이지 않도록 한다.
③ 침상난간을 내리고 이동벨트를 적용한다.
④ 이동차의 진행방향으로 환자 다리가 놓이도록 한다.
⑤ 이동 중 낙상방지를 위해 억제대를 적용한다.

102
복부 촉진 시 환자 준비로 옳은 것은?
① 소변을 참도록 한다.
② 똑바로 눕히고 무릎을 굽힌다.
③ 숨을 참도록 한다.
④ 배에 힘을 주도록 한다.
⑤ 물을 많이 섭취하도록 한다.

103
입원환자의 불안감을 감소시키기 위한 방법으로 옳은 것은?
① 환자와 개인적으로 친밀한 관계를 형성한다.
② 먼저 사소한 비밀을 알려 대화를 유도한다.
③ 병원 규칙을 설명하고 엄격히 규칙을 적용한다.
④ 간호 및 처치에 대해 상세히 설명한다.
⑤ 환자의 질문에만 대답하여 준다.

104
입원환자의 낙상 예방을 위한 방법으로 옳은 것은?
① 보호자가 없는 대상자에게는 억제대를 적용한다.
② 통목욕을 할 때는 미끄럼 방지 매트를 깐다.
③ 휠체어의 잠금장치를 상시 열어둔다.
④ 침상난간은 밤 동안에만 올려준다.
⑤ 미끄러지지 않도록 슬리퍼를 신게 한다.

105
비강캐뉼라를 이용한 산소투여에 대한 설명으로 옳은 것은?
① 비강 배관은 2주마다 새것으로 교환한다.
② 비점막 자극을 막기 위해 증류수는 사용하지 않는다.
③ 대상자에게 가능하면 입을 다물고 코를 통해 호흡하도록 설명한다.
④ 비강캐뉼라는 10L/분 이상의 고농도의 산소가 공급하므로 과잉 투여에 주의한다.
⑤ 산소 공급 시 환자의 자세는 앙와위로 하여야 한다.

104
① 보호자가 없는 대상자에게는 대상자의 위험요인을 평가하고 환경을 조정하여 낙상을 예방해야 하며, 억제대는 대체할 수 있는 모든 조치를 다 취한 이후 시행되어야 한다.
③ 휠체어를 타고 내릴 때에는 반드시 잠금장치를 잠근다.
④ 침상난간을 항상 올려준다.
⑤ 미끄럼 방지를 위해 슬리퍼는 신지 않도록 한다.

105
① 비강캐뉼라는 8시간마다 교체하는 것이 바람직하다.
② 산소는 건조한 가스이므로 증류수에 습화하여 투여하도록 한다.
④ 6L/분 이하의 낮은 농도의 산소를 투여하는 데 사용된다.
⑤ 환자는 가능하면 (폐확장을 위해)반좌위를 취해준다.

정답
101 ② 102 ② 103 ④ 104 ② 105 ③

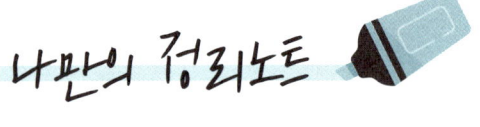

간호조무사 자격시험

합 격
최종 모의 고사

간호조무사 + 합격 최종모의고사

최종 간호조무사 자격시험

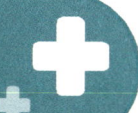

📋 105문항 ⏰ 105분

제1과목 기초간호학 개요

01 간호조무사의 업무로 옳은 것은?
① 방사선 촬영
② 치석 제거
③ 환자에게 직접 채혈
④ 체온과 맥박 측정
⑤ 수술부위 드레싱

02 임신 시 신체변화에 대한 설명으로 옳은 것은?
① 임신 기간 동안 혈액량은 약 500cc 증가한다.
② 백혈구 수치가 낮게 유지된다.
③ 프로게스테론의 영향으로 가슴앓이를 호소한다.
④ 수분 축적으로 손과 얼굴의 부종이 흔히 나타난다.
⑤ 임신 중기에 빈뇨증상이 가장 심하다.

03 예방접종 전, 후 주의사항으로 옳지 않은 것은?
① 오전에 접종한다.
② 접종 전날 목욕은 하지 않는다.
③ 접종 전 열이 나는지 확인한다.
④ 아이를 잘 아는 보호자가 같이 간다.
⑤ 접종 후 고혈, 구토가 있으면 병원을 재방문한다.

04 임신 초기 심한 출혈과 복통을 동반하는 출혈성 합병증으로 옳은 것은?
① 계류유산
② 자궁 외 임신
③ 태반조기박리
④ 전치태반
⑤ 자궁경관무력증

05 노인의 낙상방지를 위한 간호로 옳은 것은?
① 보호자를 상주시킨다.
② 활동을 제한한다.
③ 필요시 억제대를 적용한다.
④ 절대 침상안정 하도록 한다.
⑤ 침상난간을 항상 올려준다.

06 다음 보기에서 설명하는 관장은?

> 조직을 수축시켜서 지혈을 하기 위한 관장

① 수렴관장
② 바륨관장
③ 플리트 관장
④ 완화관장
⑤ 구풍관장

07 임신오조증 완화를 위한 간호로 옳은 것은?
① 식사량을 줄이고 공복상태를 유지한다.
② 기름진 음식을 섭취하도록 한다.
③ 탄산음료는 엄격하게 제한한다.
④ 마른 탄수화물을 먹도록 한다.
⑤ 수분섭취를 제한한다.

08 신생아의 출생 후 간호에 대한 설명으로 옳은 것은?
① 생리적 황달이 발생하면 형광요법으로 치료한다.
② 출생 체중이 1.5kg 이상이면 통목욕이 가능하다.
③ 제대는 1일 1회 알코올로 소독한다.
④ 출생 후 5분과 10분에 아프가점수를 측정한다.
⑤ 신생아실의 실내 온도는 30~32°C로 유지한다.

09 침요법을 적용하면 안 되는 대상자는?
① 통증 환자
② 월경통을 호소하는 환자
③ 뇌졸중 환자
④ 피부에 점상출혈이 있는 환자
⑤ 급만성위염 환자

10 노인의 수면을 돕기 위한 간호활동으로 옳은 것은?
① 수면시간과 기상시간을 바꾸어본다.
② 잠이 부족한 경우 낮잠으로 보충하도록 한다.
③ 필요시마다 수면제를 제공한다.
④ 잠들기 전 운동을 통해 숙면을 유도한다.
⑤ 자기 전 수 시간 동안은 수분섭취를 제한한다.

11 폐경기 여성이 골다공증에 잘 걸리는 이유는?
① 조골세포의 작용 감소
② 노화로 인한 뼈 질량 감소
③ 에스트로겐 결핍
④ 성선자극호르몬 분비장애
⑤ 프로게스테론 결핍

12 간호에 감사하는 마음으로 환자가 금전적으로 보답하려 하는 경우 간호조무사의 대처로 옳은 것은?
① 거절해보고 금액이 적으면 받는다.
② 수간호사에게 보고한다.
③ 동료와 상의하여 결정한다.
④ 감사 의사를 밝히고 정중하게 거절한다.
⑤ 병원 고객상담실로 안내한다.

13 다음 중 표준예방지침을 올바르게 지킨 경우는?
① 환자 및 환자 주변을 만진 후 반드시 손씻기를 한다.
② 혈액이 아닌 눈에 띄는 오염은 손소독제를 사용한다.
③ 주삿바늘은 반드시 뚜껑을 닫아서 버린다.
④ 드레싱 카트는 환자 방안에 두는 것이 좋다.
⑤ 멸균겸자의 끝이 위로 향하게 하여 높게 유지한다.

14 충수돌기염 수술 후 환자에게 조기이상을 권장하는 이유로 옳은 것은?
① 폐 합병증 예방을 위해서
② 복부 근육 강화를 위해서
③ 수술부위 긴장을 유지시키기 위해서
④ 상처회복 촉진을 위해서
⑤ 장운동을 증가시키기 위해서

15 다음 중 타액에 포함되어 있는 소화 효소로 옳은 것은?
① 프티알린　② 에렙신
③ 말타아제　④ 락타아제
⑤ 트립신

16 감염병에 걸려 격리된 환자로부터 나온 폐기물은 어떠한 도형의 색상이 표시된 의료폐기물통에 처리해야 하는가?
① 검정색　② 붉은색
③ 주황색　④ 노란색
⑤ 초록색

17 의치 간호의 내용으로 옳은 것은?
① 의치는 이틀에 한 번씩 제거하는 것이 좋다.
② 수술실, 검사실로 이동할 경우 의치를 제거한다.
③ 의치는 치약을 사용하여 세정한다.
④ 의치는 건조하게 보관하여야 변형을 방지할 수 있다.
⑤ 의치는 따뜻한 물에 담가서 보관한다.

18 우유나 포도주의 영양 손실 방지를 위한 보존방법으로 가장 적합한 것은?
① 저온살균법　② 고압증기 멸균법
③ 밀봉법　④ 방사선이용법
⑤ 자외선 멸균법

19 아동의 성장발달 원리에 대한 설명으로 옳은 것은?
① 성장과 발달은 일정한 속도로 이루어진다.
② 모든 아동은 동일한 순서와 속도로 발달한다.
③ 말초에서 중심, 머리에서 다리 방향으로 발달한다.
④ 작은 근육부터 발달하여 큰 근육이 발달하게 된다.
⑤ 신체 각 부분의 성장속도는 다르다.

20 임신 중 자궁저부의 높이가 가장 높이 올라가는 시기는?
① 32주　② 34주
③ 36주　④ 38주
⑤ 40주

21 볼거리를 앓은 후 항체가 생겨 면역을 획득하였다면 이는 어느 면역에 속하는가?
① 자연능동면역　② 자연수동면역
③ 인공수동면역　④ 인공능동면역
⑤ 선천면역

22 한의학에서는 인체 내부의 장기를 오장 육부로 나누었다. 오장에 속하지 않는 것은 무엇인가?
① 폐　② 담
③ 비　④ 신
⑤ 간

23 간염환자의 식이로 가장 적절한 것은?
① 고탄수화물, 저염, 고지방식이
② 고탄수화물, 저염, 저지방식이
③ 고탄수화물, 고염, 고지방식이
④ 저탄수화물, 저염, 고지방식이
⑤ 저탄수화물, 고염, 저지방식이

24 다음 중 시상하부의 항상성중추에 해당하는 것은?
① 구토중추　② 체온조절중추
③ 연하중추　④ 호흡중추
⑤ 심장박동중추

25 통증에 대한 설명으로 옳은 것은?
① 방사통은 내장 깊은 곳에서 느껴지는 통증이다.
② 진통제를 사용한 경우 통증은 증가한다.
③ 통증 강도는 내성에 따라서 달라진다.
④ 환상지통은 말초신경이 손상되어 발생하는 통증이다.
⑤ 심부성 통증은 국소적인 예리한 통증이다.

26 약물의 보관방법이 바르게 짝지어진 것은?
① 니트로글리세린 - 2~5°C 냉장보관
② 헤파린 - 0~30°C 차광용기에 보관
③ 와파린 - 2~5°C 냉장보관
④ 과산화수소수 - 차광용기에 보관
⑤ 알부민 - 0~30°C 실온보관

27 약물을 계속 연용하는 경우 동일한 용량으로는 약효가 나지 않아 투여량을 증가시켜야 한다. 이 현상은?
① 의존성   ② 특이체질
③ 상승작용   ④ 길항작용
⑤ 내성

28 다음 중 냉온요법이 금지되는 질환으로 옳은 것은?
① 관절염   ② 수족 냉증
③ 중증 심장질환   ④ 피부질환
⑤ 고혈압

29 다음 중 위관영양 대상자가 아닌 것은?
① 무의식환자
② 식도에 이상이 있는 경우
③ 구개파열된 영아
④ 씹기가 곤란한 환자
⑤ 연하곤란이 심한 환자

30 약제를 물과 함께 가열하여 성분을 삼출하는 방법으로 주로 급성질환에 이용하는 투약의 형태는?
① 환제   ② 탕제
③ 산제   ④ 고제
⑤ 훈제

31 영구치 중 가장 먼저 나오는 영구치는?
① 제1대구치   ② 제2대구치
③ 제3대구치   ④ 제1소구치
⑤ 제2소구치

32 치과의 진료기구 중 핸드피스에 부착되어 물과 공기를 사출하는 기구는?
① 진공 흡입기
② 캐비트론
③ 쓰리웨이 시린지
④ 스푼 익스카베이터
⑤ 탐침

33 내과적 손씻기에 대한 설명으로 옳은 것은?
① 손끝이 위로 가도록 하여 씻는다.
② 투약, 환자와의 접촉, 식사 전에는 손씻기를 한다.
③ 항생제 비누나 소독제를 사용한다.
④ 손가락 끝에서 팔꿈치 방향으로 손씻기를 한다.
⑤ 최소 14분 이상 솔과 소독제로 씻는다.

34 조혈작용에 관여하는 지용성 비타민으로 부족하면 피부의 점상출혈, 잇몸출혈 등의 다양한 출혈증상을 일으키는 것은?
① 비타민 D
② 비타민 C
③ 비타민 K
④ 비타민 E
⑤ 엽산

35 다음 중 태반의 기능으로 옳은 것은?
① 태반조기박리 방지
② 태아 운동
③ 산도 윤활
④ 태아 유착 방지
⑤ 태아에게 산소와 영양 공급

제2과목 보건간호학 개요

36 농어촌 등 보건의료를 위한 특별조치법에 의하여 1차 보건의료를 제공하기 위해 설치된 보건기관으로 옳은 것은?
① 보건소
② 보건지소
③ 보건진료소
④ 보건의료원
⑤ 군의료원

37 다음 빈칸에 들어갈 말로 적절한 것은?

( )는 교육활동을 시작하기 전 초기 상태에서 교육 대상자를 최적의 상황에 정치시키기 위해 실시하는 것으로 대상자의 특성, 흥미, 성격, 적성, 기능 등을 파악해 수업전략을 마련해야 한다.

① 진단평가
② 형성평가
③ 총괄평가
④ 투입평가
⑤ 상대평가

38 결핵이 집단적으로 발생한 것이 의심되는 경우 역학조사를 실시하고 잠복결핵감염자에 대한 치료 등의 조치를 취해야 하는 사람은?
① 보건소장
② 시·도지사 또는 시장, 군수, 구청장
③ 해당지역 의료기관의 장
④ 대한결핵협회장
⑤ 질병관리청장

39 의료비 지불제도 중 등록된 환자나 사람수에 따라 의사가 보상받는 방식으로 예방에 관심을 기울이게 되어 총 진료비 억제효과가 있는 것은?
① 봉급제
② 인두제
③ 포괄수가제
④ 총액계약제
⑤ 행위별 수가제

40 고온다습한 환경에 장시간 노출 시 주로 발생하는 열손상으로 시상하부의 체온조절중추가 손상되는 질병은?
① 일사병　　② 열사병
③ 열피로　　④ 열경련
⑤ 뇌부종

41 실내공기 오염의 지표에 영향을 주는 기체는 무엇인가?
① 일산화탄소　　② 이산화탄소
③ 오존　　④ 아황산가스
⑤ 이산화질소

42 미나마타병의 원인으로 불안, 정신이상, 언어장애, 시청각 기능장애 등을 유발하는 수질오염 물질은?
① 페놀　　② 주석
③ 납　　④ 베릴륨
⑤ 메틸수은

43 행위별 수가제에 대한 설명으로 거리가 먼 것은?
① 의료인의 권한, 자율성이 보장된다.
② 현실적으로 시행이 쉬워 의료인들이 선호한다.
③ 높은 질의 의료서비스가 제공될 수 있다.
④ 의료비 지불비용을 감소시킬 수 있다.
⑤ 수익을 고려하기 때문에 의료자원의 지역편재 현상이 심화된다.

44 다음에서 설명하는 대기물질로 옳은 것은?

> 화석연료의 사용으로 발생하는 대기오염물질로 상온에서 기체 상태이며 무색의 자극성 물질이다. 공기보다 무거워 공장지대나 대도시에서는 지표 가까이 체류하면서 대기오염과 산성비를 일으킨다. 또한 인후통, 기관지염, 결막염 등을 일으킬 수 있다.

① 분진　　② 이산화질소
③ 아황산가스　　④ 일산화탄소
⑤ 탄화수소

45 직업성 질환을 유발하는 유해인자 중 물리적 요인에 의한 직업병은?
① 난청　　② 유기용제 중독
③ 납 중독　　④ 베릴륨 중독
⑤ 직업성 암

46 보건교육 방법 중 하나인 역할극에 대한 설명으로 옳은 것은?
① 다른 교육 방법보다 준비가 간단하다.
② 역할극을 시행하는 인물이나 주위 환경이 사실과 거리감이 있을 때 활용한다.
③ 교육대상자가 많을 때는 적용이 불가능하다.
④ 건강문제나 해당 상황을 분석하고 해결방안을 모색하는 데 좋은 방법이다.
⑤ 교육대상자의 학력이 낮을 때는 사용할 수 없다.

47 해역의 적조현상에 관한 설명 중 틀린 것은?
① 해수에 식물성 플랑크톤이 바다에 무수히 발생해 해수가 적색을 띠는 현상이다.
② 원인은 해수의 온도 상승이 가장 크다.
③ 해류가 정체할 때 더욱 촉진된다.
④ 과도하게 번식한 플랑크톤의 호흡작용으로 수중 생물의 산소가 부족해 진다.
⑤ 플랑크톤이 어류의 아가미를 막히게 하여 어류를 질식사시킨다.

48 지역사회 간호사가 제공하는 질병예방 단계 중 1차 예방에 해당되는 것은?
① 뇌졸중환자의 신체 부위의 기능회복을 위한 재활치료를 제공한다.
② 당뇨병환자에게 인슐린 자가투여 방법을 교육한다.
③ 산업장 근로자에게 집단검진을 실시한다.
④ 지역주민에게 독감 예방접종을 실시한다.
⑤ 당뇨병환자에게 적절한 식이요법을 시행하도록 도와준다.

49 보건간호사업에서 기록 및 보고가 필요한 이유는?
① 사업의 성과 여부를 확인하기 위하여
② 상부에 담당 업무를 인정받기 위해서
③ 타 보건 요원의 업무 범위를 알기 위해서
④ 환자나 가족에게 치료 및 간호의 효과를 알리기 위해서
⑤ 사업의 진행 과정, 사업의 성과를 분석하고 재계획 시 중복을 피하기 위해서

50 어떤 국가나 지역의 의료보건수준을 나타내는 대표적인 지표로 활용되는 것은?
① 모성사망률   ② 조출생률
③ 노인사망률   ④ 주산기사망률
⑤ 영아사망률

제3과목 공중보건학 개론

51 진단방법으로서 항문주위도말법을 이용하는 기생충 질환은?
① 페디스토마   ② 편충
③ 요충   ④ 아메리카구충
⑤ 광절열두조충증

52 20개월의 유아가 접종해야 하는 영유아 국가예방접종 항목으로 옳은 것은?
① 디프테리아   ② 홍역
③ B형 간염   ④ 일본뇌염
⑤ 백일해

53 다른 간호 방법에 비해 가정방문 간호를 시행할 때 장점으로 옳은 것은?
① 방문간호사가 시간을 절약할 수 있다.
② 가족 전체를 종합적으로 사정할 수 있다.
③ 다양한 의료용품을 사용하여 간호를 시행할 수 있다.
④ 사업을 운영하는 측면에서 경제적이다.
⑤ 같은 문제를 가진 사람들과 경험을 나눌 수 있다.

54 면역결핍바이러스(HIV)의 감염 원인으로 옳지 않은 것은?
① HIV 양성인 사람과의 성적 접촉
② 오염된 주사기의 재사용
③ 에이즈 산모에게서 태어난 신생아
④ 다른 사람이 사용한 칫솔의 공동 사용
⑤ 에이즈 환자와의 대화

55 전파가능성을 고려하여 발생 또는 유행 시 24시간 이내에 신고하여야 하고, 격리가 필요한 감염병으로 옳게 묶인 것은?

① 야토병, 마버그열, 신종인플루엔자
② 큐열, 발진열, 레지오넬라증
③ 결핵, 콜레라, 장티푸스
④ 요충증, 수족구병, 급성호흡기감염증
⑤ 페스트, C형간염, 인플루엔자

56 15~64세 생산연령인구가 전체 인구의 50% 미만인 경우로 생산연령인구가 유출되는 농촌형 인구구조는?

① 피라미드형 ② 종형
③ 항아리형 ④ 호로형
⑤ 별형

57 다음 중 가정방문 시 우선적으로 방문해야 할 대상자는?

① 미숙아가 있는 가족
② 암환자가 있는 가족
③ 정신분열증 환자가 있는 가족
④ 퇴행성관절염 환자가 있는 가족
⑤ 비활동성 결핵 환자가 있는 가족

58 기생충 감염병인 간디스토마는 강 유역에 사는 주민들에게 높은 감염률을 보인다. 간디스토마는 어떤 것을 날 것으로 섭취하였을 때 주로 감염되는가?

① 돼지고기 ② 소고기
③ 민물고기 ④ 게나 가재
⑤ 불결한 야채

59 학교에서의 불소 도포사업에 필요한 불소 도포의 횟수는 몇 개월 마다 몇 회로 시행해야 하는가?

① 1년에 1회
② 2년에 1회
③ 1개월에 1회
④ 3개월에 1회
⑤ 6개월에 1회

60 농번기 농촌지역에 홍역과 풍진이 유행하기 시작하였다. 예방 교육을 위한 효과적인 지역사회의 교육수단으로 옳은 것은?

① 집단강의 ② 건강클리닉 활동
③ 가정방문 ④ 상담
⑤ 라디오 방송

61 정신질환자의 재산상의 이익 등 권리보호를 위하여 노력해야 할 보호의무자가 정신질환자를 유기한 경우의 벌칙으로 옳은 것은?

① 1년 이하의 징역 또는 1천만 원 이하의 벌금
② 2년 이하의 징역 또는 2천만 원 이하의 벌금
③ 3년 이하의 징역 또는 1천만 원 이하의 벌금
④ 3년 이하의 징역 또는 3천만 원 이하의 벌금
⑤ 5년 이하의 징역 또는 5천만 원 이하의 벌금

62 성접촉을 통해서 전파되는 질환(STD)으로 옳지 않은 것은?

① 임질 ② 매독
③ 브루셀라증 ④ 클라미디아
⑤ 연성하감

63 지역사회 간호사업을 시행할 때 지역사회 문제 중 가장 우선순위에 두어야 할 것은?

① 영유아 건강에 관계되는 것
② 지역사회 개발에 관계되는 것
③ 지역 주민 다수에게 영향을 주는 것
④ 모성건강에 관계되는 것
⑤ 학동기 아동 및 청년기에 영향을 주는 것

64 현재 우리나라는 노령화지수가 빠르게 상승하고 있다. 노령화지수를 바르게 나타낸 것은?

① $\dfrac{15\sim64세\ 생산연령인구}{0\sim14세\ 유년인구} \times 100$

② $\dfrac{65세\ 이상\ 노년인구}{15\sim64세\ 생산연령인구} \times 100$

③ $\dfrac{15\sim64세\ 생산연령인구}{0\sim14세\ 유년인구} \times 100$

④ $\dfrac{65세\ 이상\ 노년인구}{0\sim14세\ 유년인구} \times 100$

⑤ $\dfrac{0\sim14세\ 유년인구}{65세\ 이상\ 노년인구} \times 100$

65 생후 6개월 된 신생아에게 접종해야 할 예방접종으로 옳은 것은?

① 장티푸스　② 세균성 이질
③ 홍역　　　④ 수두
⑤ 파상풍

66 보건복지부장관은 정신건강증진 정책을 수립하기 위한 실태조사를 몇 년마다 실시하는가?

① 2년　② 3년
③ 5년　④ 7년
⑤ 10년

67 우리나라 의료보장제도의 특징으로 옳지 않은 것은?

① 사회보험 방식과 공공부조 방식으로 운영되고 있다.
② 현물급여를 원칙으로 하며 현금급여를 병행하고 있다.
③ 보험료 부담능력이 없어도 건강보험에 모두 가입해야 한다.
④ 우리나라는 의료비 증가를 억제하기 위해 본인일부 부담제를 시행하고 있다.
⑤ 의료보장에는 국민건강보험, 노인장기요양보험, 산재보험, 의료급여가 포함된다.

68 의료인들의 보수교육은 어떻게 실시되어야 하는가?

① 매년마다 4시간 이상
② 매년마다 8시간 이상
③ 2년마다 8시간 이상
④ 3년마다 8시간 이상
⑤ 5년마다 8시간 이상

69 활동성결핵 환자의 전염성 소실 여부는 어떠한 검사에 따라 결정을 내리는가?

① 객담검사　　　② 투베르쿨린 검사
③ 흉부 X-ray 결과　④ 결핵환자의 상태
⑤ 혈액검사

70 여성 노인에게 위축성 질염이 발생하는 원인으로 옳은 것은?

① 프로게스테론 결핍
② 에스트로겐 결핍
③ 피부탄력성 저하
④ 부적절한 식이
⑤ 조직 재생능력 저하

제4과목 실기

71 콜레라환자가 하루 20회 이상의 설사와 구토증상으로 응급실에 실려 왔다. 가장 먼저 해줄 수 있는 처치로 옳은 것은?
① 절대안정
② 산소마스크 제공
③ 구토억제제 투여
④ 수분과 전해질 보충
⑤ 고열량의 식사제공

72 치매노인의 식사 시 간호보조활동으로 옳은 것은?
① 식탁 위에 다양한 양념장을 두어 입맛을 돋운다.
② 손잡이가 크고 묵직한 숟가락을 사용한다.
③ 팝콘이나 땅콩 등의 작고 단단한 음식을 제공한다.
④ 식사를 다시 달라고 하는 경우를 대비하여 식사량은 적게 제공한다.
⑤ 그릇은 사발보다는 접시를 사용한다.

73 폐 농양으로 입원한 환자의 검체 수집 방법으로 옳은 것은?
① 저녁 객담이 병원체가 많아 검사가 정확하다.
② 결핵이나 종양과 등과 감별하기 위해 혈액 검사를 한다.
③ 이른 아침 첫 객담을 검사하여야 가장 정확하다.
④ 기침을 하지 않고 목 안에 고이는 것을 뱉도록 한다.
⑤ 객담배양검사인 경우 입으로 가래를 뱉도록 한다.

74 수면제 과다복용 시의 응급처치로 옳은 것은?
① 의식수준을 살핀 후 구토를 유도한다.
② 활성탄과 하제를 적용한다.
③ 중추신경 흥분제를 투여한다.
④ 의식이 있으면 카페인을 먹게 한다.
⑤ 이페카 시럽의 사용을 금지한다.

75 다음 중 더운물 주머니를 적용할 수 있는 대상자는?
① 충수돌기염 환자
② 진행 치주염 환자
③ 원인을 알 수 없는 복통을 호소하는 환자
④ 무의식환자
⑤ 만성 관절염 환자

76 병실에서 영아가 심한 구토를 하는 것을 발견하였을 때의 간호로 옳은 것은?
① 등을 두드려준다.
② 산소를 공급한다.
③ 체온유지를 위해 보온한다.
④ 고개를 돌려 기도를 확보한다.
⑤ 수분과 전해질을 충분히 공급한다.

77 구명의 4단계를 순서에 맞게 나열한 것은?
① 기도유지, 지혈, 쇼크 예방, 상처 보호
② 지혈, 쇼크 예방, 기도유지, 상처 보호
③ 상처 보호, 지혈, 기도유지, 쇼크 예방
④ 상처 보호, 기도유지, 쇼크 예방, 지혈
⑤ 쇼크 예방, 기도유지, 지혈, 상처 보호

78. 더운물 주머니를 적용하는 방법으로 옳은 것은?
   ① 물의 온도는 32~38℃로 준비한다.
   ② 주머니에서 물이 새는지 거꾸로 뒤집어서 확인한다.
   ③ 더운물 주머니의 물은 3시간마다 바꿔준다.
   ④ 주머니를 상처부위에 직접 적용한다.
   ⑤ 물의 양은 주머니의 3/4 이상 채우도록 한다.

79. 동맥혈 가스분석 검사에 대한 설명으로 옳은 것은?
   ① 채혈된 검체는 얼음통에 담아 바로 검사실로 보낸다.
   ② 검체의 양은 5~10cc 사이가 적절하다.
   ③ 주로 중심정맥관을 통해 채혈한다.
   ④ 채혈을 한 후에는 채혈 부위를 적어도 20초간 압력을 주어 지혈해야 한다.
   ⑤ 검사에 대한 동의서를 받고 검사를 시행한다.

80. 노인과의 바람직한 의사소통으로 옳은 것은?
   ① 가까이 가서 귀에 대고 이야기한다.
   ② 높은 음으로 또박또박 마주보며 이야기한다.
   ③ 시각장애가 있는 노인에게는 더 크게 이야기한다.
   ④ 중음 또는 저음으로 천천히 이야기한다.
   ⑤ 반복해서 말하지 않고, 간결하게 한번만 이야기한다.

81. 연하곤란으로 인해 위관영양을 시행할 때 그 방법이 옳은 것은?
   ① 환자의 자세는 측위로 한다.
   ② 약물은 경구로 복용하도록 한다.
   ③ 유동식 주입 전 흡인을 하여 위관 위치를 확인한다.
   ④ 1분에 50~100cc 정도를 주입하는 것이 적당하다.
   ⑤ 영양액 주입 후에는 물을 주지 않도록 한다.

82. 기관지경 검사를 시행한 환자가 갈증을 호소할 때의 간호로 옳은 것은?
   ① 물이나 음료수를 제공한다.
   ② 체위배액을 실시한 후 물을 마시도록 한다.
   ③ 금식을 유지하도록 하고 정맥으로 수액을 공급한다.
   ④ 구토반사가 돌아왔는지 확인한 후 물을 제공한다.
   ⑤ 검사결과를 확인할 때까지 금식을 유지하도록 한다.

83. 골절로 인해 석고붕대를 적용한 환자의 간호로 옳은 것은?
   ① 사지의 끝까지 붕대를 모두 감아 손상을 막는다.
   ② 석고붕대 직후 동통을 호소하면 다리를 올려준다.
   ③ 석고붕대 부위는 아래로 내려 긴장을 완화한다.
   ④ 환자 운반 시에는 손바닥으로 석고를 받쳐서 옮긴다.
   ⑤ 석고붕대가 건조되는 시간은 2~3시간이 걸린다.

84 욕창의 예방을 위한 간호사항으로 옳은 것은?
① 피부를 건조하지 않고 촉촉하게 유지한다.
② 천골부위에 발적이 생긴 경우 반좌위를 취해준다.
③ 저단백, 저탄수화물, 고비타민 식이를 제공한다.
④ 물침대나 공기침대는 사용하지 않도록 한다.
⑤ 환자 피부의 주름진 곳을 관찰하고 침요는 주름지지 않도록 팽팽하게 잡아당겨 준다.

85 다음 중 회내에 해당하는 그림으로 옳은 것은?

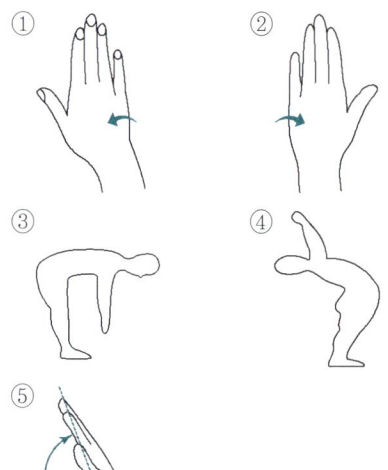

86 미숙아의 보육기 간호에 대한 설명으로 옳은 것은?
① 흉곽함몰이 관찰되면 즉시 100% 산소를 공급한다.
② 체중 측정 시 보온에 유의하며 아동을 꺼내서 잰다.
③ 보육기의 문은 최소한으로 열도록 한다.
④ 보육기 내 온도는 22~26°C가 적절하다.
⑤ 보육기 내 습도는 30~40%가 적절하다.

87 기도흡인 간호에 대한 설명이 옳은 것은?
① 흡인 시간은 1회에 20초 이내로 한다.
② 한 번 흡인 할 때 총 10분을 넘지 않도록 한다.
③ 흡인 전후에는 충분히 산소를 제공하도록 한다.
④ 카테터를 삽입하는 동시에 흡인을 시행한다.
⑤ 카테터를 회전하면 조직이 손상되므로 한 번에 뺀다.

88 소화기계 병변이 의심되어 바륨관장을 시행하고자 한다. 바륨 관장에 대한 설명으로 옳은 것은?
① 검사 이틀 전부터 관장을 시행한다.
② 검사 당일은 검사 후에도 금식한다.
③ 위장 및 십이지장의 병변을 확인할 수 있다.
④ 바륨이 직장 내에 고이면 설사가 유발될 수 있다.
⑤ 검사 후 충분한 수분섭취를 권장하도록 한다.

89 요실금 환자를 위한 간호로 옳은 것은?
① 요의가 없더라도 규칙적으로 배뇨하도록 한다.
② 잔뇨가 남지 않도록 단순도뇨를 시행한다.
③ 수분섭취를 적게 하도록 한다.
④ 욕창이 발생한 경우 지속적으로 단순도뇨를 한다.
⑤ 심리적 간호는 필요하지 않다.

90 위절제술을 시행한 환자의 악성빈혈 발생빈도가 높은 이유로 옳은 것은?
① 위액의 당단백질 결핍
② 비타민 섭취 부족
③ 소화능력 저하
④ 헤모글로빈 수치 저하
⑤ 철분 섭취 부족

91 투약 시 주의사항으로 옳은 것은?
① 마약류는 이중잠금장치에 보관하며 의사가 관리한다.
② 기름종류의 약은 미지근한 온도로 제공한다.
③ 치아 착색 우려가 있는 약은 비경구적으로 투여한다.
④ 의식이 없는 환자에게 경구투약은 금기이다.
⑤ 환자가 자리에 없는 경우 보호자에게 약을 준다.

92 수두환아를 위한 간호활동으로 옳은 것은?
① 긁지 않도록 손목 억제대를 적용한다.
② 소양증을 호소하는 경우 냉수 목욕을 시행한다.
③ 가피가 생긴 이후 1주간 더 격리한다.
④ 소양증 완화를 위해 칼라민 로션을 발라준다.
⑤ 격리는 필요하지 않다.

93 관절은 움직이지 않은 채 특정 근육을 강화하기 위한 운동으로 근육의 수축과 이완을 반복하는 운동은?
① 등장성 운동   ② 근 위축 운동
③ 능동 운동   ④ 수동 운동
⑤ 등척성 운동

94 다음은 호스피스간호를 원하는 환자의 말이다. 잘못 이해하고 있는 것은?
① "그 병동으로 가면 수녀님과 좀 더 많은 이야기를 나누고 싶어요."
② "치료를 다 받고 빨리 퇴원하고 싶어요."
③ "점점 힘들어지겠지만 가족들과 더 많은 시간을 보내고 싶어요."
④ "제 가족들도 많이 힘들어 하는데, 다함께 가족상담을 받을 수 있을까요?"
⑤ "통증조절은 해준다고 알고 있어요."

95 상처 소독을 위한 원칙으로 옳은 것은?
① 오염 상처는 더러운 쪽에서 깨끗한 쪽으로 닦아낸다.
② 배액관이 있는 경우 배액관에서 절개부위 방향으로 닦아낸다.
③ 깨끗한 상처를 소독할 때는 바깥에서 안으로 원을 그리며 닦아낸다.
④ 상처소독 전후에 철저한 손씻기를 시행한다.
⑤ 수술 상처에는 젖은 거즈를 사용하도록 한다.

96 관장 또는 항문 검사 시에 적절한 체위로 옳은 것은?
① 심스체위   ② 측위
③ 복위   ④ 앙와위
⑤ 잭나이프 체위

97 비수유부의 유방 울혈 간호로 옳은 것은?

① 더운물 찜질로 유방 통증을 완화한다.
② 유방을 부드럽게 마사지한다.
③ 유즙이 나오는 경우에는 조금씩 짜준다.
④ 적당한 크기의 브래지어로 유방을 지지해 준다.
⑤ 유두에 자극을 주지 않는다.

98 목, 손목, 발목 등의 드레싱을 고정할 목적으로 이용되는 붕대법으로 모든 붕대법의 시작과 마지막에 이용되는 방법은?

① 사행대　　② 나선대
③ 8자대　　　④ 나선절전대
⑤ 환행대

99 구강체온 측정에 대한 설명으로 옳은 것은?

① 심한 설사를 하는 경우 구강체온 측정을 금지한다.
② 산소를 투여하는 환자는 구강체온을 잰다.
③ 흡연한 경우 30분 후에 측정한다.
④ 차거나 뜨거운 것을 먹은 경우 30분 후에 측정한다.
⑤ 3세 이상의 환자에게 측정한다.

100 위절제술을 시행하고 병실로 돌아온 환자의 체위로 옳은 것은?

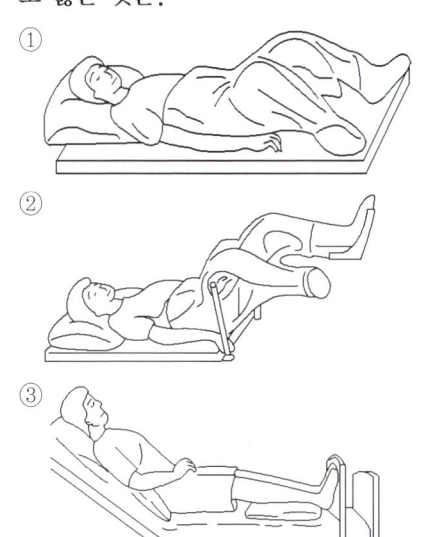

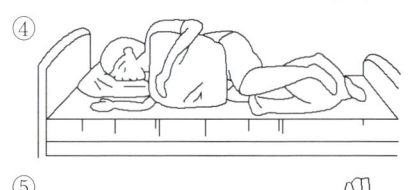

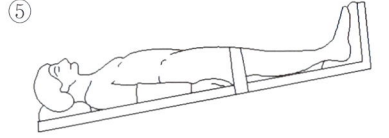

101 괴사성 장염으로 입원한 아동의 간호로 옳은 것은?
① 위관영양을 실시한다.
② 전해질을 구강으로 공급한다.
③ 복부에 온찜질을 적용한다.
④ 모유수유를 자주 실시한다.
⑤ 복부팽만 및 장음을 확인한다.

102 임종 시에 흔히 볼 수 있는 호흡으로 불규칙하며 무호흡과 빠른 호흡이 교대로 나타나는 호흡은?
① 쿠스마울 호흡
② 체인스토크스 호흡
③ 과호흡
④ 빈호흡
⑤ 비익호흡

103 유치도뇨관 제거 시 가장 먼저 해야 할 일은?
① 도뇨관을 세척하여 제거한다.
② 배뇨량을 측정한다.
③ 소변백을 먼저 분리한다.
④ 외음부를 소독한 후 제거한다.
⑤ 방광 안 풍선의 증류수를 주사기로 빼낸다.

104 수술 후 병실에 돌아온 환자가 자력배뇨가 곤란할 경우 가장 먼저 취해주어야 할 간호는?
① 수분섭취를 제한한다.
② 정체도뇨를 시행한다.
③ 단순도뇨를 시행한다.
④ 이뇨제를 투여한다.
⑤ 배뇨할 때 수돗물을 틀어준다.

105 임신 28~32주경 태아의 자세가 역위일 때 태위 교정을 위해 취할 수 있는 자세로 적절한 것은?

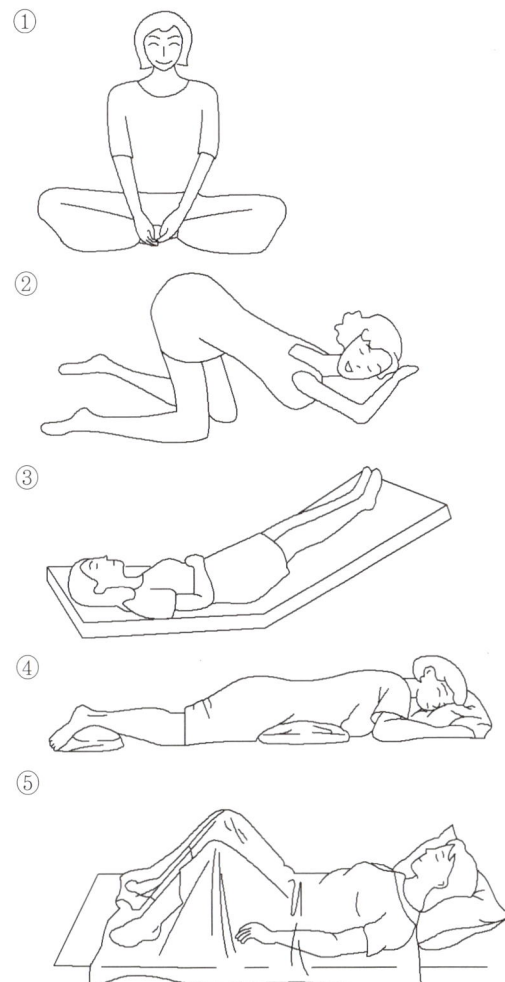

정답 및 해설

정답

01. ④	02. ③	03. ②	04. ②	05. ⑤	06. ①	07. ④	08. ③	09. ④	10. ⑤	11. ③	12. ④	13. ①	14. ①	15. ①
16. ②	17. ②	18. ①	19. ⑤	20. ③	21. ①	22. ②	23. ②	24. ②	25. ③	26. ④	27. ⑤	28. ③	29. ④	30. ②
31. ①	32. ③	33. ②	34. ④	35. ⑤	36. ③	37. ①	38. ②	39. ②	40. ②	41. ④	42. ⑤	43. ④	44. ③	45. ①
46. ④	47. ③	48. ④	49. ⑤	50. ⑤	51. ③	52. ④	53. ②	54. ⑤	55. ③	56. ④	57. ①	58. ③	59. ⑤	60. ⑤
61. ⑤	62. ③	63. ③	64. ④	65. ④	66. ③	67. ③	68. ②	69. ①	70. ②	71. ④	72. ②	73. ③	74. ①	75. ⑤
76. ④	77. ①	78. ②	79. ①	80. ④	81. ③	82. ④	83. ②	84. ⑤	85. ①	86. ②	87. ①	88. ⑤	89. ①	90. ①
91. ④	92. ④	93. ⑤	94. ②	95. ④	96. ①	97. ⑤	98. ⑤	99. ④	100. ③	101. ⑤	102. ②	103. ⑤	104. ⑤	105. ②

01 체온, 맥박, 호흡 측정, 진료 기구 준비 및 소독, 진료 보조, 병실의 환경관리, 검체수거 및 수집 등이 간호조무사의 업무에 속한다.

02 임신 시 신체변화
- 혈액량이 약 1.5L 증가한다.
- 흔히 다리와 발에 부종이 나타난다.
- 임신 2기와 3기 동안 백혈구 수치는 높게 유지된다.
- 임신 초기와 말기에 빈뇨증상이 심하다.

03 예방접종 전날은 목욕을 하고, 당일 날은 목욕을 금한다 접종은 오전에 받아야 하며, 접종 전에 열이 있는지 체크하고 아이를 잘 아는 보호자가 대동한다.

04 ② 임신 초기 출혈성 합병증 중 자궁외 임신은 칼로 찌르는 듯한 복부통증, 질출혈 등을 동반한다.
① 임신 초기 출혈성 합병증 중 계류유산은 자궁 내에서 태아가 사망한 것으로 통증이 없고 출혈증상이 약간 있다. 태반조기박리와 전치태반은 임신 후기 합병증에 속한다.
③ 태반조기박리는 임신 중에 태반이 자궁벽에서 조기로 분리되는 상황으로 출혈이 발생한다. 태아의 생명에 위협이 되거나 조산으로 이어지며, 자궁내 산소 공급이 원활하지 못하게 되어 발생하게 된다.
④ 전치태반은 태반이 자궁 경관을 일부 또는 완전히 덮고 있는 경우를 말하며, 자궁 하절부가 형성되고 자궁 출구가 열리게 되면 혈관이 파열되어 출혈이 동반될 수 있다.
⑤ 자궁경관무력증은 자궁경관무력증은 임신 제 2삼분기에 진통이나 자궁 수축 없이 자궁 경관이 개대되어 임신 유지가 되지 않는 질환으로, 개대된 자궁 경관을 통해 양막이 돌출되기도 하며, 조기 양막 파수가 동반 되기도 한다. 이로 인해 결과적으로 유산이나 조산이 발생할 수 있으며, 습관성 유산의 원인이 되기도 한다.

05 침상난간을 항상 올려주고, 전깃줄과 같은 바닥의 장애물을 제거한다. 바닥에 물기가 없도록 하여 미끄럽지 않게 한다.

06 수렴관장에 대한 설명이다.
② 대장 조영술 방법이며, 전 장의 윤곽을 X선으로 잘 보이게 하기 위해 바륨 용액을 항문을 통해 장내로 주입한다.
③ 가벼운 변비 및 기타 검사 시 장세척이나 수술 후 배변 보조 또는 바륨 배출을 위해 사용한다.
④ 전분을 이용하여 대장 점막에 막을 형성하여 자극을 제거하고 긴장을 완화시키기 위한 관장이다.
⑤ 직장으로부터 가스 방출을 돕고, 복부 팽만을 경감시키는 관장이다.

07 임신오조증(임신 중 심각하고 지속적인 메스꺼움과 구토를 특징으로 하는 상태) 간호
- 과식과 공복을 피하고 소량씩 자주 먹도록 한다.
- 3L 이상 충분한 수분섭취를 권장한다.
- 마른 탄수화물인 비스켓, 크래커 등이 도움이 된다.

08 신생아 간호
- 생리적 황달은 생후 8~9일경에 자연소실되어 치료가 필요하지 않다.
- 통목욕이 가능한 체중은 2.5kg 이상이다.
- 아프가점수는 출생 후 1분과 5분에 측정한다.
- 신생아실 실내온도는 22~26°C가 적당하다.

09 침요법의 금기 대상자 : 출혈환자, 화상환자, 임산부, 급성 심장질환자

10 기상시간과 수면시간을 일정하게 유지하고, 낮잠은 수면의 패턴을 변화시키므로 자지 않는 것이 좋다.
수면제 의존성에 유의하며 잠들기 전 운동은 수면을 방해하므로 낮 시간의 운동을 권장한다.

11 폐경 이후 에스트로겐의 결핍으로 파골세포의 작용이 증가하여 뼈의 실질조직이 감소하게 된다.

12 환자가 금전적으로 보답하려는 경우 감사한 마음을 전하고 병원의 정책을 설명하며 정중하게 거절하도록 한다.

13 **표준예방지침**
- 눈에 띄는 오염이 있으면 손씻기를 시행한다.
- 주삿바늘은 손상 우려가 있으므로 뚜껑을 닫지 않는다.
- 드레싱 카트는 병실에 가져가지 않는 것이 바람직하다.
- 멸균겸자의 끝은 아래로 향하게 하여 낮게 유지한다.

14 **충수돌기염 수술 후 조기이상**
- 의의 : 외과수술환자, 특히 위수술환자나 복부수술환자에게 수술후 24~48시간이내에 침상에서 일어나도록 권장하는 운동으로, 운동의 정도는 환자에 상태에 따라 결정하고, 피로하지 않도록 한다.
- 권장하는 이유
  - 호흡기합병증 (무기폐, 폐렴 등), 순환기 합병증 (혈전성 정맥염) 예방
  - 장운동이 증진되고 분비물 배출이 활발하게 되며, 복부 팽만증 등이 예방되어 회복기가 단축됨

15 타액에는 전분을 분해하는 프티알린이라는 소화효소가 들어 있다.

16 감염환자에게 의료행위로 발생한 쓰레기는 격리의료폐기물 (보관기간 7일) 빨간색 도형이 있는 통에 버려야 한다.
- 위해 의료폐기물 (보관기간 15일, 손상성 폐기물은 30일) 및 일반의료폐기물(보관기간 15일) : 노랑색
- 위해 의료폐기물 중 재활용 태반(보관기간 15일) : 초록색

17 ① 의치는 하루에 6~7시간 이상 제거하여야 한다.
③ 전용세제 또는 주방세제로 세정하도록 한다.
④,⑤ 의치를 건조한 곳이나 더운 물에 보관할 경우 손상될 수 있으므로 찬물에 보관하도록 한다.

18 우유나 포도주 같은 경우에는 저온살균을 적용한다. 저온살균은 60~65℃ 물에 30분간 가열하는 것으로 영양분의 파괴를 최소화할 수 있다는 장점이 있다. 우유와 포도주를 고온으로 가열하면 부패원인균은 제거되지만 우유는 엉키고 많은 영양성분이 함께 파괴되며, 포도주는 알코올이 모두 제거되어 품질이 손상된다.

19 ⑤ 신체의 각 부분마다 성장속도가 다르다. 예를 들어 머리와 손발의 성장속도는 다르며, 이는 신체의 균형과 비율을 유지하는데 중요한 역할을 한다.
① 성장과 발달의 순서와 방향은 일정하지만 속도는 다르다
② 아동의 성장발달은 주기적인 속도가 있고, 각 아동마다 개인차가 있다.
③,④ 중심에서 말초로, 머리에서 다리로, 큰 근육에서 작은 근육으로 발달한다.

20 자궁저부가 검상돌기 바로 밑까지 가장 높게 올라가는 시기는 임신 9개월인 36주이며 이후 태아는 하강한다.

21 **면역의 종류**
- 선천면역 : 태어날 때부터 가진 타고난 면역
- 자연능동면역 : 병을 앓고 난 뒤 얻게 되는 면역
- 자연수동면역 : 신생아가 모유나 모체의 태반을 통해 얻은 면역
- 인공능동면역 : 예방접종
- 인공수동면역 : 면역글로불린 주사, 혈청, 항독소 주사

22 오장 : 심, 간, 비, 폐, 신

23 간염을 앓게 되면 간손상이 되면서 간에 저장된 포도당이 줄게 되므로 하루 300~400g 정도의 고탄수화물이 필요하며, 그 이외에 간기능에 좋은 고단백, 종합비탄민을 섭취하는 것이 좋다
나트륨이 많은 식품, 짠 음식, 가공식품, 즉석식은 붓기를 유발할 수 있으므로 저염식이를 한다.
튀긴 음식, 지방이 많은 고기, 지방이 많은 유제품은 간에 부담을 주므로 저지방식이를 한다.

24 항상성 조절 중추는 간뇌의 시상하부이며, 시상하부는 환경의 변화를 감지하여 신경의 흥분과 호르몬의 분비량을 조절함으로써 몸이 환경 변화에 대처하도록 한다. 체내에서의 항상성 유지에는 크게 혈당량 조절, 체온 조절, 삼투압 조절이 있다. 항상성 중추인 체온조절중추에 의해 인체의 온도는 항상 36.5℃로 유지한다. 호흡, 구토, 연하, 심장박동중추는 뇌의 연수에 위치한다.

25 **통증**
- 방사통은 주변으로 퍼져나가는 통증을 의미한다. 심장질환자가 위장증상을 호소하거나 추간판탈출증 환자가 다리가 저리다고 하는 것을 예로 들 수 있다.
- 환상지통은 절단된 신체에 계속적으로 통증을 느끼는 것이다. 말초신경이 손상되어 발생하는 통증은 말초신경병 통증이다.
- 심부성 통증은 통증이 국소화되지 않고 확산된다.

26 니트로글리세린, 과산화수소, 와파린(항응고제)은 차광보관하며 헤파린, 알부민, 혈액제제, 인슐린 등은 냉장보관한다.

27 내성은 약물을 반복적으로 사용하여 약효가 떨어지는 것을 말한다.

28 냉온요법이 일반적으로 통증완화와 혈액순환개선에 유용하지만 온요법에 의한 혈압감소나 심박수증가 등은 심장에 추가적인 부담을 줄 있고 냉요법에 의한 혈액순환감소는 심장에 필요한 산소공급을 줄일 수 있으므로 심장질환자는 냉온요법이 금지된다.

29 위관영양이란 삽입된 위관을 통해 영양분을 섭취하게 하거나 수분과 약물을 투여하는 것이다. 씹기 곤란한 환자는 연식 또는 경식을 경구로 섭취할 수 있다.

30 약제를 물과 함께 가열해 성분을 삼출하는 것은 탕제이다.

31 가장 먼저 나는 유치(젖니)는 하악유절치이고, 가장 먼저 나는 영구치는 제1대구치(첫번째 큰 어금니)이다.
[영구치 출현순서]
제1대구치 - 중절치(첫번째 앞니) - 측절치(두번째 앞니) - 견치(송곳니) - 제1소구치(첫번째 작은어금니) - 제2소구치 - 제2대구치 - 제3대구치(사랑니)

32 고속 핸드피스에 주로 부착되어 있으며 물과 공기를 사출하는 것은 쓰리웨이 시린지이다.
②는 치석제거기이다. ④는 충치부분을 긁어낼 때 사용하며, ⑤는 치아의 동요도를 살필 때 사용한다.

33 내과적 손씻기
손끝을 항상 아래로 하여 오염물질이 손끝에서 팔꿈치방향으로 흐르지 않도록 한다.
물과 비누를 사용해 손의 모든 표면에 비누액이 접촉하도록 적어도 15초 (20초)이상 문지르며, 전체 손씻는 시간은 40~60초 정도 소요된다.
종이타월로 손가락에서 아래팔을 향하여 닦고 즉시 버린다.

34 혈액의 생성에 관여하는 지용성 비타민은 비타민 K이다.

35 태반은 태아에게 영양 공급, 호흡, 노폐물 배설, 호르몬 분비 등의 기능을 한다.

36 보건진료소는 농어촌 보건의료 문제의 불균형을 해소하기 위하여 1981년부터 설치된 기관이다.

37 진단평가의 주요 목적은 교육활동이 시작되는 초기 상태에서 교육대상자가 최적의 상태에서 교육을 받을 수 있도록 하는 것이다. 따라서 대상자의 특성, 흥미, 성격 등을 확인하여 그에 맞는 수업방법을 마련해야 한다.

38 시·도지사 또는 시장, 군수, 구청장은 결핵이 집단적으로 발생한 것이 의심되는 경우에는 역학조사를 실시하고, 질병관리청장이 정하는 기준에 따라 결핵검진과 잠복결핵검진을 실시한 후 잠복결핵감염자에 대한 치료 등의 조치를 하여야 한다 (결핵예방법 제10조).

39 인두제는 등록된 환자수에 따라 진료비를 지불하는 방법으로 주민들이 예방에 관심을 기울이고 의료비를 줄일 수 있다는 장점이 있다.
③ 포괄수가제 : 치료과정이 비슷한 입원환자들을 분류하여 일련의 치료행위를 모두 묶어서 하나의 가격을 매기는 의료비지불 방식이다.
④ 총액계약제 : 보험자 측과 의사단체 간에 국민에게 제공되는 의료서비스에 대한 진료비 총액을 추계하고 협의한 뒤 사전에 결정된 진료비 총액을 지급하는 방식으로, 독일 보험의에 적용되는 방식이다.
⑤ 행위별 수가제 : 의료기관에서 의료인이 제공한 의료서비스 (행위, 약제, 치료재료 등)에 대해 서비스 별로 가격(수가)을 정하여 사용량과 가격에 의해 진료비를 지불하는 제도로 우리나라는 의료보험 도입 당시부터 채택하고 있다.

40 열사병은 체온조절중추인 시상하부의 기능장애로 발생하며 열중증 중 사망률이 가장 높다. 체온을 급속히 냉각시키는 것이 가장 중요한 처치이다.

41 이산화탄소는 실내공기 오염의 지표이며 실내 군집독에 영향을 준다.

42 중추신경계 질환인 미나마타병의 원인은 메틸수은 중독이다.

43 행위별 수가제는 개별 의료서비스에 비용을 책정하는 방법으로 의료인의 자율성과 권한이 보장되어 의사들이 가장 선호하는 방법이다.
장점 : 의료의 질, 서비스의 발전을 가져올 수 있다
단점 : 수익을 위해 의료자원의 지역간 편재현상이 나타나고, 불필요한 검사, 과잉진료 등으로 의료비를 상승시킨다

44 아황산가스는 화석연료 중 대부분 황이 많이 함유된 것에서 발생한다. 공기보다 무거우며 자극성이 있고 수증기와 만나 낙하하면 산성비가 된다.

45 난청은 소음에 의해서 발생하며 소음은 물리적 요인에 해당된다. 그 외 물리적 요인으로는 진동, 유해광선, 이상기압, 이상온도 등이 있다.

46 집단교육 방법인 역할극
- 실제상황을 직접 대상자들이 재연하여 교육하는 방법으로 해당 상황을 분석하고 이해하며, 해결방법을 찾는 데 효과적인 방법이다.
- 교육내용이 현실과 거리감이 없을수록 효과가 크며 다수의 대상자에게 교육을 진행할 수 있다.
- 하지만 준비시간이 오래 걸린다는 단점이 있다.

47 적조현상은 물에 유기물질이 축적되어 부영화로 인해 식물성 플랑크톤이 과다증식하고 그로 인해 바다가 적색을 띄는 현상이다.
용존산소가 감소하여 어패류가 질식사하며 적조현상의 가장 큰 원인은 하수를 그대로 방류하여 유기물질이 유입되는 것이다.

48 질병예방 단계 중 1차 예방
- 질병이 발생하기 전에 잘못된 습관을 고치거나 질병을 예방하고 건강을 증진하는 활동
- 예방접종, 금연, 금주, 체중조절, 건강한 생활습관 유지, 보건교육 등

49 지역사회 보건사업에서 기록 및 보고가 필요한 이유는 사업의 진행과정, 성과를 분석하고 추후에 있을 사업에 참고자료 및 업무의 중복 등을 피하기 위해서이다.

50 영아사망률은 한 국가의 보건수준을 나타내는 대표적인 지표이다. 보건의료수준, 경제수준, 교육수준, 환경위생 수준 등에 영향을 받으며 선진국일수록 영아사망률은 낮게 나타난다.

51 요충은 야간에 항문주위산란을 한다. 항문주위 소양감을 발생시키며, 집단 감염이 높은 선충류로 진단법으로 항문주위도말법이 있다.

52
- 일본뇌염은 영유아는 12~35개월 (불활성화 백신 총 3차접종, 생백신은 총 2회) 예방접종한다.
- 디프테리아, 백일해, 파상풍 예방접종인 DTaP는 2·4·6개월에 접종한다.
- 홍역, 유행성이하선염, 풍진 예방접종인 MMR은 12~15개월에 접종한다.
- B형 간염은 출생 시 1차, 생후 1개월 2차, 생후 6개월 3차 접종(총 3회 접종)해야 한다.

53 가정방문은 지역사회 간호사업의 주요 사업 중 하나로 대상자와 가족을 종합적으로 파악하여 실정에 맞는 교육과 서비스를 제공할 수 있다는 점과 거동이 불편한 사람도 서비스를 받을 수 있다는 장점이 있다.

54 에이즈의 원인 바이러스 HIV는 성적접촉, 수직감염, 오염된 혈액과의 접촉, 주사기 재사용, 면도기, 칫솔의 공동 사용 등으로 주로 전파된다. 비말을 통해서는 감염되지 않는다.

55 제2급감염병에 대한 설명으로 ③이 해당된다.
① 야토병, 마버그열, 신종인플루엔자 : 1급 감염병
② 큐열, 발진열, 레지오넬라증 : 3급 감염병
④ 요충증, 수족구병, 급성호흡기감염증 : 4급 감염병
⑤ 페스트:1급 감염병   C형간염 : 3급 감염병
  인플루엔자:4급 감염병

56 생산연령인구가 유출되고 50% 미만이라면 농촌형 그래프인 호로형(표주박형)에 해당된다.

57 가정방문 시 먼저 방문해야 하는 대상자는 미숙아, 신생아가 있는 가정이다. 왜냐하면 가장 질병에 취약한 대상자이기 때문이다.

58 간흡충증(간디스토마)는 강 유역에 있는 주민들에게 유행하며 주로 민물고기를 생식하였을 때 발생한다.

59 불소용액의 농도 등(구강보건법 시행규칙 제10조)
① 불소용액 양치사업에 필요한 양치횟수는 매일 1회 또는 주 1회로 한다.
② 불소용액 양치사업에 필요한 불소용액의 농도는 매일 1회 양치하는 경우에는 양치액의 0.05퍼센트로, 주 1회 양치하는 경우에는 양치액의 0.2퍼센트로 한다.
③ 불소 도포사업에 필요한 불소 도포의 횟수는 6개월에 1회로 한다.

60 지역사회에서 풍진과 같은 감염병이 유행하고 있을 때는 신속하게 다수에게 알리고 교육하기 위하여 대중매체를 활용하는 것이 가장 적합하다. 대중매체로는 방송, 라디오, 신문 등이 있다.

61 정신질환자의 보호의무자가 해당 정신질환자를 유기하였을 때는 5년 이하의 징역 또는 5천만 원 이하의 벌금에 처한다(정신건강증진 및 정신질환자 복지서비스 지원에 관한 법률 제84조).

62 성매개질환(STD)은 성적접촉 즉, 직접접촉으로 전파되는 질환으로 매독, 임질, 클라미디아, 연성하감, 질트리코모나스, 첨규콘딜롬 등이 해당된다.
브루셀라증은 브루셀라균에 감염된 동물로부터 사람이 감염되어 발생하는 인수 공통 감염증이다.

63 지역사회 문제 중 가장 먼저 해결해야 되는 것은 지역사회 주민 다수에게 영향을 주는 문제로 감염병 유행이 대표적이다.

64 노령화지수는 유소년(14세 이하) 인구 100명에 대한 노년(65세 이상) 인구의 비이다.

65 파상풍 예방접종은 DTaP로 디프테리아, 백일해, 파상풍을 예방할 수 있으며 생후 2·4·6개월에 접종한다.
① 장티푸스는 5세이상 아이들 1회 접종. 3년마다 추가 접종한다.
② 세균성이질은 예방 접종이 없다
③,④홍역 예방접종인 MMR과 수두 예방접종은 생후 12~15개월에 접종한다.

66 보건복지부장관은 5년마다 실태조사를 하여야 한다. 다만, 정신건강증진 정책을 수립하는 데 필요한 경우 수시로 실태조사를 할 수 있다(정신건강증진 및 정신질환자 복지서비스 지원에 관한 법률 제10조).

67 우리나라 의료보장제도 중 하나인 국민건강보험은 일정한 근로소득이 충족되면 본인의 의사와 관계없이 강제 가입된다.

68 의료인은 보수교육을 연간 8시간 이상 이수하여야 한다(의료법 시행규칙 제20조).

69 활동성결핵(전염성결핵)은 타인에게 비말로 결핵을 전파시킬 수 있는 환자로 해당 환자는 우선 격리하여 타인과의 접촉을 막아야 하며, 전염성 소실여부는 객담검사로 결정한다. 검체는 이른 아침 첫 객담으로 한다.

70 폐경 이후 에스트로겐 분비 저하로 인해 질점막이 위축되고 얇아져 위축성 질염(노인성 질염)이 발생할 수 있다.

71 제2급감염병인 콜레라는 수인성감염병으로 다량의 설사와 복통, 구토 등을 발생시킨다. 그로 인해 수분과 전해질이 소실되므로 환자는 격리시키고 수분과 전해질 보충을 먼저 해주는 것이 중요하다.

72 치매노인의 식사간호
- 그릇은 접시보다는 사발을 사용하고 투명한 유리제품보다는 색깔이 있는 플라스틱 제품을 사용한다.
- 식탁에는 양념을 두지 않도록 한다.
- 숟가락을 들고 있는 것을 잊지 않도록 크기가 큰 숟가락을 제공할 수 있다.
- 씹는 행위를 잊어버린 치매 노인에게는 질식의 위험이 있으므로 흡인의 위험이 있는 작고 딱딱한 음식은 피하도록 한다.
- 식사한 것을 잊고 다시 달라고 하는 경우, 준비하고 있다고 말한 뒤 노인의 관심을 다른 곳으로 돌리는 방법이 있다.

73 ③ 이른 아침 첫 객담이 많은 병원체를 보유하고 있어 가장 정확한 결과를 얻을 수 있다.
② 폐농양은 임상증상과 흉부 X-ray, 흉부 CT 촬영을 통해 진단할 수 있다. 폐농양을 일으킨 원인균을 찾기 위해서는 객담 배양 검사를 시행해야 한다. 흉부 X-선 촬영에서 두꺼운 벽으로 되어있는 동공을 발견할 수 있으나, 정확한 진단을 위해 흉부 CT가 필요한 경우가 많다. 폐농양처럼 보이는 결핵이나 종양 등과 감별하기 위해 흉강 천자를 통해 배양검사 및 조직검사가 필요한 경우도 있다.
④ 여러 번의 심호흡을 한 뒤 크게 기침을 하며 가래를 뱉는다.
⑤ 폐 농양의 객담배양검사인 경우 검사물은 기관지경 검사를 통해 채취한다.

74 의식이 있는 경우 구토를 유도하고, 의식이 저하되었다면 위세척을 해야 한다.

75 더운물 주머니를 사용하는 이유는 몸을 따뜻하게 하여 편안하게 하기 위함이다. 통증 및 울혈상태·근육 경련을 덜기 위함이기도 하며 대사작용 및 순환을 증진시키기 위함이다.
충수돌기염, 치주염, 이염, 원인 모를 복통, 화농을 지연시켜야 할 경우, 출혈시 피부장애, 개방상처, 순환장애, 의식장애, 감각장애(화상주의) 환자에게 더운물 주머니는 금기이다.

76 구토를 한 경우 토물이 기도 내로 흡인되어 질식할 수 있으므로 가장 중요한 것은 기도를 유지하는 것이다.

77 구명의 기본 4단계는 '기도유지 – 지혈 – 쇼크 예방 – 상처보호'이다.

78 ① 물의 온도는 46~53℃가 적당하다
③ 최소 2시간 마다 물을 교환해 준다.
④ 주머니 적용 시 화상을 막기 위해 수건에 싸서 적용하도록 한다.
⑤ 상황에 따라 1/2~2/3 정도 채우도록 한다.

79 ① 검체는 얼음통에 담아 즉시 검사실로 보내도록 한다.
② 1~2.5cc로 충분히 검사가 가능하다.
③ 주로 요골동맥이나 팔꿈치의 상완동맥에서 채혈한다.
④ 채혈을 한 후에는 채혈 부위를 적어도 5분간 압력을 주어 지혈해야 한다.
⑤ 동맥 혈 가스 분석은 중증 질환자가 호흡 장애 또는 대사 장애로 고통 받고 있을 때 환자의 상태를 평가하고, 적절한 진단 결정을 내리고, 잠재적 치료 효과를 모니터링하는 데 있어서 가장 중요한 검사로, 중증 질환자는 상태가 불안정할 때가 많고, 혈액 가스 수치가 빠르게 변할 수 있기 때문에 의료인이 신속하게 개입해야 할 때 시행하기 때문에 동의서를 받지 않아도 된다.

80 마주보고 입모양을 정확하게 하여 낮은 음으로 이야기하도록 하며 중요한 것은 반복해서 이야기한다.

81 환자의 자세는 반좌위 또는 좌위로 하며 약물도 위관으로 투여가 가능하다. 1분당 50cc 이하로 주입하며 영양액 주입이 완료되면 미온수를 주입하여 비위관을 씻어준다.

82 목안의 마취가 되어 있기 때문에 바로 음식을 섭취하면 폐로 흡입될 위험이 있으므로 검사후 약 3시간은 금식하는 것이 좋지만, 구토반사가 돌아오면 금식을 해제하고 소량의 물부터 마시도록 한다.

83 ① 사지의 끝은 노출시켜 순환상태를 점검한다.
② 석고붕대 직후 동통을 호소하면 즉시 보고하여야 한다.
③ 석고붕대 부위는 심장보다 높게 하여 부종을 예방한다.
⑤ 석고붕대가 건조되는 시간은 24~48시간이 걸린다.

84 욕창예방을 위한 간호
• 피부는 건조하고 깨끗하게 유지하며 2시간마다 체위변경을 시행한다.
• 천골에 발적이 생기면 측위를 취해준다.
• 고단백, 고탄수화물 식이를 제공한다.
• 물침대나 공기침대 사용은 압력을 감소시키는 데 도움이 된다.

85 ① 회내는 손바닥을 아래로 향하게 하는 것으로 요골과 척골이 X자로 겹치게 된다.
② 회외 ③ 척추굴곡 ④ 척추 신전 ⑤ 신전

86 보육기 간호
• 보육기의 온도와 습도를 유지하고, 보육기 내부의 환경을 안정적으로 유지하기 위해 보육기의 문은 최소한으로 열어야 한다.
• 흉곽함몰이 관찰되면 먼저 촉각자극(마사지 등)을 주어 흉곽함몰을 완화하고 호흡을 돕는다.
• 체중은 보육기 안에서 측정한다.
• 온도는 30~32.2℃, 습도는 55~65%를 유지한다.

87 기도흡인 방법
• 흡인 시간은 1회에 15초 이내, 총 5분을 넘지 않도록 한다.
• 카테터를 삽입한 후 흡인한다.
• 카테터를 회전시켜 제거해 점막 손상을 예방하도록 한다.

88 ⑤ 검사후 바륨이 직장 내에 고이면 변비를 유발할 수 있으므로 충분한 수분섭취를 권장한다.
① 관장은 검사 전날 저녁과 당일 아침에 시행한다.
② 검사후 대장을 비우고 바륨매복을 예방하기 위해 흔히 완화제나 청결관장을 한다. (검사 후 24~72시간 동안 대변은 흰색)
③ 위장 및 십이지장의 병변을 확인은 상부위장관 조영술(바륨연하)이며, 하부위장관 조영술(바륨관장)은 대장의 병변을 확인한다.

89 ① 요의가 없어도 2~4시간마다 규칙적으로 배뇨하도록 하며, 충분한 수분섭취를 권장한다.
② 배뇨를 할 때 잔뇨가 남지 않도록 배뇨 후 다시 배뇨를 시도한다.
④ 욕창이 발생한 경우 습기관리와 환자의 자세를 자주 바꾸어 압박을 분산시켜야 한다.
⑤ 대인관계의 어려움과 수치심 등이 나타나므로 심리적 간호 또한 중요하다.

90 위절제술 후에는 비타민 B$_{12}$를 흡수하는 위액의 당단백질 소실로 인해 비타민 B$_{12}$ 결핍증인 악성빈혈이 발생할 수 있다.

91 **투약 주의사항**
- 대상자가 구토를 하거나 삼킬 수 없을 때, 무의식일 때때는 위장관 흡입하며, 경구투여는 금지된다.
- 이중잠금장치 관리는 책임간호사가 한다.
- 기름약은 차게 한 후 복용한다.
- 치아 착색우려가 있는 약은 빨대로 경구 투여한다.
- 환자의 상태를 직접 확인하지 않고 보호자에게 약을 주는 것은 환자의 건강에 위험을 초래할 수 있고, 복용방법이나 주의사항을 환자에게 직접 설명하지 않으면 잘못된 복용으로 부작용이 발생할 수 있으므로 삼가야 한다.

92 ① 피부를 긁지 않도록 팔꿈치 억제대나 장갑 억제대를 적용한다.
② 소양증을 호소하면 미온수 목욕이나 전분 목욕을 시행한다.
③, ⑤ 초기에는 격리가 필요하지만, 가피 형성 후에는 감염력이 상실되었으므로 격리는 필요하지 않다.

93 관절은 움직이지 않고 근육의 수축과 이완을 반복하는 운동은 등척성 운동이다.
① 등장성운동은 근섬유의 길이가 짧아지면서 관절각이 변화하는 수축형태의 운동이다. 무거운 물건을 움직여 운동할 때 근육에 부하되는 장력이 일정하여 등장성 운동이라고 한다.

94 호스피스간호는 치료가 아니라 증상 조절에 초점을 두는 것으로, 환자와 그의 가족을 간호단위로 삼는다.

95 **상처 소독의 원칙**
- 오염상처는 깨끗한 쪽에서 더러운 쪽으로 닦아낸다.
- 배액관이 있는 경우 절개부위에서 배액관 방향으로 닦는다.
- 주사부위와 같은 깨끗한 상처 소독 시 안에서 바깥으로 원을 그리며 닦는다.
- 젖은 거즈는 오염된 것이므로 상처 소독에 사용하지 않는다.

96 항문검사 또는 관장 시에는 심스체위를 취해준다.
② 측위(횡와위)는 옆으로 눕는 자세로 무의식 환자의 경우 가래 등의 분비물 배출을 용이하게 해준다.
③ 복위(엎드린 자세)는 등 마사지할 때 사용하며, 경추, 요추 손상이 의심되는 경우에는 사용이 금지된다.
④ 앙와위는 똑바로 눕는 자세로 척추 손상, 수술하였을 때 신체 선열 유지하는데 도움이 되는 자세이다.
⑤ 잭나이프 자세 중 복부 잭나이프 자세는 항문 수술, 척추 마취시, 등잭나이프 자세는 방광경이나 요도 카테터 삽입 시 사용한다.

97
- 비수유부는 유즙을 짜거나 유두를 자극하는 행동은 금지한다.
- 수유부는 유방을 지지해주는 브레지어를 착용하는 것 외에 다른 특별한 처치는 필요하지 않지만, 비수유부는 모유분비 억제를 위해 탄력붕대(억제대)로 유방을 감싸준다.
- 수유부는 수유전 온찜질과 유방마사지를 실시하지만 비수유부는 심한 통증이나 울혈이 있을 때는 진통제와 얼음주머니를 대어 준다.

98 환행대는 모든 붕대법의 시작과 마지막에 이용되며 드레싱을 고정한다.

99
- 산소를 투여하는 환자, 구강이나 코를 수술한 자, 뇌전증 병력이 있는 자, 오한이 있는 자, 5세 이하의 아동은 구강체온 측정을 금지한다.
- 흡연하거나 껌을 씹는 경우는 10분후에, 뜨겁거나 차가운 음식을 먹은 경우, 운동을 한 경우, 뜨겁거나 차가운 물에 목욕한 경우는 30분후에 구강체온을 측정한다.

100 위절제술 후에는 폐합병증 예방을 위하여 반좌위(③)를 취해주고 기침과 심호흡을 격려한다.

101 금식하면서 정맥 수액을 주입하며, 금식이 해제되면 멸균수부터 제공한다. 질환의 조기발견을 위하여 복부팽만을 확인하고 장음을 들어보는 것이 중요하다.

102 체인스토크스 호흡은 얕고 빠른 호흡과 무호흡이 교대로 나타나는 것으로 주기가 불규칙하며 주로 사망 직전에 관찰된다.

103 유치도뇨관 제거 전 반드시 방광 안 풍선의 증류수를 주사기로 제거해야 한다.

104 배뇨 시 수돗물을 틀어주거나 변기를 따뜻하게 해 자력배뇨를 돕고, 6시간이 지나도 배뇨하지 못하면 단순도뇨를 시행한다.

105 태아자세가 역위일 때 태위를 교정하기 위해 슬흉위가 도움이 된다. 이 외에 산후 운동 및 월경통 완화, 자궁후굴을 방지하기 위해서 슬흉위를 적용할 수 있다.

나만의 정리노트

나만의 정리노트

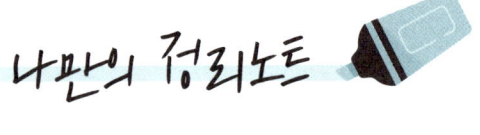

간호조무사
합격 최종모의고사

2025년 1월 25일 개정6판 발행
2019년 3월 5일 초판 발행

편 저 자 JH간호시험연구소
발 행 인 홍 평 표
발 행 처 미디어정훈
주　　소 서울특별시 중구 마른내로 72, 403호
등　　록 제2014-000104호
전　　화 02-2269-8212
팩　　스 02-3667-8381

본서의 무단전재·복제를 금합니다.
ISBN 979-11-6643-117-3